靶器官毒理学丛书

TARGET ORGAN TOXICOLOGY SERIES

免 疫 毒 理 学

Immunotoxicology

主编　谭壮生　赵振东
主审　常元勋　赵超英

北京大学医学出版社

MIANYI DULIXUE

图书在版编目（CIP）数据

免疫毒理学 / 谭壮生，赵振东主编. —北京：
北京大学医学出版社，2011.2
（靶器官毒理学丛书）
ISBN 978-7-5659-0108-9

Ⅰ. ①免… Ⅱ. ①谭… ②赵… Ⅲ. ①免疫学：毒理
学 Ⅳ. ①R392 ②R99

中国版本图书馆 CIP 数据核字（2010）第 264360 号

免疫毒理学

主　　编：谭壮生　赵振东
出版发行：北京大学医学出版社（电话：010-82802230）
地　　址：(100191) 北京市海淀区学院路 38 号　北京大学医学部院内
网　　址：http://www.pumpress.com.cn
E - mail：booksale@bjmu.edu.cn
印　　刷：北京东方圣雅印刷有限公司
经　　销：新华书店
责任编辑：江　宁　**责任校对**：金彤文　**责任印制**：张京生
开　　本：880mm×1230mm　1/32　**印张**：11.5　**字数**：330 千字
版　　次：2011 年 4 月第 1 版　2011 年 4 月第 1 次印刷　**印数**：1 - 2000 册
书　　号：ISBN 978-7-5659-0108-9
定　　价：39.00 元

本书由
北京大学医学部科学出版基金
资助出版

编写人员名单

主　审　　常元勋　北京大学公共卫生学院
　　　　　赵超英　北京市疾病预防控制中心

主　编　　（以编写章节前后顺序排列）
　　　　　谭壮生　北京市疾病预防控制中心
　　　　　赵振东　中国医学科学院病原生物学研究所

编　委　　（以编写章节前后顺序排列）
　　　　　谭壮生　北京市疾病预防控制中心
　　　　　赵振东　中国医学科学院病原生物学研究所
　　　　　张　婷　中国医学科学院病原生物学研究所
　　　　　薛殷彤　北京大学基础医学院
　　　　　王月丹　北京大学基础医学院
　　　　　崔京伟　北京大学公共卫生学院
　　　　　卢庆生　北京市疾病预防控制中心
　　　　　宋玉果　北京市朝阳医院
　　　　　贾　光　北京大学公共卫生学院
　　　　　王德军　山东省疾病预防控制中心
　　　　　马　玲　北京市疾病预防控制中心
　　　　　马文军　北京大学公共卫生学院
　　　　　唐　萌　东南大学公共卫生学院
　　　　　李　煜　北京市疾病预防控制中心
　　　　　王民生　江苏省疾病预防控制中心
　　　　　梁戈玉　东南大学公共卫生学院
　　　　　仝国辉　北京市疾病预防控制中心
　　　　　刘建中　北京市疾病预防控制中心

编　　者　（以编写章节前后顺序排列）

郝雪艳　中国医学科学院病原生物学研究所

陈采风　中国医学科学院病原生物学研究所

赵彬彬　中国医学科学院病原生物学研究所

聂燕敏　北京市疾病预防控制中心

杜宏举　北京市疾病预防控制中心

丛　泽　北京出入境检验检疫局

秘　　书　赵　茜　北京大学公共卫生学院

编审组成员　常元勋　赵超英　谭壮生　马　玲　李　煜

序

　　《靶器官毒理学丛书》，以机体各系统（器官）为"靶器官"，以靶器官损伤与外源化学物的关系为切入点，全面总结和介绍外源化学物对神经、血液、心血管、呼吸、免疫、消化、泌尿和生殖系统，以及眼、皮肤与骨的毒性表现、毒性机制、防治原则。重点介绍近几十年来外源化学物对人和动物致突变、生殖发育（致畸）毒性及致癌性。这将填补我国这一领域的空白。

　　本丛书是国内第一套全面介绍外源化学物对各系统（器官）损伤的丛书。北京大学医学出版社委托常元勋教授担任本丛书总主编，组织全国部分院校、省（市）疾病预防控制中心的教授、研究员，作为本丛书各分册的主编。

　　本丛书作为毒理学综合参考书，具有系统性、完整性和先进性。我相信本丛书对从事环境卫生、劳动卫生、环境保护和劳动保护等领域的专业人员的工作和研究会有所帮助。

中国科学院院士　王　蔗
北京大学教授

2009 年 4 月 24 日

丛书前言

20世纪人类进步的一个表现是通过使用天然的和合成的化学物质解决迅猛增加的人口的生存问题，并且提高了人类的生活水平。但是经过一百多年的迅猛发展后，人们慢慢觉悟到生存、生活质量和安全是互相关联的，不可忽略其中任何一个方面。因此，环境有害化学因素对人体健康的影响已受到全社会的关注。

人体的生命活动是组成人体的各个系统（器官）功能的综合。因此，健康状态下系统（器官）方能行使正常功能，如血液系统中血液的循环，呼吸系统对气体的吸入和排出，消化系统对食物的消化和吸收，泌尿系统对代谢产物的排出，免疫系统的防御功能，健康的生殖系统关系到出生人口的素质，皮肤是人体重要的保护器官，眼是重要的视觉器官。然而，神经系统在人体各系统（器官）中起着主导作用，它全面地调节着体内各系统（器官）的功能，以适应内外环境的变化。由此可见，环境中任何一种化学因素，如果影响到某一系统（器官）或多种系统（器官）功能，将会引起人体综合功能的改变，导致损伤或死亡。

本丛书分为《神经系统毒理学》、《血液毒理学》、《呼吸系统毒理学》、《心血管系统毒理学》、《免疫毒理学》、《消化系统毒理学》、《泌尿系统毒理学》、《生殖与发育毒理学》、《皮肤、眼与骨毒理学》及《靶器官肿瘤毒理学》等10个分册。以机体各系统（器官）为"靶器官"，以靶器官损伤与外源化学物的关系为切入点，全面总结和介绍外源化学物对神经、血液、心血管、呼吸、免疫、消化、泌尿和生殖系统，以及眼、皮肤与骨的毒性表现、毒性机制、防治原则。重点介绍近几十年来外源化学物对人和动物致突变、生殖发育（致畸）毒性及致癌性。这将填补我国这一领域的空白。

由于本丛书是国内第一套全面介绍外源化学物对各系统（器官）损伤的丛书。为此，我们组织全国部分院校、省（市）疾病预防控制中心的教授、研究员，作为本丛书各分册的主编。尤其令人振奋的是，作者群中有相当数量的年轻、学有所长的硕士、博士，显示了我国未来毒理学领域发展的巨大潜力。本丛书的编写得到了北京市疾病预防控制中心和江苏省疾病预防控制中心的资助，以及北京大学医学出版社的出版基金资助。同时还得到各分册主编、编委及编写人员所在单位领导的大力支持，使本丛书能够顺利出版发行。

本丛书作为毒理学综合参考书，具有系统性、完整性和先进性。对从事环境卫生、劳动卫生、食品卫生、毒理学、中毒抢救、环境保护和劳动保护等领域的专业人员的工作将有所帮助。

由于编写人员较多，文笔水平有差别。此外，对编写内容的简繁可能有所不同，难免有些疏漏之处，请读者谅解。

常元勋

2009.3.17

前　言

　　虽然几个世纪前已经注意到外源化学物能影响生物体对病原微生物的抵抗力，但直到20世纪70年代，有关免疫毒理学专著的出版和国际会议的召开，标志着免疫毒理学作为毒理学新的分支的诞生。其推动力主要来自公众和安全管理部门，对一些影响人类免疫系统功能的外源化学物持续关心和忧虑。免疫毒理学的检测方法首先是由相关管理部门和生产外源化学物或药物的厂商建立，其实验结果也主要用于对外源化学物的安全性评价。随着分子生物学不断地发展，以及与毒理科学地不断融合，使我们对毒物代谢及毒效过程有更加深入的了解；同时从分子角度了解免疫反应的细节，使我们从技术上，具备发展更简单有效的、能提供更多信息的实验方法，发现易感人群和敏感个体，为他们提供有效的防护措施。因此免疫毒理学的作用不仅仅体现在对外源化学物和药物的安全性评价上，还应该加深其基础研究和其他方面的应用，加深对免疫毒性机制的研究。近年来，免疫毒理的工作者把更多的注意力放在环境污染物对人群、牲畜和野生动物的免疫功能影响上，以加深对外源化学物的免疫毒性机制的了解和优化免疫毒性的危险度评价。研究表明，大西洋瓶鼻海豚和波罗的海海豹都对PCBs（polychloro-biphenyls）高度易感。它们通过食物链摄入大量的PCBs，导致其抵抗力显著下降，种群数量显著减少。

　　对于人类，免疫毒性明显表现为免疫缺陷（immunodeficiency），变应反应和自身免疫反应。当半抗原（小分子量抗原）和完全抗原（大分子量抗原）进入机体常常引起变应性接触性皮炎、呼吸道刺激症状或食物过敏症状。免疫缺陷主要体现为对感染性疾病的抵抗力下降，病情加重，对肿瘤易感。自身免疫主要是对自身抗原识别出现障碍、某些被隔离的抗原被释放到血液中或自身成分与外源化学物结合引起抗原特性的改变，引发免疫反应，出现病理改变。

　　在免疫毒性的研究中，我们不可忽视炎性因子，尤其是细胞因子的作用。这些因子常常由免疫细胞产生或作用于免疫细胞本身，同时这些因子也可由其他细胞产生或作用于其他细胞，它们在免疫系统和其他系统相互影响中起重要的媒介作用。在重视外源化学物对其他系统（器官）影响的同时，也不能忽视其对免疫系统的损伤，反之亦然。在这些方面，免疫-神经-内分泌系统的相互关系研究最为广泛和深入。大麻和鸦片毒瘾者常常表现出免疫系统受损症状，就是由于这些物质能刺激促肾上腺皮质激素和皮质类激素释放，间接影响免疫功能。

在免疫毒性的检测方法上，随着现代科学技术的不断发展，尤其是分子生物学的发展和检测技术的进步，已经发展了许多高度特异性和敏感性的方法，但对变应反应的某些类型和自身免疫反应仍然缺少适当的检测方法。在对免疫毒性检测结果的解释上，我们需要更多免疫检测指标与宿主抵抗力之间的定量的关系，因此需要在人群免疫毒理流行病学和野生动物免疫毒理学的研究中投入更大的人力和物力。

本分册分总论和各论两部分，总论介绍了研究免疫毒理学的目的、意义、发展历史、主要研究内容、免疫系统的基本知识、免疫毒物、免疫毒性机制、免疫毒性的影响因素及研究方法等，各论重点介绍了一些常见免疫毒物的来源、接触机会、体内代谢转化、一般毒性概括、免疫毒性表现及免疫毒性机制。

本分册的编写我们邀请了国内多年从事免疫毒理学研究的专家、教授参与写作，由于水平有限，书中难免有不妥之处，敬请各位专家和读者批评指正。

赵超英　谭壮生
2010 年 8 月

目　录

第一部分　总　论

1

3

第二部分 外源化学物的免疫毒性

总　论

第一章

概　述

第一节　研究内容与发展史

一、研究内容

免疫毒理学（immunotoxicology）是毒理学与免疫学间的边缘学科，也是毒理学的一个新分支。它主要研究外源化学物、物理因素及生物因素对机体免疫系统的有害作用及其机制。它是在免疫学和毒理学的基础上发展起来的，是一门十分年轻的学科。其研究内容：（1）免疫毒性及作用机制研究：采用各种有效的研究手段，从整体、器官、细胞和分子等不同水平研究外源化学物、物理因素和生物因素对人和实验动物的免疫影响，包括免疫抑制、变应反应和自身免疫反应，并分析其作用机制。（2）免疫毒性评价的方法学研究：改进、规范和完善已有的免疫毒理学试验方法，探索更灵敏、特异，更有预测价值的新方法和更全面合理的试验组合，提高试验的可靠性和效率。（3）免疫毒性的危险度评价：研究适合用于人群危险度评价的免疫毒性试验的观察终点，实验动物和人群免疫毒性的剂量-反应规律和特性，建立合理的外推模型，分析免疫毒性的人群易感性和不同免疫危害的可接受危险度水平等。

二、发展史

免疫毒理学的研究从 19 世纪末开始，Abbott（1896 年）发现家兔酒精中毒后，对实验性的链球菌感染的抵抗力下降；1922 年，Swift 报道了水杨酸钠对体液免疫的抑制作用。20 世纪 60 年代以来，免疫毒理学取得长足的进步。P. W. Mullen（1984 年）和 Jacques Descotes（1988 年）专著的出版，表明免疫毒理学已经成为毒理学的一门独立学科，对生物科学、医学、预防医学和药学等学科的研究和发展起到重要作用。

中国从 20 世纪 70 年代末开始，在一些医学院校、科研院所、职业病防治所都先后开展了有关工业粉尘与毒物、环境污染物、农药、药物等对免疫系统的影响和机制方面的研究，取得了可喜的结果。1989 年，中华预防医学会卫生毒理学会建立了全国免疫毒理学组。1993 年，中国毒理学会建立免疫毒理学专业委员会，召开过多次全国免疫毒理学术交流会，对推动我国免疫毒理学发展起到了积极作用。

第二节　研究方向与展望

一、人群免疫毒理学

人群免疫毒理学在评价外源化学物对人群的安全性或产生的危险性方面有重大作用。理想的毒性资料应来自人群，但目前免疫毒理学研究的大部分资料来源于动物实验的结果；人群的资料很少，就是在少量的人群资料中，也多是横断面的调查，难以说明免疫功能的变化与暴露间的因果关系。人群免疫毒理学研究虽在近年有很大的进步，但一直被许多实际问题所困扰：（1）因为人群接触的剂量较低，在人群中观察到免疫功能损伤需要较长时间。另外，很难确定人群接触外源化学物的剂量，难以观察到剂量-反应关系。（2）在人群免疫毒理学的研究中缺乏特异性指标，往往是用非特异性的指标，这就需要有足够的观察例数，采用定群研究（cohort study）方法。（3）对免疫功能检测结果的评定缺乏正常值或参考值。有时检测结果在参考值范围内，与对照组比有明显的升高或降低，这时应该如何做出评价，与疾病发生有什么关系也是需要进一步研究的问题。（4）目前在人群免疫毒性检测方法上，缺乏非损伤性方法，有些方法用血量大，难以在人群中应用，也有些方法虽然很简便，但灵敏性、特异性都较差，在方法学上有待进一步的发展。

二、发育免疫毒理学

发育免疫毒理学主要研究外源化学物对免疫系统个体发生的影响，包括父母、孕期、围生期、新生儿及发育成熟前的暴露对免疫系统发育的影响，更多关注对儿童的健康影响。发育免疫生物学研究表明，胚胎、新生儿、幼儿及青年与成人相比，其免疫系统的成熟度和功能是有差别的，免疫反应有所不同，例如免疫毒性的性质不同；反应的类型和程度不同；引发毒性反应的剂量不同；剂量-反应的曲线不同；免疫系统的恢复时间长短不同。人类孕妇每天都会接触到各种各样的外源化学物，这些物质能否通过母体影响到发育中的胚胎，胚胎期接触的这些物质对个体免疫系统的发育有何影响，不同发育期的免疫反应的质和量如何，这些问题都急需解决。另外发育免疫毒理学的检测程序或规范及指标有待进一步完善。如何确定毒物作用的时间窗、发展更有效的检测终点及早期接触外源化学物对免疫系统毒性的时效性等问题依然期待解决。CD 品系的大鼠在妊娠窗口期的早期（3～6 天）和晚期（15～21 天）通过饮水摄入醋酸铅，就能观察到出生后免疫系统显著不同的改变。尽管出生时血铅水平相似，妊娠早期铅暴露能影响其巨噬细胞的功能，但并不出现 Th1/Th2 平衡的改变。相反，妊娠晚期铅暴露的大鼠能明显改变 Th2 含量并一直持续到成年期。妊娠早期铅暴露后，胎儿各系统中残留的铅一直保留到更加易感的妊娠晚期，但与妊娠晚期首次铅暴露对 T 淋巴细胞的影响不同。

三、药物免疫毒理学

药物免疫毒理学是将基础免疫学、分子生物学、微生物学、药理学、生理学等多种学科结合在一起研究药物对免疫系统毒副作用的一门科学，是毒理学领域的年轻的特殊分支。药品常见的免疫毒性反应，主要表现在：（1）免疫抑制，可使免疫系统应对肿瘤和感染的能力受损。（2）自身免疫反应。（3）变应反应。（4）药物的免疫刺激作用。（5）对药物本身产生直接免疫反应（免疫原性），导致疗效受损或无效（如产生中和抗体）。这类毒副作用约占外源化学物毒副作用的 15％。因此，药物安全性评价应重视药物的免疫毒性研究。

临床证据表明许多疾病与药物免疫毒性有关。其中药物的免疫抑制作用和变应反应常常得到充分的重视，但免疫刺激作用在临床用药时往往被忽视。

器官移植用药和某些抗肿瘤药常常引起免疫抑制，导致患者对致病微生物的抵抗力降低，频发感染或非典型的感染性疾病；同时易发肿瘤，尤其是淋巴瘤。

在临床上常常运用复合细胞因子提升机体的免疫力，通常会引起发热、自身免疫性疾病、变应反应和抑制细胞色素 P450 的生物转化通路等副作用。免疫刺激引发的发热通常与普通的感冒的发热相似，严重的可出现急性细胞因子综合征（acute cytokine syndromes）：腹泻、胸痛、血压过低、心血管系统紊乱、心肌缺血和神经紊乱症，如震颤、困惑等。研究表明这些表现是通过巨噬细胞被药物直接激活或间接释放 γ-干扰素来实现的。高热是与巨噬细胞释放干扰素-1、肿瘤坏死因子-α 和类花生酸有关。

在评价药物的免疫抑制作用时，仅仅有淋巴器官的组织学指标是不够的，至少还应包括一项免疫功能检测。对免疫抑制作用有效的评价方法是否也适合评价免疫刺激作用还缺乏充分的研究。现在有一些特异的方法可以对其进行间接评价。大多数动物模型和分析方法都不适合对药物的变应反应进行预测，而对自身免疫反应的检测则完全没有对策，这主要是由于检测指标之间的相互矛盾和缺乏人群免疫毒性数据引起的。在评价药物的免疫毒性时需要考虑以下问题，研究设计应该考虑到其免疫毒性的剂量-反应关系的非典型性。由于免疫系统自身的耐受性或互补性，组织或功能上的单一指标的变化不足以评价其免疫毒性，必须综合考虑所有的相关指标。这些指标不仅仅包括免疫指标本身，还要考虑遗传因素、精神、生理和神经因素，尤其是个体之间的遗传差异，足够的实验动物数，科学合理的对照设计，对照既包括研究对照，还要有历史对照。实验动物可用近亲繁殖或经过基因改造的动物。在实验中应包括不同种类的动物，如此可观察不同的遗传背景对免疫反应的影响。

在免疫毒性试验结果具有统计学意义时，如何科学评价免疫反应的生物学意义和临床意义，需要考虑以下因素：（1）剂量-反应关系是否存在。（2）试验中出现的异常指标变化是否导致普遍的生物学的异常效应。（3）出现的效应是功能变化所致，还是仅仅是某个检测终点的效应。（4）出现的效应是否可逆，目前证明大多由免疫抑制类药所产生的效应在停止后都可发生逆转。（5）药物作用剂量和作用时间是否充分。（6）可能的靶器官和作用机制。（7）药物治疗周期。（8）发生异常变化的动物总数和终点数量。

四、野生动物免疫毒理学

环境污染常常是多因素、低剂量、长期蓄积的后果，环境中广泛存在的野生动物长时间在污染的条件下生活，开展野生动物免疫毒理学研究将有利于探讨环境化学物对生物群体免疫毒性的潜在影响，从而对环境污染危害人群健康的可能性做出评价和预测，也适用于环境污染综合治理效果的评价。此外，野生动物免疫毒理学研究还可"直接反映出环境化学污染物对不同种属野生动物自身免疫功能的损害"，为保护野生动物提供科学依据。

单纯的实验室研究，往往采取短期、高剂量的方法染毒，不能客观地反映人类或动物的实际接触情况及环境污染的演变过程，结果难于达到评价环境污染程度与诸如感染、肿瘤、生殖与发育障碍等疾患间的关系。此外，环境污染物对野生动物的免疫损伤往往出现在其他疾患之前，并且和其他疾患的发生有着直接或间接的联系。因此，野生动物免疫毒理学研究具有客观、早期、观察指标敏感、易于开展等优点，可以作为探讨环境污染对人类以及其他生物健康影响的重要手段。

（一）野生鱼类的免疫毒理学研究

自然水体中的野生鱼种类繁多、分布广泛，是评价环境化学污染物对野生动物免疫毒作用的理想群体。Faisal 研究了多环芳烃类（PAHs）污染水体中鱼类免疫功能的改变，发现其前肾（类似鱼类的骨髓）白细胞杀伤肿瘤细胞的能力随污染程度增加而下降，淋巴细胞对丝裂原的增殖反应能力也受到损害。Vogelbein 等报道弗吉尼亚伊丽莎白河一河段中酷鱼恶性肝细胞癌发病率很高,而这一河段淤泥中 PAHs 含量高达 2200mg/kg(干重),在美国其他 PAHs 严重污染河流的野生鱼类中也出现同样的现象。Faisal 曾在 1991 年研究了 PAHs 对鱼类自然细胞毒杀伤细胞(相当于哺乳类动物自然杀伤细胞)的免疫毒性影响。他从污染河段收集了患有肿瘤的鱼,并以相对无污染的弗吉尼亚约克河中健康鱼类为对照,测定前肾白细胞抗 K562 肿瘤细胞株的细胞毒活性,结果发现来源于污染区的鱼类白细胞溶解肿瘤细胞活性显著受抑制。通过测定白细胞-肿瘤细胞结合反应能力,发现来源于污染区鱼类的白细胞缺乏结合到肿瘤靶细胞上的能力。

(二) 贝壳类的免疫毒理学研究

研究发现,受环境化学物污染的水体淤泥对水生贝壳类动物也具有免疫毒性。从 PAHs 污染的伊丽莎白河中收集到牡蛎血细胞(类似于脊椎动物的白细胞),发生细胞形态学改变和生物大分子合成受到抑制。

(三) 哺乳类动物的免疫毒理学研究

近年来,不时出现鲸、海狮等海洋哺乳类动物神秘地"集体自杀"死亡的报道。尽管这些哺乳类动物的死因可能与病毒感染有关,但也难于排除具有免疫毒性的环境污染物在疾病过程中所起的作用。海狮作为海洋哺乳动物处于水生食物链的最高环节,长期生活在受污染的水体中,可在体内富集高浓度的亲脂性污染物,如多氯联苯(PCBs),四氯二苯-p-二噁英和多氯二苯并呋喃等。Ross 等从污染相对较轻的苏格兰东北海湾捕抓到刚断乳的幼海狮,喂给污染或相对无污染的鲱鱼。在 30 个月的喂养期间,定期测定海狮的血常规和免疫功能,以评价海狮体内体液免疫和细胞免疫系统对外来抗原的免疫反应。结果,从第 6 个月起,喂饲污染鲱鱼组的自然杀伤(NK)细胞功能开始下降并一直维持在低水平。体外试验观察 T、B 淋巴细胞对刀豆蛋白 A(ConA)或植物血凝素(PHA)、以及对美洲商陆有丝分裂原(PWM)的刺激反应,在试验的第一年就开始下降,第二年仍维持低反应;对特异性抗原破伤风类毒素和狂犬疫苗抗原刺激的增殖反应也减弱；对注射卵蛋白抗原的迟发型变应反应减弱和抗体水平下降。

（四）野生鸟类的免疫毒理学研究

美国大湖区污染的大量化学物、重金属、杀虫剂等都具有免疫抑制毒性。Grassman 报道，在大湖食鱼鸟类如鲱鱼鸥和燕鸥子代 T 淋巴细胞免疫功能下降与高度污染湖区中的多环卤代芳烃有关。一项重复了 3 年的实验证实，在污染最严重的湖区生活的这两种鸟类，其 T 淋巴细胞对 PHA 皮肤刺激实验的反应最低。即使接触低浓度的多氯代芳香烃类如 PCBs 和 2，3，7，8 - 四氯二苯 - p - 二噁英，也会影响 T 淋巴细胞介导的细胞免疫功能，使胸腺萎缩、辅助性 T 细胞数量下降和功能抑制。

免疫系统是个复杂的系统，由几个子系统构成，它们之间相互独立又相互影响，在确定毒作用靶器官和作用机制时，往往不易分析和判断，无法确定各因素之间的因果关系；难以分清谁是主要反应（原发反应），谁是次要反应（次发反应）。外源化学物对机体免疫系统的影响，可以直接作用于免疫系统的各个环节，也可通过神经内分泌系统间接作用于免疫系统，其中下丘脑-垂体-肾上腺系统的激活最受关注。由于下丘脑受刺激可通过促肾上腺皮质激素释放因子引起垂体释放肾上腺皮质激素，通过血流，促肾上腺皮质激素可促进肾上腺皮质释放糖皮质激素，糖皮质激素几乎对所有的免疫细胞都有抑制作用，包括淋巴细胞、巨噬细胞、中性粒细胞、肥大细胞等。机体的神经内分泌系统受到多因素的影响，不仅与外源化学物有关，与机体的生理和心理状态都有很大的关系。在研究免疫毒性的同时，如何确定它们三者的关系也是个难题。免疫毒理学的研究结果常常外推到人，用于实际工作中的危险度评价，但目前运用的小鼠和大鼠的免疫系统与人类有很大的差异，除了形态学的差异外，其功能上的差异还没有系统的比较研究，在毒性反应的异同上的定量研究更是难得一见。应该在这方面大有作为的人群免疫毒性研究却因为自身的缺陷而没发挥应有的作用。

（谭壮生）

主要参考文献

1. 薛彬. 我国免疫毒理学现况及展望. 卫生毒理学杂志，2000，14（1）：8‐9.

2. 乔赐彬，薛彬，龚诒芬. 免疫毒理学进展. 北京：第一届中国毒理学学术会议论文集，1993.

3. 乔赐彬，薛彬，龚诒芬. 免疫毒理学概况. 中华预防医学杂志，1997，28（4）：238‐239.

4. 石明. 免疫毒理学研究进展. 中国药理学与毒理学杂志，1997，11（2）：140.

5. 冯丰，朱兰综述. 薛彬审阅. 人群免疫毒理学近况. 国外医学免疫学分册，1999，22（2）：62‐64.

6. 陈成章. 我国免疫毒理学的研究进展. 卫生毒理学杂志，2000，14（2）：68‐71.

7. 汪涛，陆国才，袁伯俊. 药物免疫毒理学试验方法的研究进展. 中国新药杂志，2006，15（21）：1801‐1804.

8. Holsapple MP. Developmental immunotoxicology and risk assessment：a workshop summary. Hum Exp Toxicol，2002，21：473‐478.

9. Holsapple MP，Burns‐Naas LA，Hastings KL，et al. A proposed testing framework for developmental immunotoxicology（DIT）. Toxicol Sci，2005，83：18‐24.

10. Dean JH. A brief history of immunotoxicology and a review of the pharmaceutical guidelines. Int J Toxicol，2004，23：83‐90.

11. Ladics GS，Chapin RE，Hastings KL，et al. Developmental toxicology evaluations‐issues with including neurotoxicology and immunotoxicology assessments in reproductive toxicology studies. Toxicol Sci，2005，88：24‐29.

12. Dietert RR，Lee JE，Bunn TL. Developmental immunotoxicology：emerging issues. Hum Exp Toxicol，2002，21：479‐485.

13. Blank JA，Luster MI，Langone JJ，et al. Immunotoxicology‐regulatory and risk assessment concepts. Int J Toxicol，2000，19：95‐106.

14. Kimber I，Dearman RJ. Immune responses：adverse versus non‐adverse effects. Toxicol Pathol，2002，30：54‐58.

15. Dean JH. Issues with introducing new immunotoxicology methods into the safety assessment of pharmaceuticals. Toxicology，1997，119（1）：95‐101.

16. 黄曙海. 环境中野生动物免疫毒理学研究概况. 广西医学，2000，22（6）：128‐132.

17. 薛彬. 人群免疫毒理学概要. 中国公共卫生，1999，15（8）：673‐674.

第二章

免疫器官、免疫细胞及其功能

第一节　免疫器官

一、骨髓

骨髓是所有免疫细胞的发源地和 B 细胞发育、分化和成熟的场所,是机体重要的中枢免疫器官。

(一) 骨髓的结构

骨髓位于骨髓腔中,分为红骨髓和黄骨髓。骨髓是骨髓基质细胞 (stromal cell)、造血干细胞 (hemopoietic stem cells) 和毛细血管网络构成的海绵状组织。骨髓基质细胞包括网状细胞、成纤维细胞、血窦内皮细胞、巨噬细胞 (macrophage) 和脂肪细胞等。基质细胞及其所分泌的细胞因子构成了造血细胞赖以分化、发育和成熟的环境,称为造血诱导微环境 (hemopoietic inductive microenvironment, HIM)。

(二) 骨髓的功能

骨髓中产生的造血干细胞具有自我更新和分化两种潜能。在造血诱导微环境中,造血干细胞定向分化成髓样干细胞和淋巴样干细胞。髓样干细胞最终可分化为中性粒细胞、嗜酸性粒细胞、嗜碱性粒细胞、红细胞、血小板和单核-巨噬细胞;淋巴样干细胞可分化为有待进一步分化的祖 T 细胞以及成熟的 B 细胞和自然杀伤 (NK) 细胞。祖 T 细胞经血流进入胸腺,分化发育为成熟 T 细胞。在 B 细胞发育过程中,B 细胞前体与骨髓基质的网状细胞密切接触,后者通过分泌白细胞介素-7 (IL-7) 来促进 B 细胞的发育。多达 75% 的发育 B 细胞死于凋亡,为巨噬细胞所吞噬,这是 B 细胞发育过程中的选择所致。骨髓被认为是所有免疫细胞的发源地和 B 细胞发育、分化和成熟的场所。

　　骨髓是发生再次免疫应答的主要部位。记忆性 B 细胞在外周免疫器官受抗原刺激后被活化，随后可经淋巴液和血液返回骨髓，在骨髓中分化成熟为浆细胞，产生大量抗体，并释放至血液循环。在脾和淋巴结等外周免疫器官发生再次免疫应答，其抗体产生速度快，但持续时间短；而在骨髓所发生的再次免疫应答，则缓慢地、持久地产生大量抗体，成为血清抗体的主要来源。

二、胸腺

　　人类胸腺在新生期为 15～20g，幼年期后体积迅速增大，至青春期达高峰（30～40g），此后随年龄增加而萎缩退化，在老年期多为脂肪组织所取代，功能衰退。

（一）胸腺的结构

　　哺乳动物的胸腺为实质性器官，分为左右两叶，表面有结缔组织被膜包裹，其被膜伸入胸腺实质，将其分为若干小叶，小叶的外层为皮质（cortex）区，内层为髓质（medulla）区，皮髓交界处含有大量的血管。

　　胸腺皮质分为浅皮质（outer cortex）和深皮质（inter cortex），由密集的胸腺细胞组成，其中 85%～90% 为未成熟的处于增殖状态的 T 细胞，并有胸腺上皮细胞（thymus epithelial cell，TEC）、巨噬细胞和树突状细胞（dendritic cell，DC）等。胸腺基质细胞以胸腺上皮细胞为主，与巨噬细胞和树突状细胞构成一个网络，是胸腺细胞发育的微环境，在祖 T 细胞分化发育为成熟 T 细胞过程中发挥重要作用。

（二）胸腺的功能

　　胸腺是 T 细胞分化、发育和成熟的主要器官。

　　T 细胞在其成熟过程中获得了许多重要的表面标志分子，这些分子均是其发挥作用所必需的。这些表面分子又称为细胞表型（phenotype），成为判断 T 细胞不同发育阶段的标志。

　　成熟胸腺细胞可表达两种 T 细胞受体（T cell receptor，TCR），

TCRαβ 和 TCRγδ。TCR 的多样性在胸腺细胞的发育过程中得以产生。

胸腺内发育的 T 细胞还发生了阳性选择（positive selection）和阴性选择（negative selection）。成熟的 T 细胞仅识别由抗原呈递细胞（antigen presenting cell，APC）表面自身的主要组织相容性复合体（major histocompatibility complex，MHC）所呈递的抗原肽（antigen peptide），体现了 T 细胞识别抗原的 MHC 限制性（MHC restriction）。

尽管绝大多数 T 细胞在胸腺完成其分化过程，但有关胸腺外 T 细胞发育的证据在逐渐增加。

三、脾

脾（spleen）是胚胎时期的造血器官，自骨髓开始造血后，脾演变成人体最大的外周免疫器官。

（一）脾的结构

脾外层为结缔组织被膜，被膜向脾内伸展形成若干小梁。脾实质可分为白髓（white pulp）和红髓（red pulp）。红髓部分居多，围绕白髓，两者交界的狭窄区称为边缘区（marginal zone）。

白髓的中央动脉周围有淋巴组织所围绕，称为中央动脉周围淋巴鞘（periarterial lymphoid sheath，PALS），主要由致密 T 细胞组成，少量是树突状细胞和巨噬细胞。PALS 在旁侧有淋巴滤泡（lymphoid follicle），又称脾小结（splenic nodule），为 B 细胞区，含有大量 B 细胞以及少量的巨噬细胞和滤泡树突状细胞（follicular dendritic cell，FDC）。淋巴滤泡可分为初级滤泡（primary follicle）和次级滤泡（secondary follicle）。未受抗原刺激时为初级滤泡，受抗原刺激后为次级滤泡，内含有生发中心（germinal center），由抗原活化处于增殖状态的 B 细胞、记忆性 B 细胞、FDC 和巨噬细胞组成。

（二）脾的功能

脾是淋巴细胞的定居地，尤其是 B 细胞，占脾淋巴细胞总数的 60％，T 细胞占 40％。脾是机体对血源性抗原产生免疫应答的主要场所。血液中的病原体等抗原性异物经血液循环进入脾，可刺激 T 细胞和 B 细胞活化、增殖，产生效应性 T 细胞和浆细胞，并分泌抗体，发挥免疫效应。脾是体内产生抗体的主要器官，在机体的防御、免疫应答中具有重要地位。除了执行免疫功能外，脾还是血小板、红细胞和粒细胞的储藏器。衰老的血小板和红细胞在脾红髓中得到处理和清除，称为血液的过滤作用。

四、淋巴结

人体全身约有 500～600 个淋巴结（lymph node），是结构完整的外周免疫器官，广泛存在于全身非黏膜部位的淋巴通道上。在身体浅表部位，淋巴结常位于凹陷隐蔽处，如颈部、腋窝、腹股沟等处，内脏的淋巴结多成群存在于器官门附近，沿血管干排列。这些部位都是易受病原微生物和其他抗原性异物侵入的部位。

（一）淋巴结的结构

淋巴结的实质分为皮质区和髓质区两个部分。

皮质为近被膜的外层区域。靠近被膜下的最外层皮质，是 B 细胞定居部位，故又称 B 细胞区或胸腺非依赖区（thymus‑independent area）。大量 B 细胞在区内积聚形成淋巴滤泡，也含有少量的 FDC 和少量巨噬细胞。与脾类似，淋巴滤泡可分为初级滤泡和次级滤泡。前者处于未受抗原刺激的状态，内含有成熟的、初始 B 细胞；后者为抗原刺激后的状态，内含有生发中心，含活化 B 细胞，处于增殖和功能分化状态。

浅皮质区与髓质之间的深皮质区又称副皮质区（paracortical area），主要由 T 细胞组成，故又称 T 细胞区或胸腺依赖区（thymus‑dependent area）。T 细胞依赖型（T‑dependent，TD）抗原进入机体可引起该区 T 细胞的活化增殖。髓质位于中心，由髓索和髓窦组成。髓索由致密的淋巴细胞组成，主要是由 B 细胞、浆细胞、T 细胞和大量巨噬细胞组成。

（二）淋巴结的功能

淋巴结是成熟 T 细胞和 B 细胞的主要定居部位，其中 T 细胞占淋巴结内淋巴细胞总数的 75％，B 细胞占 25％。巨噬细胞或树突状细胞等抗原处理及呈递细胞在周围组织中捕获抗原后可迁移至淋巴结，并将加工、处理的抗原肽呈递给 T 细胞，使其活化、增殖、分化成效应性 T 细胞。效应性 T 细胞除在淋巴结内发挥免疫效应外，更主要的是能够通过输出淋巴管，经胸导管进入血流，再分布至全身，发挥免疫效应，因此淋巴结是发生免疫应答的主要场所之一。此外，侵入机体的病原微生物、毒素或其他有害异物，通常随组织淋巴液进入局部引流淋巴结。淋巴液在淋巴窦中缓慢移动，有利于窦内巨噬细胞吞噬、清除抗原异物，从而发挥过滤作用。

淋巴结还参与体内的淋巴细胞再循环，使淋巴组织内的淋巴细胞得到不断的补充，淋巴细胞增加了与抗原接触和活化的机会，活化的淋巴细胞及时进入病原微生物入侵的部位，产生有效的免疫应答。

淋巴细胞再循环的过程中，某些淋巴细胞亚群可选择性迁移并定居在外周淋巴组织和器官的特定区域，称为淋巴细胞归巢（lymphocyte homing）。

五、黏膜免疫系统

黏膜免疫系统（mucosal immune system）也称黏膜相关淋巴组织（mucosal-associated lymphoid tissue，MALT），由呼吸道、消化道、泌尿生殖道的黏膜上皮中的淋巴细胞、黏膜固有层中非被膜化弥散淋巴组织以及扁桃体、肠道的派氏集合淋巴结及阑尾等被膜化的淋巴组织所组成。该系统是病原微生物等抗原性异物入侵机体的主要门户，故 MALT 是人体重要的防御屏障。另外，机体接近 50％的淋巴组织存在于黏膜系统。因此，MALT 又是发生局部特异性免疫应答的主要部位。

MALT 在肠道、呼吸道及泌尿生殖道黏膜构成了一道免疫屏障，在黏膜局部抗感染免疫防御中发挥关键作用。

MALT 中的 B 细胞多为产生分泌型 IgA 的浆细胞。部分幼浆细胞可经血液循环进入唾液腺、呼吸道黏膜、女性生殖道黏膜和乳腺等部位，产生 IgA，发挥免疫学作用，使肠道免疫成为全身免疫的一部分。

（郗雪艳　赵振东）

第二节　免疫细胞

一、T 淋巴细胞

T 淋巴细胞是一群具有免疫活性的小淋巴细胞，成熟的 T 淋巴细胞转移到淋巴结、脾等外周淋巴组织，接受抗原呈递细胞表面特异性抗原肽及其他共刺激信号，成为效应性和记忆性 T 淋巴细胞，参与适应性免疫应答和免疫记忆的维持。

二、B 淋巴细胞

B 淋巴细胞是免疫系统中的抗体产生细胞。在抗原刺激和辅助性 T 细胞（T helper cells，Th）辅助下，B 细胞被激活，增殖形成生发中心，进一步分化为分泌抗体的浆细胞或长寿的记忆 B 细胞。B 细胞产生特异的免疫球蛋白，能特异性地与抗原结合。

三、吞噬细胞

吞噬细胞（phagocytic cell）是一类具有吞噬杀伤功能的细胞，主要由单核-吞噬细胞和中性粒细胞组成。

（一）单核-吞噬细胞

单核-吞噬细胞包括循环与血液中的单核细胞（monocyte）和组织器官中的巨噬细胞（macrophage），它们具有很强的吞噬能力，且细胞核不分叶，故命名为单核-吞噬细胞系统（mononuclear phagocyte system，MPS）。单核细胞和巨噬细胞是机体天然免疫的重要组成细胞，同时又是一类主要的抗原呈递细胞，在适应性免疫应答的诱导与调解中起着关键的作用。

1. 单核-巨噬细胞的来源 单核细胞由骨髓单核细胞系干细胞发育分化而成，约占外周血白细胞总数的 3%，其体积略大于淋巴细胞，胞质中富含溶酶体颗粒，它们在血液中仅停留 8 小时左右，然后穿过毛细血管内皮，迁移到不同的组织分化成为组织特异性巨噬细胞，其寿命可达数月至数年。

巨噬细胞定居于组织器官中成为组织特异性巨噬细胞并被赋予特定的名称，例如肺中的肺泡巨噬细胞（alveolar macrophage），结缔组织中的组织细胞（histiocytes），肝的枯否细胞（Kupffer cells），骨组织的破骨细胞（osteoclasts），肾中的肾小球系膜细胞，脑组织中的小胶质细胞（microglial cells）。另有一部分巨噬细胞仍然保持运动特性，成为游离或游走型巨噬细胞，如腹腔巨噬细胞。

2. 单核-吞噬细胞的表面标志 成熟的单核-吞噬细胞表达多种表面分子，主要是一些受体和抗原分子。

单核-吞噬细胞表面的受体多达数十种，最为重要的是，巨噬细胞可通过表面的模式识别受体（pattern recognition receptor，PRP），直接识别结合某些病原体共同表达的和宿主衰老损伤和凋亡细胞表面呈现的特定的分子结构。还可通过表面 IgGFc 受体（FcγR）和补体受体（complement receptors，CR）如 CR1（C3bR/C4bR），识别抗体或补体结合的病原体等抗原性异物。巨噬细胞表面的模式识别受体又称非调理性受体（non‐opsonic receptors），而膜表面表达的 Fc 受体和补体受体主要参与调理吞噬功能，因此又被称为调理性受体（opsonic receptors）。

单核-吞噬细胞表面表达多种抗原分子，如 MHCI 和 MHCII，黏附分子等，与细胞的功能状态密切相关，成熟的单核-巨噬细胞还表达高水平的 CD14 分子，被认为是较为特异的表面标志，主要用于细胞表型的鉴定。

3. 单核-吞噬细胞的生物学功能

（1）单核-吞噬细胞能有效地吞噬和清除病原微生物。上述模式识别受体识别结合的某些病原体或其产物所共有的高度保守的特定分子结构称为病原相关分子模式（pathogen associated molecular pattern，PAMP）。不同类的微生物可表达不同的 PAMPs，主要包括脂多糖（lipopolysaccharide，LPS）、磷壁酸、肽聚糖、甘露糖、细菌DNA、双链 RNA 和葡聚糖等。

近年来，一种新的程序性细胞死亡方式——自噬（autophagy）性程序性细胞死亡吸引了越来越多细胞生物学家的注意。人们将 Autophagy 称为 II 型程序性细胞死亡，这种形式的细胞死亡表现为细胞浆中出现大量包裹着细胞浆和细胞器的空泡结构和溶酶体对空泡内成分的降解。细胞自噬机制的激活在清除病原体感染中也起重要作用。

（2）单核-巨噬细胞能够有效地加工和处理抗原，启动适应性免疫应答。单核-巨噬细胞是专职的抗原呈递细胞（APC），可以将摄入的外来性抗原加工处理成为具有免疫原性的小分子肽段，以 MHCI/II 抗原肽复合物的形式表达于巨噬细胞表面，为特异性应答的 CD4$^+$和 CD8$^+$T 细胞活化提供第一信号。此外，单核-巨噬细胞还通过B7-1/2 等分子与 T 细胞表达的 CD28 等相互作用，产生共刺激信号，为细胞活化提供第二信号，启动适应性免疫应答。

（3）单核-巨噬细胞能够介导并促进炎症反应。

（4）单核-巨噬细胞对肿瘤和病毒感染等靶细胞有杀伤作用。

（5）单核-巨噬细胞在免疫调节中发挥重要作用。

（二）中性粒细胞

1. 中性粒细胞的来源 中性粒细胞（neutrophils）也来源于骨髓干细胞，是血液中数目最多的白细胞，约占外周血白细胞的50%～70%。从骨髓进入外周血循环 7～10 小时后进入组织后不再返回血液中来，一般可存活 2～3 天。

2. 中性粒细胞的表面标志 中性粒细胞表面具有 IgGFc 受体和补体 C3b 受体，也可通过调理作用促进和增强其吞噬杀菌作用。

3. 中性粒细胞的功能

（1）中性粒细胞是感染发生时最早到达炎症部位的效应细胞 6小时左右细胞数量达到高峰，约增加 10 倍以上，是机体急性炎症反应的重要部位。

（2）中性粒细胞具有很强的吞噬能力。

四、树突状细胞

树突状细胞（dendritic cell，DC）是 1973 年由美国 Steinman 首先发现的，因其成熟时伸出许多树突样或伪足样突起而得名。DC 是目前所知抗原呈递功能最强的 APC，最大的特点是能够刺激初始型 T 细胞活化和增殖。因此，DC 是适应异性免疫应答的始动者。

（一）树突状细胞的分类

根据分布部位的不同，可将 DC 大致分为（1）淋巴样组织中的 DC，主要包括并指状 DC（interdigitating dendritic cell，IDC）、边缘区 DC、滤泡 DC（follicular DC，FDC）。（2）非淋巴样组织中的 DC，包括间质性 DC、朗格汉斯细胞（Langerhans'cell，LC）等。（3）体液中的 DC，包括隐蔽细胞和血液中的 DC。

根据 DC 的成熟状态，可将 DC 分为 DC 前体、未成熟 DC、迁移期 DC 和成熟 DC。未成熟 DC 在接受抗原或炎症介质的刺激作用后，可发育为成熟的 DC。

IDC 高表达 MHCI 类分子和 MHCII 类分子。IDC 是初次免疫应答的主要抗原呈递细胞，它们的突起与 T 细胞紧密接触，能有效地呈递抗原。

FDC 是激发免疫应答以及产生和维持免疫记忆的重要细胞。

（二）树突状细胞的表面标志

DC 无特异性细胞表面标志，主要通过形态学、组合型细胞表面标志、在混合淋巴细胞反应中能刺激初始 T 细胞增殖等特点进行鉴定。严格来说，具有典型的树突状形态，膜表面高表达 MHCII 类分子和其他共刺激分子，能移行至淋巴器官和刺激初始型 T 细胞活化增殖的细胞才能称之为 DC。

（三）树突状细胞的生物学功能

1. 摄取、加工处理并呈递抗原、激发机体产生免疫应答是 DC 最重要的功能　DC 可经受体介导的内吞作用、吞饮作用和吞噬作用摄取抗原，并在细胞内处理抗原。通过抗原呈递，DC 对 T 淋巴细胞、B 淋巴细胞具有直接或间接激活作用。

DC 通过激活 Th 细胞间接辅助 B 淋巴细胞活化，还能促进静止 B 淋巴细胞表达 B7 分子进而发挥抗原呈递作用，诱导 B 淋巴细胞的 Ig 类别转换，通过释放某些可溶性细胞因子等调节 B 淋巴细胞的增殖与分化。

2. DC 参与了胸腺内 T 淋巴细胞的阳性选择和阴性选择　DC 是胸腺中的重要细胞，通过阳性选择保留了 MHC 的限制性单阳性 T 淋巴细胞；通过阴性选择去除自身反应性 T 淋巴细胞，保留抗原反应性 T 淋巴细胞，形成 T 淋巴细胞的中枢耐受。

3. DC 能产生细胞因子调节免疫应答。

五、自然杀伤细胞

自然杀伤（natural killer，NK）细胞在早期是一个功能的概念，起因于该类细胞可在无预先致敏时杀伤某些血液系统肿瘤和一些变异转化细胞。NK 细胞不表达特异性抗原识别受体，是不同于 T 淋巴细胞、B 淋巴细胞的一类淋巴样细胞。

（一）NK 细胞的来源

NK 细胞的前体为造血干细胞，在骨髓中分化为淋巴类祖细胞后从骨髓直接进入外周血。骨髓中的 NK 细胞很少有杀伤功能，具有杀伤功能的 NK 细胞主要存在于外周血中。人外周血中 NK 细胞约占淋巴细胞总数的 5%～7%。成年人或动物的肝、肺、腹腔、呼吸道黏膜和消化道黏膜上皮等均存在具有杀伤功能的 NK 细胞。

（二）自然杀伤细胞的表面标志

虽然 NK 细胞有不少表面标志，但多为与其他免疫细胞共有。目前仅把人类 NK 细胞 CD56 分子和小鼠 NK 细胞的 NK1.1 及 LY49 等分子作为较为特异的 NK 细胞表面标志。通常将 $CD56^+$、$CD16^+$、$CD3^-$、TCR^-、BCR^- 的淋巴细胞认为是 NK 细胞，并根据 CD56 表达密度的不同，将 NK 细胞分为 $CD56^{bright}$ 和 $CD56^{dim}$ 两群。

NK 细胞表面具有两类功能截然不同的受体，其中一类与靶细胞表面配体结合后，可激发 NK 细胞产生杀伤作用，称为杀伤活化受体，另一类受体与靶细胞表面相应配体结合后，可抑制 NK 细胞产生杀伤作用，成为杀伤抑制受体。

（三）自然杀伤细胞的生物学功能

1. NK 细胞杀伤肿瘤细胞。

2. NK 细胞杀伤病毒感染细胞　有证据表明 NK 细胞承担起第一道天然免疫防线的作用。

3. NK 细胞杀伤细胞内寄生菌。

4. NK 细胞杀伤真菌。

5. NK 细胞具有免疫调节功能。

六、嗜酸性粒细胞

嗜酸性粒细胞（eosinophil）来源于骨髓，在粒细胞-巨噬细胞集落刺激因子（GM-CSF）、IL-2 和 IL-3 的诱导下发育成熟。占血液白细胞总数的 1%～3%，在血液中停留时间较短，组织中的嗜酸性粒细胞的数量是外周血中的 100 倍左右，主要分布于呼吸道、消化道和泌尿生殖道黏膜组织中。

嗜酸性粒细胞表面表达 C3a、C5a、C567 受体及嗜酸性粒细胞趋化因子（ECF-A）受体。在变应反应和寄生虫感染时，嗜酸性粒细胞会募集到炎症或感染部位，导致局部组织和外周循环中的嗜酸性粒细胞明显增多。嗜酸性粒细胞主要参与抗寄生虫感染，在Ⅰ型变应反应中，嗜酸性粒细胞可分泌某些酶类等活性物质，发挥负调节作用。

七、嗜碱性粒细胞

嗜碱性粒细胞（basophil）在骨髓内发育成熟，成熟细胞存在于血液中，只有在发生炎症时受趋化因子诱导才迁移出血管外。嗜碱性粒细胞膜表面表达 C3a、C5a、C567 受体，以及 IgE 的 Fc 受体（FcεRI）。变应原与已结合在嗜碱性粒细胞表面 FcεRI 上特异性 IgE 抗体结合导致 FcεR 的交联，可触发细胞脱颗粒，释放出各种生物学活性介质，在Ⅰ型变应反应中发挥重要作用。

八、肥大细胞

肥大细胞（mast cell）来源于骨髓干细胞，在祖细胞时期便迁移至外周组织中，就地发育成熟。肥大细胞广泛分布与皮肤、黏膜下层结缔组织中的微血管周围，以及内脏器官的被膜下。嗜碱性粒细胞膜表面表达大量的 FcεRI。变应原与已结合在肥大细胞表面 FcεRI 上特异性 IgE 抗体结合导致 FcεR 的交联，可触发细胞脱颗粒，释放出各种生物学活性介质，在 I 型变应反应中发挥重要作用。

（郗雪艳　赵振东）

第三节　抗　原

一、抗原的概念

（一）抗原

抗原是指能刺激机体免疫系统产生体液和细胞免疫应答，并能与相应的免疫应答产物（致敏 T/B 淋巴细胞或抗体）在体内外发生特异性结合的物质，亦称免疫原（immunogen）。在某些特定的条件下又分别把诱导机体产生免疫不应答的物质称为耐受原（tolerogen），把诱导机体发生变应反应的物质称为变应原（allergen）。

（二）抗原的特性

抗原通常具有两种基本特性：一为免疫原性（immunogenicity），是指抗原能够刺激机体发生免疫应答，产生效应性淋巴细胞或抗体的性能；一为抗原性（antigenicity），指抗原分子能与免疫应答产物，即效应淋巴细胞或抗体发生特异结合，产生免疫学效应的特性，亦称之为免疫反应性（immunoreactivity）。

（三）半抗原和载体

同时具有免疫原性和抗原性的物质称为完全抗原（complete antigen），通常所说的抗原均指完全抗原；只具有免疫反应性而无免疫原性的物质称为半抗原（hapten）或不完全抗原（incomplete antigen），与半抗原结合并赋予它免疫原性的蛋白质即为载体（carrier）。

二、影响抗原免疫原性的因素

抗原是否具有免疫原性主要取决于抗原本身的性质以及与机体的相互作用。影响抗原免疫原性的因素可概述为以下三个方面。

（一）抗原本身的性质对免疫原性的影响

1. 异物性（foreignness）　化学结构与机体自身成分相异或机体免疫细胞在胚胎期及发育的微环境中从未接触过的物质被机体视为异物或非己。因此，从生物进化的过程看，异物性受物种间胚系基因的差异程度大小的影响。但也有例外，比如进化上高度保守的一些大分子，像胶原（collagen）和细胞色素 C（cytochrome C），在多个物种间有很弱的免疫原性。自身物质一般无免疫原性，但与淋巴细胞从未接触过的一些自身物质（如晶状体蛋白，甲状腺球蛋白等）在外伤或感染等情况下释放出来，被机体视为异己物质而具有免疫原性，从而使机体对其发生免疫应答。

2. 分子大小（molecular size）　凡是具有免疫原性的物质，其相对分子质量通常都较大，一般在 10 000 以上，个别超过 100 000。在一定范围内，分子量越大，免疫原性越强。

3. 化学组成和异质性（chemical composition and heterogeneity）仅仅具有较好的异物性和分子大小两种属性有时并不足以赋予该物质以免疫原性，还需要其他的属性，如化学组成的多样性。

4. 分子构象和易接近性（conformation and accessibility）　分子构象是指抗原分子中一些特殊化学基团的三维结构，它决定该抗原分子是否能与相应淋巴细胞表面的抗原受体互相吻合，从而启动免疫应答。易接近性是指抗原分子的特殊化学基团与淋巴细胞表面相应的抗原受体相互接触的难易程度。

5. 抗原的可加工和呈递敏感性（susceptibility to antigen processing and presentation）　大的不溶性的抗原分子通常比小的可溶性的抗原分子免疫原性强。不容易被降解和被 MHC 呈递的大分子免疫原性也较弱。有些既不可以被 APC 加工又不可以被降解呈递的惰性分子，如不锈钢和塑料，基本没有免疫原性。

（二）宿主方面的因素对抗原免疫原性的影响

1. 宿主的遗传背景　宿主的遗传背景不仅可以影响抗原引起的免疫反应的类型，而且可以影响免疫反应的强度。

2. 宿主的年龄、性别和健康状态　正常情况下，青壮年比幼年和老年人的免疫应答能力强，雌性比雄性产生抗体的能力强，感染或免疫抑制剂的使用能抑制机体对抗原的免疫应答。

（三）抗原进入机体的方式对抗原免疫原性的影响

1. 免疫途径和抗原剂量　抗原剂量、免疫途径、免疫的次数及其间隔时间均可影响机体对抗原的免疫应答能力。

2. 佐剂（adjuvant）　指先于抗原或与抗原混合同时注入机体、提高免疫效果的物质。

三、抗原的特异性和交叉反应

所谓特异性（specificity）：是指物质之间的相互吻合性或针对性、专一性。抗原的特异性既表现在免疫原性上，也表现在抗原性上。前者是指某一特定抗原激发机体产生特定的免疫应答，即产生针对该抗原的特异性抗体和（或）致敏淋巴细胞；后者指某一特定抗原只与其相应的抗体和（或）致敏淋巴细胞特异性结合而发挥生物学效应。抗原的特异性是免疫应答的重要特点，也是免疫学诊断与防治的理论依据。

（一）表位/抗原决定簇

免疫细胞通常难以借助其表面受体识别整个抗原分子，而是识别抗原大分子上的一些特定的免疫活性基团并与其进行反应。抗原分子中这些负责和免疫细胞表面的抗原受体或抗体分子相结合，决定该抗原特异性的特殊化学基团称为表位（epitope），又称抗原决定簇（antigen determinant，AD）。因此抗原的特异性实质上是其携带表位的特异性，换句话说，抗原表位是决定抗原特异性的物质基础。

根据表位的结构和识别特点，可将其分为以下几类：

（1）线性表位和构象表位。（2）功能性表位和隐蔽表位。（3）非覆盖型表位和覆盖型表位。（4）B淋巴细胞表位和T淋巴细胞表位。

（5）载体表位和半抗原表位。

（二）影响抗原特异性的因素

抗体或淋巴细胞受体对抗原的识别和反应犹如锁和钥匙，具有高度的特异性，可精确区分物质间极细微的差异。抗原与抗体或 B 细胞受体（BCR）反应时，抗原表位的性质、数目、位置和空间构象的差异都会影响抗原的特异性。天然蛋白质抗原与 T 细胞受体（TCR）作用，其抗原特异性则取决于氨基酸序列的不同。

（三）交叉反应

抗原（或抗体）除与其相应抗体（或抗原）发生特异性反应外，有时还可与其他抗体（或抗原）发生反应，称为交叉反应（cross reaction）。引起交叉反应的原因如下：

（1）抗原异质性（antigen heterogeneity）。（2）共同抗原表位。（3）表位相似。

四、抗原的分类

抗原的种类繁多，分类方法也多种多样，一般按以下原则进行分类。

（一）根据抗原来源与机体的亲缘关系分类

1. 异种抗原（xenoantigen） 来自另一物种的抗原性物质。各种动物血清（例如马血清）、各种微生物及其代谢产物（例如外毒素）对人来说都是异种抗原。

2. 同种异型抗原（alloangtigen） 来自同一物种而基因型不同的个体的抗原（例如人的红细胞抗原、白细胞抗原）。

3. 自身抗原（autoantigen） 能引起自身免疫应答的自身组织成分。如在胚胎期从未与自身淋巴细胞接触过的隔绝成分（晶状体蛋白、脑组织等）或非隔绝成分，在感染、药物、烧伤、电离辐射等因素影响下构象发生改变的自身成分。

4. 异嗜性抗原（heterophile antigen） 在不同种属动物、植物、微生物细胞表面上存在的共同抗原。它们之间有广泛的交叉反应性。异嗜性抗原最初是由 Forssman 发现，故又名 Forssman 抗原。

（二）根据引起免疫应答依赖 T 淋巴细胞的关系分类

1. 胸腺依赖性抗原（thymus‐dependent antigen，TD‐Ag）此类抗原需 T 淋巴细胞辅助才能刺激机体产生抗体。TD‐Ag 多为蛋白质抗原，刺激机体所产生的抗体多为 IgG，它们还可刺激机体产生细胞免疫和引起记忆应答，如血细胞，细菌血清成分等。

2. 非胸腺依赖性抗原（thymus‐independent antigen，TI‐Ag）在刺激机体产生抗体时，不需 T 淋巴细胞辅助的抗原。TI‐Ag 又可分为 TI‐1 和 TI‐2 抗原，前者为脂多糖类，如 LPS。后者是多糖类或多聚糖，如细菌荚膜多糖、聚合鞭毛素等。

（三）其他分类方法

1. 根据自然来源分为内源性抗原（endogenous antigen）和外源性抗原（exogenous antigen）。

2. 根据制备来源和方法分为天然抗原（natural antigen）、人工抗原（artificial antigen，经化学修饰的天然抗原）和合成抗原（synthetic antigen）。

3. 根据性能分为完全抗原（complete antigen）和不完全抗原（incomplete antigen）即半抗原。

4. 根据化学性质可分为蛋白质抗原、脂类抗原、多糖抗原等。

5. 根据物理状态可分为颗粒抗原和可溶性抗原。

6. 根据诱导免疫应答的作用可分为移植抗原、肿瘤抗原、变应原和耐受原等。

五、非特异性免疫细胞刺激剂

（一）丝裂原

丝裂原（mitogen）是一类能使某一群淋巴细胞的所有克隆均被激活并导致细胞发生有丝分裂的物质，为非特异性多克隆活化剂。大部分丝裂原为凝集素（lectin），是植物种子中提取的糖蛋白或细菌的结构成分或产物。某些抗淋巴细胞表面标志的单抗（如抗 CD3 抗体）也具有丝裂原效应。

静止淋巴细胞受丝裂原刺激后转化为淋巴母细胞，表现为体积增大、胞质增多、DNA 合成增加、出现有丝分裂等，利用此特性可对机体的免疫功能进行检测。

(二) 超抗原

除了传统意义上的抗原分子外，还有一类由细菌或病毒产物组成，具有强大的非特异性活化 T/B 淋巴细胞能力的物质叫超抗原 (supper antigen，SAg)。根据刺激的细胞类型，SAg 可分为 T 淋巴细胞 SAg 和 B 淋巴细胞 SAg。

1.T 淋巴细胞 SAg 的作用特点　(1) 强大的刺激能力，无须抗原处理。(2) 无 MHC 限制性。(3) SAg 可交联 MHCII 分子。(4) SAg 不仅可激活 T 淋巴细胞，也可诱导 T 淋巴细胞耐受。

2.B 细胞 SAg 的作用特点　(1) 作用位点保守。(2) 作用能力强大。(3) 引起 B-1 和边缘区 (marginal zone，MZ) B 淋巴细胞的清除。(4) 引起 B 淋巴细胞表型改变。

3.SAg 的生物学意义　T 细胞 SAg 可强烈激活 $CD4^+$ T 淋巴细胞，导致细胞快速大量的增殖和分泌细胞因子，对机体产生急性或慢性生物学效应，在不同情况下，这些效应可以是对机体有害的或有益的。

对机体有害的效应包括：

(1) 参与食物中毒和中毒性休克的发生。(2) 参与自身免疫病的发生。(3) 参与免疫缺陷的形成。(4) 参与肿瘤发生。

对机体有益的效应包括：

(1) 增强免疫接种的效果。(2) 抗肿瘤效应。

B 淋巴细胞 SAg 可强烈刺激 B-1 和边缘区 B 淋巴细胞活化，分泌 IgM 入血，然后与血循环中的病原菌表面之磷酰胆碱 (phosphoryl choline，PC) 结合，促进补体的激活，形成机体杀灭血源性病原菌的第一道屏障；或通过特异性 $Fc\alpha/\mu$ 受体的相互作用促进 B 淋巴细胞对 IgM 抗体包被细菌的内吞 (endocytosis)，向 T 淋巴细胞呈递蛋白抗原，增强 T 淋巴细胞依赖的 B-2 细胞反应。然而 B 淋巴细胞 SAg 过度活化 B-1 和边缘区 B 淋巴细胞引起这些细胞被超克隆化清除，又会造成机体处于灾难性的持久的免疫不反应状态。另外，B-1 和边缘区 B 淋巴细胞也会聚集于自身免疫反应部位，分泌自身抗体参与自身免疫病的发生，而 B 淋巴细胞 SAg 可引起 B-1 和边缘区 B淋巴细胞被超克隆化清除，利用这一特性可以发展治疗 B 淋巴细胞驱动的自身免疫病以及 B 淋巴细胞淋巴瘤或白血病的新途径。

（张婷　赵振东）

第四节　抗　体

一、抗体

抗体是指机体经抗原物质刺激后由 B 淋巴细胞分化成的浆细胞所产生可与相应抗原发生特异性结合反应的免疫球蛋白。抗体分子主要存在于体液中，故常将其称为体液免疫。抗原刺激引起的体液免疫是机体适应性免疫应答的重要组成部分，也是机体抵抗外来感染，保持自身稳定，维护其生理功能的重要机制。

世界卫生组织于 1964 年举行专门会议，将具有抗体活性以及与抗体相关的球蛋白统称为免疫球蛋白（Ig），主要存在于生物体血液、组织液和外分泌液中，是机体体液免疫功能的一项重要指标。免疫球蛋白是结构及化学的概念，而抗体是生物学及功能的概念。

抗体分子具有特定的结合部位能与对应的抗原表位结合。抗体的重要生物学活性为特异性结合抗原，并通过重链 C 区介导一系列生物学效应，包括激活补体、亲细胞并导致吞噬、胞外杀伤及诱导炎症反应，最终达到排除外来抗原的目的。

二、抗体结构

（一）抗体的基本结构

所有的抗体都以四肽链单体作为其基本结构单位，它是具有 4 条多肽链的对称结构。其中 2 条较长、相对分子量较大的重链（H 链），含 450～550 个完全相同的氨基酸残基序列，相对分子质量在（50 000～75 000）×10^3之间；2 条较短、相对分子质量较小的轻

链（L 链），含 210 个完全相同的氨基酸残基序列，相对分子质量约
24 000×10³。链间由二硫键和非共价键联结形成一个由 4 条多肽链
构成的单体分子，形成一个"Y"字形的结构（图 4-1）。

抗体根据重链的物理化学性质可分为五大类，分别为 μ、δ、γ、
ε 和 α 五种，对应的抗体以重链希腊字母对应的英文字母命名，分别
称之为 IgM，IgD，IgG，IgE 和 IgA。相应的轻链可以分为两种，κ 和
λ。两种轻链均可以与任意一种重链结合。但是，每个抗体分子具有
完全相同的两条重链和轻链。一个抗体分子上的两个抗原结合部位是
相同的。

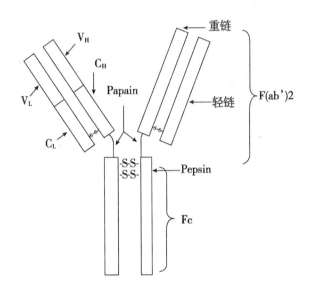

图 4-1 抗体结构示意图

（二）可变区以及恒定区

整个抗体分子可分为恒定区（constant region，C 区）和可变区
（variable region，V 区）两部分。重链和轻链在靠近 N 端的约 110
个氨基酸的序列变化很大，称为可变区（V_H 和 V_L），而靠近 C 端的

其余氨基酸序列相对稳定，称为恒定区（C_H和C_L）。重链包括一个 V_H 和数个 C_H（$C_H1 \sim C_H3$ 或 C_H4）。其中可变区约占重链长度的1/4，稳定区约占重链长度的 3/4；轻链由一个 V_L 和一个 C_L 结构域组成，其中可变区和稳定区各为轻链长度的 1/2 左右。在已检测的物种中，不同抗体分子的恒定区都具有相同的或几乎相同的氨基酸序列。

可变区位于"Y"的两臂末端。在重链和轻链的可变区内有一小部分氨基酸残基变化特别强烈，这些氨基酸的残基组成和排列顺序更易发生变异区域称高变区。高变区氨基酸序列决定了该抗体结合抗原的特异性，抗原通过高变区的氨基酸与抗体相互结合，从而发挥抗体的免疫学效应，故高变区也称为抗体的互补决定区（complementary determining region，CDR）。

铰链区（hinge）是指位于 C_H1 与 C_H2 之间富含脯氨酸的氨基酸序列，易伸展弯曲和发生蛋白酶水解。IgM、IgD、IgG、IgA、IgE 和相应亚类的铰链区存在一定的差异，如 IgA 和 IgG1、IgG2、IgG4 的铰链区较短，IgG3 和 IgD 的铰链区较长，IgM 和 IgE 无铰链区。

（三）抗体的水解片段

抗体可以完全被蛋白酶所水解，产生一些特定的小片段。木瓜蛋白酶（papain）水解 IgG 后可得到三个片段。其中相同的两个片段称为抗原结合片段（fragment of antigen binding，Fab），Fab 段为单价抗体，即能与抗原结合但不能形成凝集反应或沉淀反应；1 个可结晶片段（fragment of crystallization，Fc），相当于 IgG 的 C_H2 和 C_H3 功能区，无抗原结合活性，是抗体与效应分子或细胞相互作用的部位，但决定同种型 Ig 的抗原性。胃蛋白酶（pepsin）水解 IgG，产生一个大片段和多条小分子多肽。大片段称为 F（ab）2 片段，F（ab）2 片段为双价，与抗原结合可发生凝集反应和沉淀反应。F（ab）2片段保留了结合相应抗原的生物学活性，又避免了 Fc 段抗原性可能引起的副作用，因而作为生物制品有较大的实际应用价值；若干小分子片段是由 Fc 段裂解而来，称为 pFc，无生物学活性。

（四）抗体效价

抗体的亲和力（affinity）是指抗体和抗原结合的牢固程度。亲和力的高低是由抗原分子的大小、抗体分子的结合位点与抗原表位之间立体构型的合适度决定的。亲和力常以亲和常数 K 表示，单位是 L/mol。抗体亲和力的测定对抗体的筛选，确定抗体的用途，验证抗体的均一性等均有重要意义。

抗体的效价就是指它能与相应抗原表位结合的最大数量，比如，抗体 IgG 含有两个 Fab 段，能结合 2 个抗原决定簇，因此就是二价。效价对抗体与抗原结合的牢固程度有很大的影响。每一个结合部位的结合强度的协同作用下产生了亲和力。

三、抗体生物学功能

抗体的主要功能是与抗原特异性结合，并通过重链 C 区介导一系列生物学效应，中和抗原所释放的毒素可清除某些自身抗原，包括激活补体、亲细胞并导致吞噬、胞外杀伤及免疫炎症，最终达到排除外来抗原的目的，使机体保持正常平衡。但有时也会对机体造成病理性损害，如抗核抗体、抗双链 DNA 抗体、抗甲状腺球蛋白抗体等一些自身抗体的产生，对人体可造成危害。

(一) 抗原结合作用

抗原抗体的结合具有高度特异性。抗体与抗原结合后才能激活效应功能，天然 Ig 分子不能起这种作用。但在无抗原存在时，某些物理处理（例如加热、凝聚等）也可模拟 Ig 分子构象的变化而起激活效应机制的作用。

(二) 补体活化作用

补体 C1q 与游离 Ig 分子结合非常微弱，而与免疫复合物中的 IgG 或 IgM（经典途径）或凝集 Ig（替代途径）结合则很强。所有 IgG 亚类的单独 Fc 片段对 C1q 具同样的亲和性；但完整蛋白则主要是 IgG1 和 IgG3 才能结合 C1q。

IgM 激活补体能力最强。IgG 至少需两紧密并列的分子才能有效地激活 C1q，而 IgM 单个分子在结合抗原后即可激活补体。

IgG4、IgA1 和 IgA2 虽不能通过经典途径激活补体，但其 Ig 聚合物均可激活 C3 旁路。

（三）亲细胞作用

IgG 分子能与细胞表面的 Fc 受体结合。细胞通过表面 Fc 受体与相应 Ig 结合后，可诱发一系列的生物效应。不同细胞的效应不同。

（四）其他生物活性

1. **结合 A 蛋白和 G 蛋白**　人类 IgG1、IgG2 和 IgG4 的 Fc 段可结合葡萄球菌 A 蛋白，其结合位点在 IgG 的 $C_H2 \sim C_H3$ 之间。链球菌 G 蛋白可与人 IgG 的各亚类结合，也可与几乎所有哺乳动物的 IgG 结合，其结合能力远比葡萄球菌 A 蛋白强。但是这两种蛋白对其他类的 Ig 均无亲和力。

2. **透过细胞膜**　人的 IgG 可通过胎盘传递至胎儿的血液循环，这不是被动的扩散，而是由 IgG 的 Fc 段选择性地与胎盘微血管发生可逆结合透过。IgA 通过与分泌成分的结合可以从黏膜下转运至外分泌液中，例如转运至肠道和乳汁中。

四、各类免疫球蛋白的特点

（一）IgG

IgG 是再次免疫应答的主要抗体，具有吞噬调理作用，中和毒素作用，中和病毒作用，介导 ADCC，激活补体经典途径，并可透过胎盘传输给胎儿；IgG Fc 片段可结合类风湿因子及其他抗 γ 球蛋白抗体，致敏异种（豚鼠）皮肤；还有抗核抗体、抗 Rh 抗体、肿瘤封闭抗体等均属 IgG，因而 IgG 有多能免疫球蛋白之称。IgG 可分为 4 种亚类。

（二）IgM

IgM 凝集抗原的能力比 IgG 大得多，激活补体的能力超过 IgG 1000 倍；当补体存在时，它能通过 C3b 与巨噬细胞结合以促进吞噬。虽然 IgM 单个分子的杀菌和调理作用均明显高于 IgG 抗体，但因其血内含量低、半衰期短、出现早、消失快、组织穿透力弱，故其保护作用实际上常不如 IgG。

血型同种凝集素和冷凝集素的抗体类型是 IgM，不能通过胎盘，新生儿脐血中若 IgM 增高，提示有宫内感染存在。在感染或疫苗接种以后，最先出现的抗体是 IgM；在抗原的反复刺激下，可通过 Ig 基因的类转换而转向 IgG 合成。当分泌物中 IgA 缺陷时，IgM 也和 IgA 一样可结合分泌片而替代 IgA。IgM 也是 B 淋巴细胞中的主要表面膜 Ig，作为抗原受体而引发抗体应答。

（三）IgA

IgA 分为血清型和分泌型两种类型。

血清型 IgA 以无炎症形式清除大量的抗原，这是对维持机体内环境稳定的非常有益的免疫效应。

分泌型 IgA 性能稳定，在局部浓度大，能抑制病原体和有害抗原黏附在黏膜上，阻挡其进入体内；同时也因其调理吞噬和溶解作用，构成了黏膜第一线防御屏障；母乳中的分泌型 IgA 提供了婴儿出生后 4～6 个月内的局部免疫屏障；因此常称分泌型 IgA 为局部抗体。

（四）IgD

虽然有些免疫应答可能与特异性 IgD 抗体有关，但它并不能激活任何效应系统。某些自身免疫病及变应反应患者血中存在 IgD 类抗核抗体或抗青霉素 IgD 抗体。正常人血清内 IgD 浓度很低，但在血循环内 B 淋巴细胞膜表层可检出 IgD，其功能主要是作为 B 淋巴细胞表面的抗原受体。在 B 淋巴细胞发育的某些阶段，膜 IgD 的合成增强。大部分慢性淋巴细胞白血病患者 B 淋巴细胞表面带膜 IgD，并常同时有膜 IgM。

（五）IgE

正常人血清中 IgE 水平在 5 类 Ig 中最低，分布于呼吸道和肠道黏膜上的 IgE 稍多，可能与 IgE 在黏膜下淋巴组织内局部合成有关。IgE 水平与个体遗传性和抗原质量密切相关，因而其血清含量在人群中波动很大，在特应性过敏症和寄生虫感染者血清中 IgE 水平可升高。IgE 不能激活补体及穿过胎盘，但它的 Fc 段能与肥大细胞和嗜碱性粒细胞表面的受体结合，介导 I 型变应反应的发生，因此又称亲细胞抗体。

（六）异常免疫球蛋白

（1）M 成分　氨基酸组成和顺序十分均一的异常 Ig，可在骨髓瘤、巨球蛋白血症或恶性淋巴瘤患者的血或尿中出现，为单克隆抗体形成细胞癌变增殖的产物。

（2）本周蛋白　某些多发性骨髓瘤患者尿中出现一种蛋白。本周蛋白是 Ig 的轻链，主要以轻链的二聚体形式存在。

五、免疫球蛋白抗体形成

免疫球蛋白反应的特异性和分子的多样性是受基因支配；一条肽链的 C 区和 V 区分别由 C 基因和 V 基因编码。任何一个 B 淋巴细胞都有 3 个独立的 Ig 基因簇：1 个 H 链基因簇和 2 个 L 链基因簇（κ 和 λ），构成 Ig 的结构基因；在 B 淋巴细胞分化成熟过程中进行基因重排，进而转录与翻译，形成抗体。

（一）抗体的产生

当抗原激活 B 淋巴细胞时，后者开始分化繁殖，最后形成分泌抗体的细胞（浆细胞），它能分泌大量的抗体到体液内。这种不均一的多克隆（多细胞系）的特异性高分子蛋白质，除有抗体活性外，还有抗原性。抗体多样性主要由基因控制。

历史上出现过多种抗体生成理论。1897 年，Ehrlich 提出侧链学说；20 世纪 30 年代 Haurowitz 等提出抗体生成的直接模板学说和间接模板学说；在 20 世纪 50 年代末期，伯内特提出细胞系选择学说；20 世纪 70 年代初，N.K. 耶纳提出免疫网络学说。

（二）抗体产生规律

1. 初次反应产生抗体　当抗原第一次进入机体时，需经一定的潜伏期才能产生抗体，且抗体量也不多，维持时间较短。

2. 再次反应产生抗体　当相同抗原第二次进入机体后，开始时略为降低。随后，抗体效价迅速大量增加，可比初次反应产生的多几倍到几十倍，在体内留存的时间亦较长。

3. 记忆反应产生抗体　再次接触抗原，可使已消失的抗体快速上升。如再次刺激机体的抗原与初次相同，则称为特异性记忆反应；

若与初次反应不同，则称为非特异性记忆反应。非特异性记忆反应引起的抗体的上升是暂时性的，短时间内即很快下降。

（陈采风　赵振东）

第五节　T淋巴细胞与细胞免疫

T淋巴细胞即胸腺依赖性淋巴细胞（thymus-dependent lymphocyte）。骨髓的T前体细胞到胸腺后，经历一系列复杂和有序的过程，最后发育为成熟的T淋巴细胞输出至外周，行使免疫功能。

T淋巴细胞是一群高度异质性的细胞，不同的亚群有着各自的表面标志和功能特点，在机体免疫应答的过程中既相互协作又相互制约，共同完成T淋巴细胞在免疫应答和免疫调节过程中的使命。

T淋巴细胞主要介导细胞免疫应答，同时也参与辅助体液免疫应答。

一、T淋巴细胞的分化发育

（一）T淋巴细胞在胸腺分化和发育

T淋巴细胞在胸腺内的发育分为三个时期：（1）骨髓来源的前T淋巴细胞刚移入胸腺时，被称为三阴性细胞（triple negative cells，TN），即 $CD4^-/CD8^-/CD3^-$ 。（2）TN逐步向皮质深层迁移，最后发育为三阳性细胞（triple positive cells，TP），即 $CD4^+/CD8^+/CD3^+$ 。（3）TP细胞经历阳性与阴性选择，分化发育为仅表达CD4或CD8的单阳性细胞（single positive cells，SP）。正是通过这种选择使得从胸腺输向外周的T淋巴细胞具备了MHC限制性和自身耐受性，从而能够正常发挥T淋巴细胞的免疫学功能。

（二）T淋巴细胞的表面标志

在胸腺发育成熟后的T淋巴细胞表面有许多重要的膜分子，包括各种表面受体和表面抗原，不仅参与T淋巴细胞各种效应的发挥，还可作为区分T淋巴细胞亚群的标志。

1. T淋巴细胞抗原受体　（T cell antigen receptor，TCR），

TCR 是 T 淋巴细胞识别特异性抗原的受体，也是所有 T 淋巴细胞的特征性表面标志。

2. **白细胞分化抗原（CD）**   T 淋巴细胞表面表达多种 CD 分子，比如：CD3、CD4、CD8、CD28、CD45 等。CD4 分子和 CD8 分子，分别表达在 CD4$^+$T 和 CD8$^+$T 淋巴细胞表面，参与 T 淋巴细胞识别抗原及活化信号的转导。TCR-CD3 复合物识别抗原呈递细胞（APC）/靶细胞上与 MHC 分子抗原结合槽（多肽区）结合的抗原表位；CD4/CD8 识别 APC/靶细胞 MHC 分子的非多肽区，参与信号传导和 T 淋巴细胞在胸腺内的发育成熟和分化。

3. **共刺激信号分子**   T 淋巴细胞表面表达一些分子，可以通过与 APC/靶细胞的相应的分子配体结合为 T 淋巴细胞的活化提供共刺激信号。比如：细胞毒性 T 淋巴细胞抗原-4（CTLA-4）；淋巴细胞功能相关抗原 1（LFA-1）等。

4. **细胞因子受体（CKR）**   T 淋巴细胞表面表达多种细胞因子受体，从而在很多方面能够被各种细胞因子进行调节。比如：IL-1R、IL-2R、IL-3R、IL-4R 等。其中 IL-2R 能够与 IL-2 结合，从而有效地促进 T 淋巴细胞的增殖。

5. **结合丝裂原的膜分子**   T 淋巴细胞表面有一些结合丝裂原的分子。植物血凝素（Phytohaemaglutinin，PHA）和刀豆蛋白 A（concanavalin A，Con A）可与 T 淋巴细胞表面相应膜分子（丝裂原受体）上特定的糖基发生交联，直接刺激 T 淋巴细胞活化。

6. **MHC 抗原**   所用的 T 淋巴细胞都表达 MHCI 类分子，活化状态的 T 淋巴细胞表达 MHCII 类分子。

（三）T 淋巴细胞亚群及其功能

1. **αβT 和 γδT 细胞**   在外周血中，αβT 淋巴细胞占成熟 T 淋巴细胞的 90% 以上，是体内参与免疫应答的主要 T 淋巴细胞类型。γδT 淋巴细胞主要分布在皮肤、肠道、呼吸道及泌尿生殖道的黏膜和皮下组织，其 TCR 多样性有限，可能是具有原始受体的第一防线的防御细胞，与抗感染有关。

2. CD4$^+$T 细胞和 CD8$^+$T 细胞

（1）CD4$^+$T 淋巴细胞识别抗原受 MHCII 类分子限制。CD4$^+$T 淋巴细胞还可以按其不同生物学特征分为不同亚类。

Th1 淋巴细胞合成 IL-2、IFN-γ、IL-3、TNF-α 和 GM-CSF，主要参与细胞免疫应答，介导与细胞毒和迟发型变应性炎症有关的应答，故 Th1 淋巴细胞也成为炎症性 T 淋巴细胞。

Th2 淋巴细胞能合成 TNF-α、IL-3、GM-CSF、IL-4、IL-5、IL-6、IL-10、IL-13 等，主要参与体液免疫应答，辅助 B 淋巴细胞增殖并产生抗体，尤其是参与变应反应的 IgE。

Th17 淋巴细胞通过分泌 IL-17A、IL-17F 等细胞因子发挥生物学效应的 CD4$^+$T 淋巴细胞。目前已经有很多研究结果证实 Th17 淋巴细胞在自身免疫病、慢性炎症等疾病中发挥重要的作用。

Treg（regulatory T cells）细胞 不仅能够抑制性调节 CD4$^+$、CD8$^+$T 淋巴细胞、B 淋巴细胞，而且也参与调节天然免疫系统，通过给已经启动并开始发挥效应的免疫应答设置一个障碍来维持机体免疫系统的平衡状态。

（2）CD8$^+$T 淋巴细胞 根据功能分为两类：一类为抑制性 T 淋巴细胞（suppression T lymphocyte，Ts），可以通过分泌抑制因子作用于抗原特异的 Th 和或 B 淋巴细胞，抑制免疫应答的过度启动；另一类为效应性 T 淋巴细胞，分为细胞毒性 T 淋巴细胞（cytotoxic T cell，CTL 或 Tc）和迟发型超敏 T 淋巴细胞（delayed type hypersensitivity T lymphocyte，TDTH），与抗病毒免疫、抗肿瘤免疫以及对移植物的移植排斥反应有关。

二、自然杀伤 T 细胞（NKT 细胞）

NKT 淋巴细胞是一类具有 T 淋巴细胞和 NK 细胞两重性质的 T 淋巴细胞亚群，既能表达 TCR 又有 NK 细胞特有的抗原受体（鼠 NK1.1/人 CD161）。NKT 淋巴细胞可以识别 CD1d 呈递的糖脂类抗原。活化 NKT 细胞具有细胞毒作用，可通过分泌表达穿孔素和 FasL 等细胞毒性介质，使肿瘤和病毒感染的靶细胞溶解破坏或发生凋亡；也可通过分泌 IL-4 和 IFN-γ 等细胞因子，发挥免疫调节作用。

三、初始 T 淋巴细胞与记忆性 T 淋巴细胞

未经抗原刺激的 T 淋巴细胞被称为初始 T 淋巴细胞（native T cell，Tn）为 CD45RA$^+$T 淋巴细胞群，而部分 T 淋巴细胞经抗原刺激后可分化为记忆性 T 淋巴细胞（memory T cell，Tm），当再次遇到相同抗原时，可发生更快，更强的免疫应答反应，Tm 为 CD45RO$^+$T 淋巴细胞群。

（一）T 淋巴细胞介导的细胞免疫应答

T 淋巴细胞介导的免疫应答的可分为 3 个阶段：感应阶段、反应阶段、效应阶段。

1. 感应阶段 T 淋巴细胞对抗原的识别

（1）抗原呈递   抗原呈递细胞将抗原加工处理、降解为抗原肽片段并与 MHC 分子结合，以抗原肽/MHC 分子复合物的形式呈递给 T 淋巴细胞识别的过程。这一过程包括抗原变性、降解和修饰等。

（2）抗原呈递细胞（antigen-presenting cell，APC）   APC 是摄取、加工、处理抗原将其呈递给淋巴细胞的一类细胞。

（3）胞质溶胶（MHC I 类分子途径）   内源性抗原被胞质溶液中蛋白酶体降解为小分子抗原肽，与 MHC I 类分子结合，形成抗原肽-MHC I 类分子复合物，供 CD8$^+$T 淋巴细胞识别的过程。

（4）溶酶体途径（MHC II 类分子途径）   外源性抗原被吞噬后在溶酶体内部蛋白酶作用下降解为小分子抗原肽，携带该抗原肽的溶酶体与携带 MHC II 类分子的分泌小泡融合，抗原肽与 MHC II 类分子结合形成复合物，供 CD4$^+$T 淋巴细胞识别的过程。

（5）脂类抗原的 CD1 分子呈递途径   糖脂类抗原可与表达于 APC 表面的 CD1 分子结合，将脂类抗原呈递给 NKT 淋巴细胞，从而在介导抗结核感染免疫及某些自身变应反应性疾病中起非常重要的作用。

（6）APC 与 T 淋巴细胞的相互作用   T 淋巴细胞进入淋巴组织与该部位的 APC 接触，为 TCR 从 APC 表面大量的抗原肽-MHC 复

合物中筛选出特异性抗原肽，并发生特异性结合。这时的结合涉及两种细胞表面多种分子的相互作用，形成免疫突触（immune synapse）。

2. 反应阶段 T 细胞的活化、增殖和分化

（1）T 淋巴细胞的活化　T 淋巴细胞遭遇特异性抗原-MHC 复合物后，在双信号和细胞因子的作用下活化。TCR/CD3 与 APC 表面特异的 MHC-抗原肽复合物结合产生的特异性抗原刺激信号作为第一信号。T 淋巴细胞活化的第二信号，由 CD2、CD28、CD80、LFA-1（Lymphocyte function associated antigen-1）和 ICAM-1（Intercellular adhesion molecule-1）等与各自相应配体结合而产生的共刺激信号，是一种非特异性抗原刺激信号。除双信号外，T 淋巴细胞的充分活化还有赖于细胞因子参与。

（2）T 淋巴细胞增殖　接受第一信号后的 T 淋巴细胞表达多种细胞因子受体（IL-1R，IL-2R 等），接受第二信号后的 T 淋巴细胞分泌多种细胞因子（主要为 IL-2），经自分泌和旁分泌作用，使 T 淋巴细胞克隆化扩增，产生具有大量子代的克隆化细胞。

①CD4[+]T 淋巴细胞的增殖分化　初始 CD4[+]T 淋巴细胞在双信号刺激下活化为 Th0 细胞，Th0 细胞在 IL-12 的作用下分化为 Th1 细胞，主要介导细胞免疫应答；在 IL-4 的作用下，可分化为 Th2 细胞，主要介导体液免疫应答。

②CD8[+]T 淋巴细胞的增殖和分化　初始 CD8[+]T 淋巴细胞的激活主要有两种方式。

一是 Th 细胞非依赖性，如病毒感染的 DC，由于其高表达共刺激分子，可直接刺激 CD8[+]T 淋巴细胞合成 IL-2，促使 CD8[+]T 淋巴细胞自身增殖并分化为细胞毒 T 淋巴细胞，而无需 Th 细胞辅助。

二是 Th 细胞依赖性，CD8[+]T 淋巴细胞作用的靶细胞一般仅低表达或不表达共刺激分子，不能激活初始 CD8[+]T 淋巴细胞，而需要 APC 及 CD4[+]T 淋巴细胞的辅助。

③T 淋巴细胞活化后不同的转归　部分 T 淋巴细胞经迅速增殖 4 或 5 天后，分化为不同功能的的效应性 T 淋巴细胞（Th 细胞或 CTL）。部分 T 淋巴细胞分化成为记忆性 T 淋巴细胞（Tm），即对特异性抗原有记

忆能力、寿命较长的 T 淋巴细胞，在再次免疫应答中起重要作用。还有一部分 T 淋巴细胞在活化后死亡。一种死亡是被动死亡，另一种是主动死亡，称为活化后诱导的细胞死亡（activation induced cell death，AICD）。

3. 效应阶段 T 淋巴细胞介导的效应　部分 T 淋巴细胞活化为效应 T 淋巴细胞后，经淋巴管或血液循环到达病灶附近。与初始 T 淋巴细胞相比，它们的生物学活性发生明显的改变。

（1）Th1 细胞的生物学效应　Th1 细胞通过对各种免疫细胞发挥辅助作用，介导不同的生物学效应：激活巨噬细胞；促进 Th1 细胞、CTL 等增殖；也可以辅助 B 淋巴细胞产生具有调理作用的抗体 IgG2a，从而进一步增强巨噬细胞对病原体的吞噬；活化中性粒细胞，促进其杀伤病原体。

（2）Th2 细胞的生物学效应　主要是辅助体液免疫应答和参与变应反应性炎症。

（3）细胞毒 T 淋巴细胞（CTL）介导的效应　CTL 是机体防御细胞内感染（病毒、某些胞内寄生菌等）及肿瘤的主要成员之一，分为 $CD8^+$ CTLs、$CD4^+$ CTLs 和双阴性 $CD4^-CD8^-$ CTLs（DN CTLs）几个亚群。CTL 发挥细胞毒效应的具体过程包括 3 个时相：接触相、分泌相、裂解相。

除细胞毒性效应外，CTL 还可分泌 GM-CSF、IL-2、IL-4、IL-5、IL-8、IL-10 和 IL-15 等，调节免疫功能；分泌趋化因子如IL-8、干扰素诱导蛋白（IP-10）、巨噬细胞炎性蛋白等，介导炎症反应。

（二）T 淋巴细胞介导的细胞免疫应答的生物学意义

（1）抗感染　T 淋巴细胞介导的细胞免疫应答是机体抗感染的主要防御机制，主要针对胞内感染，比如：某些细菌、病毒、真菌、寄生虫等。

（2）抗肿瘤　CTL 是抗肿瘤免疫的主要效应细胞。

（3）免疫损伤作用　T 细胞效应可参与到迟发型变应反应、移植排斥反应、某些自身免疫病等的病理过程中。

（肖明杰　薛殷彤　赵振东）

第六节　B淋巴细胞和体液免疫

B淋巴细胞（B lymphocytes）是免疫系统中产生抗体的细胞，最早在禽类的法氏囊中发现，于1962年正式定名为B淋巴细胞，以区别在胸腺中分化成熟的T淋巴细胞。在哺乳类动物中B淋巴细胞早期在卵黄囊、胚肝发育，从胚胎发育后期至出生后骨髓成为其产生和分化的中枢免疫器官场所。

成熟B淋巴细胞迁移到外周淋巴组织中，主要存在于血液、淋巴结、脾、扁桃体及其他黏膜组织中。B淋巴细胞约占外周血淋巴细胞总数的5％～25％，骨髓中的大部分，淋巴结与脾中淋巴细胞的1/4与1/2。初始B淋巴细胞随血液循环进入淋巴结和脾，聚集于这些外周淋巴器官的淋巴滤泡的冠状带。在淋巴滤泡外小血管周围T淋巴细胞区，B淋巴细胞在T淋巴细胞辅助下激活，活化的B淋巴细胞进入滤泡，发生增殖形成生发中心（germinal center），并进一步分化为分泌抗体的浆细胞，行使机体的体液免疫（humoral immunity）功能，而另一部分细胞分化成为记忆性B淋巴细胞。

一、B淋巴细胞的表面分子

（一）B淋巴细胞抗原受体（B cell antigen receptor，BCR）

BCR由特异识别和结合抗原的mIg与传递抗原刺激信号的CD79a（Igα）/CD79b（Igβ）异源二聚体组成。

BCR能直接识别蛋白质抗原的天然抗原表位或隐蔽表位，无需APC对抗原的处理和呈递。

（二）Fc受体

许多免疫细胞表面都有Fc受体，是结合IgFc段的分子结构。大多数B淋巴细胞表面具有IgG Fc受体Ⅱ（FcRⅡ），能与IgG Fc段结合。FcRⅡ与免疫复合物结合后，有利于B淋巴细胞对抗原的捕获和结合，以及活化和抗体产生。

（三）补体受体

补体受体（complement receptor，CR）大多数 B 淋巴细胞表面有能与 C3b 和 C3d 结合的受体，分别称为 CR1 和 CR2（即 CD35 和 CD21）。

（四）细胞因子受体

活化的 B 淋巴细胞可表达多种细胞因子受体（cell cytokine receptor，CKR），如 IL-1、IL-2、IL-4、IL-5 以及 IFN-γ 等受体，与相应因子结合可促进 B 淋巴细胞的增殖和分化。

（五）丝裂原受体

能刺激 B 淋巴细胞转化的美洲商陆有丝分裂原（pokeweed mitogen，PWM）、脂多糖（lipopolysaccharide，LPS）、金黄色葡萄球菌 A 蛋白（staphylococcal protein A，SPA）。其反应称为 B 细胞有丝分裂原反应。

（六）主要组织相容性复合体（MHC）

B 淋巴细胞不仅表达 MHC I 类抗原，而且除了浆细胞外，在未成熟时便已表达 MHC II 类分子，活化 B 淋巴细胞 MHC II 类分子表达明显增多。MHC II 类分子能增强 B 和 T 淋巴细胞间的黏附作用，是抗原呈递分子，进行信号传导，促进 B 淋巴细胞活化。

（七）B 细胞表面的 CD 分子

B 淋巴细胞表面的 CD 分子为维持 B 淋巴细胞功能提供重要支持，在 B 淋巴细胞的分化和鉴定中也具有重要意义。实验证明 B 淋巴细胞的活化，除了由 BCR 与其相应抗原结合后提供活化的起始信号外，还需由其表面的辅助分子提供协同刺激信号。

1. **激活性辅助受体** CD19/CD21/CD81/CD225（Leu-13）是 BCR 复合物的激活性辅助受体。在初始 B 淋巴细胞中，CD19/CD21/CD81/CD225 复合物与 BCR 交联后就与 BCR 一起进入脂筏（lipid raft），具有降低 BCR 内化的作用，延长了 BCR 刺激信号的作用时间。

2. **抑制性辅助受体** BCR 复合体的抑制性辅助受体有 CD32（FcγRII-b）、CD22 和 CD72，对 BCR 复合物识别抗原产生的信号有抑制性作用，防止过度激活。

3. **共刺激分子**   CD40、CD80、CD86 在 B 淋巴细胞活化过程中，共刺激分子也发挥着作用。

4. CD20   表达于除浆细胞外的各分化阶段的 B 淋巴细胞表面，可能通过调节跨膜钙离子流动直接对 B 淋巴细胞起作用，在 B 淋巴细胞增殖和分化中具有重要调节作用。

5. CD148   是一种蛋白酪氨酸磷酸酶（PTP），在 B 淋巴细胞中只表达于记忆性 B 淋巴细胞中，具体功能不详。

二、B 淋巴细胞的亚群

B-1 细胞产生于个体发育的早期，根据表型的不同又可将 B-1 细胞群进一步分为 B-1a 和 B-1b。

B 淋巴细胞产生抗细菌抗体而抵抗微生物感染；通过产生多反应性的自身抗体而清除变异的自身抗原；同时是 IgM 型自身抗体的主要产生细胞，如产生致病性自身抗体可诱导自身免疫病。

脾中的 B 淋巴细胞（B-2）按照表型、微解剖定位和功能又可分为边缘区（marginal zone，MZ）和滤泡（follicular，FO）两个亚群。边缘区 B 淋巴细胞与边缘窦相关的巨噬细胞并存，启动抗血源性颗粒抗原的第一道防线，属于天然免疫。滤泡 B 淋巴细胞参与依赖 T 淋巴细胞的获得性免疫应答。

三、B 淋巴细胞的成熟

B 淋巴细胞分化过程可分为几个阶段。在发育的第一阶段，骨髓中的原 B 淋巴细胞重排其 Ig 基因，这个阶段是不依赖于抗原的，但依赖于它们与骨髓基质细胞的相互作用。该阶段终止于未成熟 B 淋巴细胞，它们携带 sIgM，并能与所处环境中的抗原发生相互作用。发育的第二阶段未成熟 B 淋巴细胞受到抗原的强烈刺激后会死亡或在阴性选择过程中失活，因此许多自身反应性 B 淋巴细胞会被清除出细胞库。发育的第三阶段，存活下来的未成熟 B 淋巴细胞迁移到外周，成熟并表达 IgD 和 IgM。成熟 B 淋巴细胞在二级淋巴器官中遇到特异性外来抗原时，活化、增殖并分化为分泌抗体的浆细胞和长寿的记忆性 B 淋巴细胞。

B 淋巴细胞发育分化过程主要可分为祖 B 细胞（pro-B cell）、前 B 细胞（pre-B cell）、未成熟 B 细胞（immature B cell）、成熟 B 细胞（mature B cell）或初始 B 细胞（naive B cell）等阶段。其中祖 B 细胞、前 B 细胞和未成熟 B 细胞的分化是抗原非依赖的，在骨髓中进行。抗原依赖阶段包括成熟 B 细胞在抗原刺激后活化，继续分化为能合成并分泌抗体的浆细胞，这个阶段主要是在外周免疫器官中发生。

四、B 淋巴细胞的激活和分化-体液免疫应答

机体的体液免疫应答主要由 B 淋巴细胞介导。B 淋巴细胞应答的第一步是 BCR 对抗原的特异识别并与之结合，启动 B 淋巴细胞激活信号。此信号传入胞内，在共刺激分子产生的第二信号的作用下诱导细胞活化、增殖并分化成浆细胞或记忆性 B 淋巴细胞。在某些情况下，也可导致细胞灭活或凋亡。B 淋巴细胞识别的抗原有 TD 抗原和 TI 抗原。B 淋巴细胞对 TD 抗原的应答需要 Th 细胞的辅助，而对 TI 抗原的应答不需要 Th 细胞的辅助。

（一）B 淋巴细胞的激活、增殖和终末分化

初始 B 淋巴细胞在抗原诱导下经过活化（activation）、增殖（proliferation）及终末分化（terminal differentiation）三个阶段最终分化成分泌 Ig 的浆细胞。很多情况下 B 淋巴细胞在增殖的同时也发生分化，不能完全将增殖和分化划分为两个不同的时相。在 B 淋巴细胞激活、增殖与终末分化过程中，均需 Th 细胞的辅助，后者主要通过细胞间的直接接触以及分泌细胞因子作用于 B 淋巴细胞。其中一个 B 淋巴细胞激活因子称为 BAFF（B cell activating factor of the tumor necrosis factor family），属于肿瘤坏死因子超家族成员。BAFF 由巨噬细胞、单核细胞和树突状细胞产生，能促进 B 淋巴细胞分化成熟及其免疫应答。

（二）B 淋巴细胞在生发中心的分化成熟

在初级中心活化的部分 B 淋巴细胞进入初级淋巴滤泡（primary lymphoid follicle），继续分裂增殖，形成生发中心（germinal center），进入初次 B 淋巴细胞免疫应答的第二阶段。生发中心在抗原刺激后 1 周左右形成，主要由增殖的 B 淋巴细胞组成，同时抗原特异性 T 淋巴细胞约占据了 10%，为 B 淋巴细胞提供必要的辅助作用。

在初次免疫应答中产生的 Ig 能立即结合抗原，生成免疫复合物（immune complex，IC）。IC 随血液进入淋巴器官，被生发中心中的滤泡树突状细胞（FDC）捕获，其免疫原性明显增强，甚至超过自由抗原。FDC 把结合于树突上的 IC 中的抗原呈递给 B 淋巴细胞的 BCR。

生发中心中绝大多数 B 淋巴细胞发生凋亡。部分 B 淋巴细胞在抗原刺激和 T 淋巴细胞辅助下，继续分化发育，并可发生体细胞高频突变（somatic hypermutation）、亲和力成熟（affinity maturation）、抗原受体编辑（receptor editing）、Ig 类别转换（Ig classic switching）及记忆性 B 细胞形成等变化。

（三）B 淋巴细胞对 TI 抗原的免疫应答

TI 抗原，如某些细菌多糖、多聚蛋白质及脂多糖等，无需抗原特异性 T 淋巴细胞的辅助便能刺激初始 B 细胞，可在胸腺切除动物中诱导强的抗体应答；TI 抗原可诱导抗体产生，而不引起 T 淋巴细胞应答。TI 抗原可分成两类，TI-1 和 TI-2，它们以不同机制激活 B 淋巴细胞。

（四）小结

B 淋巴细胞是免疫系统中的一种主要细胞，其表面有多种标志，在 B 淋巴细胞分化和功能执行中具有重要的作用。B 淋巴细胞有异质性，按照 CD5 分子的表达，可分成 B-1 细胞和 B-2 细胞；B-2 细胞又可分成边缘区和滤泡两个亚群。B 淋巴细胞功能是：产生抗体、呈递抗原以及参与免疫调节。B 淋巴细胞在骨髓中的成熟需要骨髓造血微环境的辅助，由发生重排的基因片段以及细胞表面蛋白决定 B 淋巴细胞经历祖 B 细胞、前 B 细胞、未成熟 B 细胞和成熟 B 细胞等不同阶段。

B淋巴细胞在周围淋巴器官的发育分化大致可分为活化、增殖和终末分化三个阶段，介导体液免疫应答。B淋巴细胞对TD抗原的免疫应答始于BCR（mIg）对TD抗原的识别，所产生的第一活化信号经Igα/Igβ向胞内传导。BCR辅助受体复合物加强第一活化信号的传导。Th细胞通过与B淋巴细胞表面分子的相互作用（CD40L-CD40等）及分泌的细胞因子向B淋巴细胞提供第二活化信号（共刺激信号）。B淋巴细胞在离开骨髓进入周围淋巴器官后，在抗原刺激下，迁移进入原始淋巴滤泡，形成生发中心，并在生发中心发生体细胞高频突变、抗原受体亲和力成熟及类别转换、抗原受体修正，最后分化成熟为浆细胞或记忆性B淋巴细胞。TI-抗原分为TI-1和TI-2两类，它们诱导B淋巴细胞免疫应答一般不需要T淋巴细胞的辅助。

（赵彬彬 赵振东）

第七节 天然免疫细胞

天然免疫细胞是天然免疫应答的主要执行者，主要通过对病原微生物的直接识别及分泌多种细胞因子调节免疫应答参与天然免疫反应。执行天然免疫作用的细胞主要包括：巨噬细胞、树突状细胞、NK细胞、NKT细胞、T细胞、B-1细胞、嗜酸性粒细胞、嗜碱性粒细胞、中性粒细胞和肥大细胞等，某些细胞如单核-巨噬细胞、树突状细胞和NK细胞已在免疫器官和细胞中介绍，本节重点介绍其在天然免疫应答中的作用。

一、主要天然免疫细胞

（一）巨噬细胞

巨噬细胞是机体执行天然免疫作用的主要效应细胞，通过表面的模式识别受体（PRR）、FcR受体和补体受体识别病原微生物表面相应的配体分子，从而对其进行清除。同时巨噬细胞在特异性免疫应答的各个阶段起重要的作用。

1. 巨噬细胞表面的受体 巨噬细胞表面以 PRR 识别结合某些病原体及其产物所共有的高度保守的特定分子结构，即病原相模式分子（PAMP）。不同的微生物可表达不同的 PAMP，主要包括脂多糖、磷壁酸、肽聚糖、甘露糖、细菌 DNA、双链 RNA 和葡聚糖等，这些结构通常不存在于宿主细胞表面。

巨噬细胞表面受体主要有甘露糖受体（mannose receptor，MR）、清道夫受体（scavenger receptor，SR）、Toll 样受体（Toll like receptor，TLR）。

巨噬细胞表面的调理性受体主要包括 IgGFc 受体（Fc R）和补体受体（C3bR/C4bR）。通过 IgGFc 受体和 C3bR/C4bR 介导的调理作用，病原体与巨噬细胞相互作用，促进吞噬和激活效应。

2. 巨噬细胞在天然免疫中的作用

（1）有效地吞噬和清除病原微生物。

（2）有效地加工和处理抗原，启动特异性免疫应答。巨噬细胞还通过 B7-1/2 等分子与 T 淋巴细胞表达的 CD28 等相互作用，产生共刺激信号，为细胞活化提供第二信号，启动特异性免疫应答。

（3）介导并促进炎症反应。

（4）对肿瘤和病毒感染等靶细胞有杀伤作用。

（二）树突状细胞

树突状细胞（DC）是功能最强大的抗原呈递细胞，其最大的特点是能够刺激初始型 T 细胞的活化和增殖。根据成熟状态，可将 DC 分为 DC 前体、未成熟 DC、迁移期 DC 和成熟 DC。正常情况下绝大多数 DC 是未成熟 DC，它们存在于多种实体器官及非淋巴组织的上皮。

未成熟 DC 具有很强的摄取和加工处理抗原的能力，但呈递抗原并刺激初始 T 细胞活化的能力很弱。

成熟期 DC 具有很强的呈递抗原并刺激初始型 T 细胞活化的能力，但摄取和加工处理的能力很弱。

DC 可通过产生大量 IL-12 诱导 Th0 细胞分化成为 Th1 细胞，Th1 细胞通过分泌细胞因子介导细胞免疫应答。分泌高水平 IL-4 的 DC 可通过 IL-4 诱导 Th0 细胞分化成 Th2 细胞，后者可产生 Th2 型细胞因子介导体液免疫应答。DC 还产生多种细胞因子调节免疫应答，例如 IL-1、IL-6、IL-18、IFN、TNF 等和多种趋化因子。

（三）自然杀伤（NK）细胞

NK 细胞可分为 NK1/NK2 亚群、黏附 NK（A-NK）/非黏附 NK（NA-NK）亚群和 $CD56^{bright}$/$CD56^{dim}$ 亚群。NK 细胞在天然免疫中的作用：（1）杀伤肿瘤细胞和被病毒感染的靶细胞。（2）通过释放细胞因子发挥免疫调节功能。

（四）自然杀伤 T 细胞

自然杀伤 T（natural killer T，NKT）细胞是一群细胞表面既有 T 细胞受体（TCR），又有 NK 细胞受体的特殊 T 细胞亚群，属于天然免疫细胞。

NKT 细胞确切的发育途径还不是十分清楚，目前普遍接受的发育途径是胸腺依赖途径和非胸腺依赖途径。

NKT 细胞主要分布于骨髓、肝和胸腺，在脾、淋巴结和外周血中也有少量存在。

NKT 细胞可识别不同靶细胞表面 CD1 分子呈递的共有脂类和糖脂类抗原，且不受 MHC 限制。其然免疫中的作用：（1）细胞毒作用。（2）免疫调节作用。

（五）γδT 细胞

T 细胞可分别表达两种不同类型的 T 细胞抗原受体（TCR），一种称为 TCRαβ，另一种称为 TCRγδ。它们与 CD3 分子非共价相连，以 TCR-CD3 复合物形式表达于 T 细胞表面，其中表达 TCRαβ-CD3 复合物的 T 细胞称为 αβT 细胞，另一种 T 细胞称为 γδT 细胞。

1. γδT 细胞的组织分布　主要于皮肤、小肠、肺及生殖器官等黏膜及皮下组织，是构成皮肤的表皮内淋巴细胞（intraepidermal lymphocyte）和黏膜组织的上皮内淋巴细胞（intraepithelial lymphocyte，IEL）的主要成分之一。其在黏膜免疫中发挥重要的作用。

2. γδT 细胞识别的抗原　γδT 细胞识别的抗原种类很多，如肽类、非肽类、磷配基、醇类等。它们以 MHC 非限制性方式识别未经处理的蛋白及非蛋白抗原。

3. γδT 细胞在天然免疫中的作用

（1）抗感染。（2）抗肿瘤。（3）免疫调节。（4）抗原呈递 γδT 细胞可以呈递蛋白抗原。

（六）B-1 细胞

B-1 细胞是天然 IgM 的主要来源。B-1 细胞可以在无外源性抗原刺激的情况下分泌天然 IgM，能与许多共同的病原体相关的糖类抗原结合。肠固有层和肠系膜淋巴结的 B-1 细胞能分泌 IgA，这种 IgA 的产生需要外源性抗原的刺激，但是不依赖于 T 细胞的辅助作用。肠道固有层与腹膜腔中的 B 细胞大部分是 B-1 细胞，其在肠道抗病原体的黏膜免疫中发挥重要作用。

（七）中性粒细胞

中性粒细胞和单核-巨噬细胞一样是具有吞噬功能的细胞，它们一起被称为专职抗原呈递细胞。中性粒细胞的胞浆中有大量的溶酶体。它是最早到达炎症部位的效应细胞，是机体急性炎症反应的重要成分。中性粒细胞通过溶酶体杀伤病原体。

（八）嗜酸性粒细胞、嗜碱性粒细胞和肥大细胞

嗜酸性粒细胞具有吞噬功能，对寄生虫有杀伤功能，活化后能够释放某些炎症介质，在慢性炎症中主要参与表皮增生和纤维生成。在 I 型变应反应中，嗜酸性粒细胞可分泌某些酶类等活性物质，发挥负调节作用。

嗜碱性粒细胞和肥大细胞虽然形态和分布有所不同，但两者的功能非常相似，它们均在 I 型变应反应中发挥重要作用。

嗜碱性粒细胞也参与机体的抗寄生虫免疫应答和抗肿瘤免疫应答。

肥大细胞还具有吞噬功能。近年来发现肥大细胞表达 MHC 分子，协同刺激分子，可作为 APC，启动特异性免疫应答；肥大细胞还表达 CD40 和 CD40L，促进 T、B 细胞的活化，还可通过分泌多种细胞因子，参与免疫调节。

二、天然免疫应答的特点

天然免疫细胞不表达特异性抗原识别受体，但天然免疫细胞亦是

经其细胞表面受体，识别表达于多种病原体表面的模式分子而活化，经特殊的信号转导途径，在未经过克隆扩增的情况下，产生效应分子，迅速产生免疫效应。

天然免疫细胞可通过表面模式识别受体（PRR）识别病原相关模式分子（PAMP）区分自我和非我成分，对病原微生物和宿主凋亡细胞进行应答。

天然免疫应答启动特异性免疫应答，可影响特异性免疫应答的类型，并协助特异性免疫应答发挥免疫效应。两者密不可分，共同捍卫机体的健康和平衡。

巨噬细胞作为重要的天然免疫细胞，在吞噬和清除病原微生物等异物的同时，也提供 T 细胞活化的第一信号和第二信号。

不同的天然免疫细胞通过表面的 PRR 接受不同 PAMP 刺激后，可产生不同的细胞因子，这些细胞因子可调节特异性免疫细胞的分化方向，从而决定了特异性免疫应答的类型。

天然免疫应答协助特异性免疫应答发挥免疫效应。如抗体本身不具有杀菌和清除病原体的作用，只有在天然免疫细胞（如吞噬细胞和 NK 细胞）和天然免疫分子（如补体）的参与下，通过调理吞噬、ADCC 等机制，才能有效地杀伤和清除病原体等异物。

天然免疫系统与特异性免疫系统两者并没有明显的界限，两者密不可分，共同捍卫机体的健康和平衡。

（郗雪艳 赵振东）

第八节 细胞因子

一、概述

（一）细胞因子概念

细胞因子（cytokine）是指由机体各种细胞分泌的具有调控细胞生长、分化、调节免疫功能和生理反应并参与病理反应的小分子蛋白质。细胞因子从细胞中释放出来成为重要的可溶性信使蛋白，它是细胞间信号网络的组成部分。在免疫系统中，调控天然免疫和特异性免疫应答中各种功能性事件，如炎症反应、防御病毒感染、特异性 T 细胞、B 细胞增殖及功能调节。

（二）细胞因子的来源

正常细胞未活化时产生很少，活化后，产量可提高成百上千倍，如活化的淋巴细胞、活化的单核-巨噬细胞、NK 细胞、成纤维细胞、上皮细胞、内皮细胞和肿瘤细胞；另外，可通过基因工程技术，如大肠杆菌、酵母菌等产生重组细胞因子。

（三）细胞因子的作用特点

1. 细胞因子的分泌是一个短暂的、自限的过程。

2. 细胞因子的作用具有多效性和重叠性。

3. 一种细胞因子可以影响其他细胞因子的合成和作用，从而形成复杂的细胞因子网络。细胞因子的作用可以是局部的，也可以是全身的。

4. 细胞因子通过和靶细胞表面的相应受体结合而发挥作用。大多数细胞因子都可以引起靶细胞基因表达的变化，使靶细胞出现新的功能或者增殖。

二、细胞因子的分类

（一）根据产生细胞因子的细胞种类分类

1. 淋巴因子（lymphokines） 由淋巴细胞产生的细胞因子。

2. 单核因子（monokines） 由单核-巨噬细胞产生的细胞因子。

3. 非淋巴因子、非单核-巨噬细胞产生的细胞因子 基质、血管内皮、成纤维细胞等产生的细胞因子。

（二）根据细胞因子的结构和主要功能分类

1. 白细胞介素（interleukin，IL） 已经发现的白介素有 33 种，分别被命名为 IL-1～IL-33。

2. 干扰素（interferon，IFN） 干扰素是具有干扰病毒感染和复制功能的细胞因子。干扰素根据其氨基酸序列和受体的不同，被划分为三大类。

（1）Ⅰ型干扰素有8个成员　包括 IFN-α、IFN-β、IFN-ε、IFN-κ、IFN-ω、IFN-τ、IFN-δ、IFN-ζ，人类的Ⅰ型干扰素包括前五种，其中 IFN-α 是异质性的，包括 14 个亚型。

Ⅰ型干扰素的功能主要是抗病毒、抗细胞增殖和免疫调节，包括上调巨噬细胞 IgGFc 受体表达，促进细胞毒性；活化 NK 细胞，促进杀伤功能；诱导 MHCⅠ、Ⅱ类分子表达，增强免疫应答水平。

（2）Ⅱ型干扰素　IFN-γ 主要由活化的 T 细胞、NK 细胞产生，单核-巨噬细胞、树突状细胞也可产生。IFN-γ 具有抗病毒、抗肿瘤的活性，但免疫调节的作用比 IFN-α/β 重要得多，有较严格的种属特异性。同时 IFN-γ 可以上调 MHCⅠ类、MHCⅡ类分子的表达，促进 Th1 细胞分化，激活 NK、巨噬细胞，抑制 Th2 细胞、肥大细胞和嗜碱性粒细胞等。

（3）Ⅲ型干扰素是近来新发现的一组干扰素，由三个成员组成：IFN-λ1、IFN-λ2、IFN-λ3。发挥与Ⅰ型干扰素相似的生物学效应，主要包括抗病毒活性，抗肿瘤增殖，调节 Th1、Th2 细胞因子反应，调节免疫活性等。

3. 集落刺激因子　克隆刺激因子（colony- stimulating factor，CSF）是指能够刺激多能造血干细胞和不同发育阶段的定向造血干细胞增殖分化，并在半固体培养基中形成相应细胞集落的细胞因子。根据刺激不同造血细胞系或不同分化阶段的细胞有不同的命名。

4. 肿瘤坏死因子（TNF）　该因子对多种肿瘤细胞系具有细胞毒作用，而且在多种动物模型中可引起肿瘤坏死。该家族有多个成员，构成了 TNF 超家族细胞因子。

TNF 超家族包括 TNF-α、TNF-β，TRAIL，Fas 受体（Fasl）等；此外，尚有一批与 TNF-α 序列同源，但缺乏诱导凋亡活性的 TNF 家族成员。

5. 趋化因子　趋化因子（chemokine，CK）是能使细胞发生趋化运动的小分子细胞因子，其主要功能是招募血液中的单核细胞、中性粒细胞、淋巴细胞等进入感染部位，参与免疫调节和免疫病理反应。其种类有：CC 趋化性细胞因子、CXC 趋化性细胞因子、XC 趋化性细胞因子、CXXXC 趋化性细胞因子。

6. 生长因子 生长因子（growth factor，GF）是指具有刺激细胞生长作用的细胞因子，包括转化生长因子（TGF-β）、表皮细胞生长因子（EGF）、血管内皮细胞生长因子（VEGF）、成纤维细胞生长因子（FGF）、血小板源性生长因子（PDGF）、神经生长因子（NGF）等。多种未以生长因子命名的细胞因子也具有刺激细胞生长的作用，也是生长因子，如 IL-2 是 T 细胞的生长因子，TNF-α 是成纤维细胞的生长因子。

三、细胞因子的主要生物学效应

细胞因子的生物学效应大致可以分为 4 类。

（1）介导和调节天然免疫反应。（2）介导和调节适应性免疫反应。（3）刺激造血。（4）细胞毒效应。

四、细胞因子受体

（一）分类

已知的细胞因子受体绝大多数是跨膜蛋白，由胞膜外区、跨膜区和胞浆区组成。胞外段为识别和结合细胞因子的部位，胞浆区介导受体激活后的信号转导。典型的细胞因子信号转导途径是一个配体诱导的受体聚集，并招募胞内相关分子的过程。

细胞因子受体胞外段的结构可以分为 5 类。

1. Ⅰ型细胞因子受体 也称造血因子家族受体。这类细胞因子受体主要包括 IL-2、IL-3、IL-4、IL-5、IL-7、IL-9、IL-13、IL-15、GM-CSF 和促红细胞生成素等细胞因子的受体。

2. Ⅱ型细胞因子受体 也称干扰素家族受体。IFN-α、IFN-β、IFN-γ 和 IL-10 的受体属于此类。

3. Ig 超家族受体 此类受体的胞外区含有一个或几个免疫球蛋白样结构域，可以结合多种细胞因子，通过多种机制进行信号转导。IL-1 和 IL-18 的受体即为此类。

4. 肿瘤坏死因子超受体家族　主要包括 TNF 受体、神经生长因子受体、CD40 分子和 Fas 分子。肿瘤坏死因子受体家族的 CD40 和 Fas 具有重要的免疫调节作用。

5. 趋化性细胞因子受体家族　此类受体是 G-蛋白偶联受体，为 7 次跨膜的蛋白，又称 7 次跨膜区受体超家族。

（二）细胞因子受体的几个特点

1. 细胞因子受体共同链　细胞因子共同链主要有 gp310、GM-CSFRβ链和 IL-2Rγ 链，细胞因子共同链是细胞因子功能具有重叠性的分子基础。但是，如果共同链缺失或功能缺陷，将引起严重后果，如 IL-2R 亚家族的 γ 链缺陷，将引起重症联合免疫缺陷病（SCID）。

2. 细胞因子受体有可溶的形式　许多细胞因子受体有游离的形式即可溶性细胞因子受体，它们大部分为膜受体脱落形成，小部分为分泌型，可溶性的细胞因子受体既可作为相应细胞因子的运载体，也可通过与膜受体竞争配体而发挥抑制作用。

3. 细胞因子受体有天然的拮抗剂　如 IL-1 受体拮抗剂可以结合 IL-1 受体，阻止 IL-1α 和 IL-1β 的生物学活性。此外，部分病毒产生的细胞因子结合蛋白也有细胞因子受体拮抗剂的作用。

4. 某些细胞因子具有诱骗受体　它们的膜外区与有功能受体膜外区相似，能与配体结合，但胞浆区缺乏转导信号的能力。

（王　蓓　赵振东）

第九节　主要组织相容性复合体

人们把组织相容性抗原系统中那些能够引起快速而强烈排斥反应的抗原称为主要组织相容性抗原。主要组织相容性复合体（major histocompatibility complex，MHC）则是编码主要组织相容性抗原（major histocompatibility antigen）的一组紧密连锁的基因群，而且其也参与抗原呈递和 T 细胞激活，在免疫应答和调节中发挥着十分重要的作用。

MHC 分子在外周血单核细胞（peripheral blood mononuclear cell，PBMC）的表达水平较高，因此白细胞抗原（leucocyte antigen，LA）被用作主要组织相容性抗原或 MHC 分子的代名词。人类 MHC 习惯上称为人类白细胞抗原（human leukocyte antigens，HLA）。几乎在所有脊椎动物中都能检测到 MHC。

一、HLA 复合体的基因结构与组成

人类 MHC，即 HLA 的基因定位在 6 号染色体短臂 6p21.31，DNA 片段长度约为 4cm 或 3600kb，占人体整个基因组的 1/3000，是调控人体特异性应答和决定疾病易感性个体差异的主要基因系统。目前已经完成基因克隆并被命名的基因座位已达 100 余个，其中至少 18 个基因座位存在复等位基因（allele）。这些基因按照其产物的功能被分为三群：经典 MHC 基因、免疫功能相关基因及免疫无关基因。此外，习惯上 HLA 复合体可分为三个区，每一个区内的基因称为 HLA I、HLA II、HLA III 类基因。

（一）经典 HLA 基因

经典 HLA 基因与输血、移植排斥反应密切相关，具有高度多态性，其编码产物直接参与抗原呈递并决定个体组织相容性，通常意义上的 HLA 基因即指此类经典 HLA 基因。该类基因细分为 HLA I 类和 HLA II 类基因。

（二）免疫功能相关基因

这群基因与机体免疫应答和非特异免疫调节有关。其中位于 HLA 复合体中段的基因又称为 HLA III 类基因，编码补体 C4B、C4A、C2 和 Bf，热休克蛋白 70（HSP70），TNF 等。该类基因还包括抗原肽转运物（TAP）基因、巨大多功能蛋白酶（LMP）基因，以及非经典 HLA-I 类基因等。

（三）免疫功能无关基因

MHC 复合体中还有一些基因与免疫无关，如位于 III 类基因区域的 21 羟化酶基因（CYP21）等。

二、HLA复合体的基本概念及遗传特征

(一) HLA的命名

HLA复合体不仅具有多个基因座位 (locus)，并且许多基因座位还有众多等位基因 (allele)。对HLA抗原和等位基因因检测方法的不同而有相应的命名系统。根据WHO命名委员会下属的HLA系统命名委员会公布的资料，至2008年共有161种HLA抗原特异性。

(二) HLA基因的多样性

MHC基因与普通多态性基因不同。普通基因的复等位基因数一般不多于10个，而MHC是高等脊椎动物中最具有多样性的基因复合体。例如HLAI、II类等位基因数分别达到2497和1032个，而且这些基因座上还不断有新的复等位基因被发现。一方面，HLA的高度多态性可以通过造就对特异病原应答能力各异的个体，从而保证人类在群体水平能够应付不同病原的威胁，有利于人类的生存和延续。另一方面，由于HLA复杂的多态性，难以在没有血缘关系的人群中寻找HLA相同的个体，使得移植配型有很大的难度。

(三) HLA的遗传特征

1. **单元型遗传**　HLA复合体是一组紧密连锁的基因群。连锁在同一条染色体上的若干基因座，其等位基因的组合构成单元型。在遗传过程中，HLA单元型作为一个完整的单位将遗传信息遗传给子代，一般不发生同源染色体互换。

2. **共显性性遗传**　指的是HLA每对等位基因所编码的抗原都能表达在细胞膜上，无隐性基因，也无等位基因排斥现象。

3. **连锁不平衡**　某些等位基因比其他等位基因更多或更少地连锁在一起，称为连锁不平衡 (linkage disequilibrium)。目前认为连锁不平衡产生的原因可能主要是因为选择作用，即某些组合的单倍型在遗传适应性上具有优势而被优先选择。

三、MHC 抗原结构

MHC I 类、II 类抗原的结构基本相似，都是由两条肽链组成的异质二聚体。

（一）MHC I 类分子

MHC I 类分子由一条 45 000 的重链和一条 12 000 的轻链非共价键结合而成。重链即 α 链，为跨膜糖蛋白，由 MHC I 类基因编码，具有高度多态性。轻链即 β_2 - 微球蛋白（β2 - microglobulin，β_2 - MG），为可溶性蛋白，由 15 号染色体非 MHC 基因编码，在种群中高度保守。β_2 - 微球蛋白缺失时，MHC I 类分子不能表达于细胞膜表面。

α 链包括胞外区、跨膜区、细胞内区。胞外区包括 α1、α2 和 α3 三个结构域，每个结构域由大约 90 个氨基酸组成。α1 和 α2 位于分子的顶部，共同构成抗原结合部位。跨膜区包含 25 个氨基酸残基，形成螺旋状穿过胞膜的脂质双层，并将 MHC I 类分子锚定在膜上。胞内区大约有 30 个氨基酸，性质高度保守，与细胞内外信号传递有关。

β 链并不插入胞膜，它与 α3 片段结合，对维持 MHC I 类分子天然构型的稳定性及其分子表达有重要意义。如果 β 链缺陷，会导致 MHC I 类分子不能够正常呈递到细胞表面。

（二）MHC II 类分子

MHC II 类分子由一条 33 000 的 α 链和一条 28 000 的 β 链非共价结合而形成。这两条含糖肽链都是跨膜多肽，结构相似。胞外部分各有两个结构域：α1、α2 和 β1、β2。α1 和 β1 具有高度多态性，位于分子顶部，构成抗原结合部位。在抗原呈递过程中，Th 细胞表面 CD4 分子与 MHC II 类分子结合的部位即为 α2 和 β2 区组成的 Ig 样非多态区域。

MHC II 类分子和抗原肽的结合有其特点：（1）肽长为 13～18 个氨基酸残基，抗原结合槽的两头是开放的。（2）抗原肽通常有一段由 9 个氨基酸残基组成的核心结合序列（core binding sequence），直接参与与 MHC 分子的结合并显示供 TCR 识别的表位。（3）以氢键与 MHCⅡ类分子结合的部位较多，包括核心结合序列中间的氨基酸残基。

四、MHC 抗原的表达及其调控

（一）MHC 抗原的组织分布

1. **MHCⅠ类分子** 表达于所有有核细胞，包括血小板和网织红细胞。成熟的红细胞一般不表达 MHC 抗原。不同组织细胞表达 MHC Ⅰ类分子水平各异：淋巴细胞的表达水平最高；其次为肝、肾、皮肤、主动脉和肌肉细胞；神经细胞和成熟的滋养层细胞几乎不表达。

2. **MHCⅡ类分子** 不如 MHCⅠ类分子表达广泛，主要表达在某些免疫细胞表面，包括巨噬细胞、树突状细胞和 B 细胞。某些组织的上皮细胞也可在特定条件下经某些细胞因子的刺激诱导表达 MHC Ⅱ类分子。不同细胞的 MHCⅡ类分子表达有很大区别，与细胞所处的分化阶段有关。

（二）MHC 抗原表达调控

MHC 抗原的表达受多种因素的影响。

1. **组织细胞的分化阶段** 细胞所处的分化阶段不同，其 MHC 抗原的表达也不同。

2. **生物活性物质的调控** 能够调控 MHC 抗原表达的生物活性物质有激素类物质、神经递质、细胞因子。比如：IFN-γ 可以上调 MHC Ⅰ类和Ⅱ类的表达。

3. **病理状态** 一些病原体感染、各种炎症反应能够刺激局部组织上调 MHC 表达；肿瘤基因、某些病毒感染可以抑制 MHC 表达。

五、MHC 的功能

MHC 不仅决定着机体组织相容性，而且从多方面参与了机体免疫应答的发生和调节。

（一）移植排斥作用

在同种异体移植中，如果 MHC 配型不符，将会诱发受者产生明显的移植排斥反应。

（二）参与抗原加工与呈递

1. MHCI 类分子　参与对内源性抗原的加工与呈递。内源性抗原被加工成肽段嵌入 MHC 分子抗原结合槽中，形成抗原肽-MHCⅠ类分子复合物，进而表达于抗原呈递细胞表面供 $CD8^+$ T 细胞所识别，在免疫系统抵抗病毒和肿瘤中起重要作用。

2. MHCII 类分子　参与对外源性抗原的加工与呈递。将抗原肽-MHCⅡ类分子复合物呈递给 $CD4^+$ T 细胞。

值得一提的是，原来人们认为是抗原的特异性决定了免疫应答的不同，最近人们发现，即使抗原相同，引起的免疫应答也会有差异，这取决于抗原与 MHC 分子结合后的构象。

（三）MHC 限制作用

T 细胞对抗原反应时，不仅需要识别抗原，还必须识别与抗原肽结合的 MHC 分子，否则反应就不会产生，这就是 MHC 的限制作用。$CD8^+$ T 细胞在识别抗原肽的同时需要识别 MHCI 类分子，即 MHCI 类限制性；$CD4^+$ T 细胞在识别抗原肽的同时需要识别 MHCII 类分子，即 MHCII 类限制性。

（四）参与 T 细胞在胸腺中的发育

MHC 参与 T 细胞在胸腺内的发育过程。通过阳性选择和阴性选择参与 $CD8^+$ T 细胞和 $CD4^+$ T 细胞的分化，并建立 T 细胞对自身抗原的中枢耐受。

（五）参与免疫应答的遗传控制

群体中不同个体间的免疫应答存在差异，研究表明这一差异与 MHC 有关。MHC 具有高度多态性，群体中不同个体携带的 MHC 型别不同，MHC 分子的抗原结合槽的结构，MHC 与抗原肽结合的锚着残基，两者结合的亲和力也都不同，由此决定了免疫应答效应的不同，从而实现了 MHC 对免疫应答的遗传控制。

六、HLA 与医学

（一）HLA 与移植

HLA 型别的相合程度与移植的成功率密切相关。因此，在移植手术前进行 HLA 型别鉴定必不可少。

（二）HLA 与疾病易感性

不同个体对疾病易感性的差异在很大程度上由遗传因素决定。研究发现携带某型 HLA 的个体比不携带者更容易罹患某种疾病。

（三）HLA 表达异常与疾病的关系

某些疾病状态可以发现有 HLA 表达质或量的异常，这些异常也有可能参与了疾病的发生。

1. HLA I 类表达异常　研究发现肿瘤细胞和一些病毒感染的宿主细胞 HLA I 类分子表达减弱或者缺失，导致 $CD8^+$ T 细胞的 MHC 限制性识别发生困难，从而帮助肿瘤和病毒逃避机体的免疫攻击。

2. HLA II 类表达异常　在一些器官特异性自身免疫性疾病中，受累器官的组织细胞可异常表达 HLA II 类抗原，从而将自身抗原呈递给免疫细胞产生异常免疫应答，造成组织损伤。比如：Grave 病患者的甲状腺上皮细胞，I 型糖尿病患者的胰岛 β 细胞均可出现 HLA II 类抗原的异常表达。

（四）HLA 与输血

多次接受输血的患者体内可产生 HLA 抗体，从而引发严重的输血反应。因此，对于多次输血的患者，应当选择 HLA 配型相同的供者。

（五）HLA 与法医鉴定

HLA 被看作是伴随个体终生的特异性遗传标志。借助于 HLA 的检测可以用于法医上的个体识别。另外，HLA 复合体中所有基因均为共显性表达并以单元型形式遗传，因此还可以用于亲子鉴定。

（肖明杰　赵振东）

第十节 免疫调节

机体发挥正常的免疫功能，对抗原进行有效和适当的免疫应答，需要免疫基因、免疫分子和免疫细胞等发挥正常的生理功能。通过影响免疫应答过程中的不同环节，则能改变免疫应答的模式和效果，从而使一些病理性反应得到调节或纠正。

不过，在生理状态下，免疫调节是机体自身对免疫应答做出的生理性调节。当病原体侵入人体以后，一方面机体的各种免疫成分可以迅速产生相应的应答，清除病原体；另一方面，过强或持续的免疫应答可导致机体内环境稳定的失衡，甚至造成正常组织的免疫病理性损伤。因此，机体在病原体清除之后，必须对免疫功能做出相应的反馈调节。机体在长期进化过程中，免疫系统的发育趋于完善，产生了多种有效的调节机制，从而维持了内环境的稳定。

一、分子水平的免疫调节

免疫应答过程中，机体从基因水平、蛋白质水平和细胞水平对其强度和模式进行调节，三者紧密联系，互为因果。其中，免疫细胞激活中信号转导分子间的相互作用是机体免疫应答调节的主要形式，因此是我们讨论的重点。

（一）免疫细胞激活信号转导中相互拮抗的成分

免疫细胞受体启动的信号转导往往会涉及蛋白质磷酸化。磷酸化和脱磷酸化是一个可以相互转化的过程，分别由蛋白激酶和蛋白磷酸酶所促成。能够使蛋白质分子上酪氨酸残基发生磷酸化的激酶，称蛋白酪氨酸激酶（PTK）。这类激酶通常活跃在信号转导的启始阶段和早期阶段。能够把磷酸化酪氨酸分子脱磷酸化的磷酸酶，称为蛋白酪氨酸磷酸酶（PTP）。对免疫细胞的激活而言，PTK 和 PTP 是一组能够相互拮抗的成分，分别发挥着传递活化信号和抑制信号的作用。

游离于胞浆中的 PTK 和 PTP 要行使功能，必须被招募到胞膜内侧的跨膜受体分子附近。这个过程的完成，有赖于受体或受体相关分子胞内段上两种独特的结构,即免疫受体酪氨酸激活基序(ITAM)和免疫受体酪氨酸抑制基序(ITIM)。这两种基序都富含酪氨酸残基,这些酪氨酸残基一旦被磷酸化,其所在的基序就可以和胞浆中带有 SH2 结构域的 PTK 和 PTP 分子相互结合,把它们募集到胞膜的内侧。

(二)免疫细胞表面功能受体的调节

免疫细胞表面通常同时存在着两者相互拮抗的受体分子,其中激活性受体通常携带有 ITAM,可以募集游离于胞浆中带有 SH2 结构域的 PTK 分子,从而激活免疫活化相关的基因。而抑制性受体分子胞内段则携带 ITIM,能募集带有 SH2 结构域的 PTP,阻断由 PTK 参与的激活信号转导通路。抑制性受体要发挥负向调节作用,需要和激活性受体同时被配体分子所交联。抑制性受体分子胞内段 ITIM 中的酪氨酸磷酸化,需要 PTK 激活后提供磷酸根,而这些与激活性受体分子相连的 PTK 只有在交联的条件下才能接近 ITIM。此外,PTP 的募集和活化通常是在上述交联后才发生的。这种生理性反馈调节的机制,既保证了激活信号有时间充分发挥作用(引起免疫细胞活化),也使得免疫应答得以保持在适度的水平上。

1. **T 细胞表面的抑制性受体** T 细胞表面的协同刺激分子除了 CD28 以外,还有 CTLA-4 等。研究表明,两者的作用相反:CD28 胞内段带有 ITAM,CD28 和配体 B7 分子(CD80 和 CD86 分子)结合后,可以提供 T 细胞活化所需的第二信号;而 CTLA-4 属于抑制性受体,胞内段带有 ITIM,CTLA-4 和 B7 分子(CD80 和 CD86 分子)结合可以抑制 T 细胞的活化。T 细胞在活化后 24 小时才表达 CTLA-4,是机体调控过度适应性免疫应答的机制之一。此外,T 细胞表面的活化抑制性受体还有 PD-1 等分子,这些分子的胞内段也带有 ITIM,具有抑制 T 细胞活化的作用。与 CTLA-4 分子不同的是,这些抑制性分子是与非 B7 分子(CD80 和 CD86 分子)的 B7 家族成员(如 PD-1L 又称 B7-H1 等)配体分子结合而产生作用的。

2. **B 细胞表面的抑制性受体** 抗体本身对适应性免疫应答具有负反馈的调节作用。一方面,抗体与抗原形成的抗原抗体复合物,能通过抗原与 B 细胞表面的 BCR 结合，同时通过其 Fc 段与 B 细胞表面的 Fc 受体（称为 FcgRII-β）结合，使 BCR 分子和 Fc 受体同时被交联，FcgRⅡ-β 分子胞内段带有 ITIM，能引发抑制性信号，从而阻止 B 细胞的分化和抗体的分泌。动物实验表明，人为地提高动物体内某种特异性抗体的浓度，能迅速下调该动物产生该类抗体的能力。这个实验证明，一旦某种抗体的数量达到一定水平，就能诱导机体产生抗抗体（第二抗体）或称抗独特型抗体。这些第二抗体分子，能通过它们的抗原结合部位识别并结合相应 B 细胞表面的抗原识别受体 BCR，并通过其 Fc 段结合 B 细胞表面的 FcgRII-β 受体，抑制 B 细胞的分化与抗体的分泌。由于抗抗体和抗原抗体复合物的产生，需要机体内抗体分子达到一定的数量，因此这个机制是机体免疫调节的一个重要组成部分。在类风湿关节炎患者体内由于存在着病理性抗 Fc 抗体，能封闭 IgG 分子上的 Fc 段，抑制其余 B 细胞表面的 FcgRII-β 的结合，引起自身抗体含量的增高。

与 B 细胞一样，肥大细胞的抑制性受体也是 FcgRⅡβ。该受体能通过与肥大细胞激活性受体 FcεRI 的交联，发挥负向调节作用。

3. **杀伤细胞表面的抑制性受体**　NK 细胞和某些 CD8[+]CTL 的抑制性受体胞内段都带有 ITIM，可以分成两种类型。一种是杀伤细胞免疫球蛋白样受体（KIR），属免疫球蛋白超家族，受体分子的胞外部分由 2～3 个免疫球蛋白样结构域组成，配体是一些特定的 MHC Ⅰ 类抗原分子和非经典的 MHC Ⅰ 类分子；另一种是杀伤细胞凝集素样受体（KLR），在人体中称 CD94/NKG2A，主要识别由 MHC Ⅰ 类分子、HLA-E 及其呈递的肽段。抑制性受体一旦被激活，由其表面的激活性受体转导的信号就会失效，使 NK 细胞不会显示细胞毒的作用。生理条件下，胎盘滋养层细胞高表达 HLA-G/HLA-E，从而使抑制性受体激活，有利于保护胎儿在分娩前不被母体排斥。在病理条件下，抑制性受体被过度激活，可能造成感染病毒的细胞或肿瘤细胞易被杀伤，使其逃脱免疫监视，导致相应疾病的发生。

（三）细胞凋亡相关分子的免疫调节作用

1. **Fas 和 FasL**　Fas 分子又称为 CD95，是由 325 个氨基酸残基

组成的受体分子。一旦与配体 FasL 结合，Fas 分子就能启动死亡信号的转导，最终引起细胞一系列特征性变化，导致细胞的死亡。T 细胞和 NK 细胞表达和释放出来的 FasL 分子，既可杀伤自己，也可引起其他 T 细胞死亡和被活化的 B 细胞等表达 Fas 分子的细胞凋亡，使细胞免疫和体液免疫应答同时受到调节。

Fas 或 FasL 基因发生突变后，其产物无法相互结合而造成死亡信号转导的异常，反馈调节失效，引起机体的免疫系统相关疾病的发生。例如，出现 SLE（systemic lupus erythematosus）样的全身性自身免疫反应，人类自身免疫性淋巴细胞增殖综合征（ALPS）的发生。

2. 半胱天冬氨酸蛋白酶　半胱天冬氨酸蛋白酶（caspase），可专一性地使在天冬氨酸及其临近的氨基酸残基之间的多肽链裂解，在 Fas 相关的凋亡信号转导中能发挥重要作用。caspase 从功能上，可以分为两类：即启动酶和效应酶，是信号转导级联反应的上游分子和下游分子。在 Fas 介导的死亡信号转导链中，发挥启动作用的主要是 caspase 8，再激活 caspase 3 及其他的效应性 caspase，最终使细胞出现一系列结构解体，导致细胞最终死亡，形成凋亡小体。

二、细胞水平的免疫调节

（一）调节性 T 细胞的免疫调节作用

T 细胞是发挥免疫调节作用的核心细胞。这些调节性 T 细胞分成两类，即自然调节性 T 细胞和适应性调节 T 细胞。自然调节性 T 细胞一般指在胸腺中产生的针对自身抗原的能够特异性调节免疫应答的 T 细胞，如 $CD4^+CD25^+T$ 和 NKT 细胞等。适应性调节 T 细胞则是指在外周产生的具有抗原特异性的调节 T 细胞，这些 T 细胞包括 Th1、Th2 和 Th3 等细胞，具有抑制自身损伤性炎症反应过程的作用。

1. 自然调节性 T 细胞　自然调节性 T 细胞主要为 $CD4^+CD25^+$ 的调节性 T 细胞。在人体外周血中，$CD4^+CD25^+T$ 细胞占外周血 $CD4^+$ 细胞总量的 5%～10%，能抑制自身免疫病的发生，参与诱导移植免疫耐受。由于活化的 CD4$^+$T 细胞也表达 CD25 分子，因此一般认为 foxp3 才是调节性 T 细胞的主要表达。CD4$^+$CD25$^+$ 调节性 T 细胞的激活与其他 T 细胞一样，都需要由 TCR 提供的抗原识别信号和 CD28 分子提供的共刺激信号。自然调节性 T 细胞对免疫细胞的调节一般是通过细胞间的接触，而无需细胞因子的参与。

2. 适应性调节 T 细胞 适应性调节 T 细胞包括 CD4$^+$TR1 细胞（分泌 IL-10）和 CD4$^+$Th3 细胞（分泌 TGF-β）。IL-10 和 TGF-β均具有抑制免疫细胞活化和下调免疫应答的作用。其中，Th3 主要在口服耐受和黏膜免疫中发挥作用，而 TR1 能调控炎症性自身免疫反应和诱导移植耐受的过程。在免疫应答过程中，Th 细胞也具有免疫调节的功能，其可以分化为 Th1 细胞和 Th2 细胞两个亚群。其中 Th1 细胞分泌的 IFN-γ 和 Th2 细胞分泌的 IL-4 是其关键性的细胞因子。IFN-γ 在促进细胞免疫的同时，可以抑制 Th2 细胞的功能与分化；而 IL-4 在促进 B 细胞分化的同时，则可以抑制 Th1 细胞的分化。这两种细胞之间相互拮抗的作用，是机体调控免疫应答模式和强度的主要方式。此外，NKT 细胞和 γδT 细胞等，也具有免疫调节功能，参与机体免疫应答过程的调节。

(二) 独特型网络的免疫调节

当抗原进入机体后，可以使表达特定 BCR 的 B 细胞发生克隆性增殖，大量分泌特异性抗体（Ab1）。当 Ab1 数量足够多时，其可以作为抗原在体内诱发抗抗体（Ab2）的产生。抗抗体所针对的抗原表位是 Ab1 分子 V 区上的独特型抗原，因而 Ab2 一般称抗独特型抗体（AId）。抗抗体是一种免疫应答的负反馈调节因素，对 Ab1 的分泌发挥着抑制作用。随着大量抗抗体的产生，机体又被诱发出抗抗抗体（Ab3）。如此反复，就构成了机体免疫调节的独特型网络。

三、整体和群体水平的免疫调节

(一) 神经-内分泌-免疫网络的免疫调节作用

机体作为一个有机的整体，免疫系统通常需要与其他系统相互作用、相互协调，才能发挥其正常的生理功能。在这个过程中，对免疫系统功能影响最大的是神经系统和内分泌系统。神经递质、内分泌激素、受体以及各种免疫细胞及免疫分子之间可以构成调节性网络，从而影响各系统的功能。首先，免疫细胞带有能接受多种激素信号的受体。神经细胞与免疫细胞也可以产生各种神经介质（如内啡呔、神经肽 Y 等），并表达相应的受体，从而相互作用。同时，针对神经递质受体和激素受体的抗体，也可以和相应配体发生竞争性地结合，发挥激素或类神经递质的作用。此外，多种细胞因子如 IL-1、IL-6 和 TNF-α 等，能通过下丘脑-垂体-肾上腺轴，刺激皮质激素的合成，下调 Th1 和巨噬细胞的活性，使这些细胞因子的产生减少，进一步导致皮质激素合成减少，解除对免疫细胞的抑制。当细胞因子含量增加时，再促进皮质激素的合成，进行相应的调节。这样循环调节的网络，构成了神经-内分泌-免疫网络的典型调控机制。

（二）群体水平的免疫调节

种群是由对抗原具有不同应答能力的机体所组成的。研究表明，机体间免疫应答能力的差异由免疫应答基因（Ir 基因）所决定的。Ir 基因，也就是特定的 MHC 等位基因（或单元型）。MHC 不同的等位基因是个体免疫应答能力差异的主要决定因素，MHC 的多态性是群体水平免疫调节的重要因素。目前已确定的 HLA 等位基因数已在 1500 种以上，其原因主要是由于在长期的自然选择过程中，受到各种疾病（特别是传染病的压力与选择），从而产生了 HLA 的多态性及其分布的种族及地域特点。当人类不同种族进行通婚时，那些具有抗病能力的基因就会进入整个人类群体，实现免疫能力的群体调节。

（王月丹）

主要参考文献

1. 龚非力主编. 医学免疫学. 2 版. 北京：科学出版社，2004.
2. 何维主编. 医学免疫学. 北京：人民卫生出版社，2005.
3. Fan W, Kraus PR, Boily MJ, et al. Cryptococcus neoformans gene expression during murine macrophage infection. Eukaryot Cell, 2005, 4：1420-1433.

4. Amer AO，Swanson MS. Autophagy is an immediate macrophage response to Legionella pneumophila. Cell Microbiol，2005，7：765-778.

5. Goldsby RA，Kindt TJ，Osborne BA. Kuby's Immunology. 4th ed . New York：W. H. Freeman，2000.

6. Goldsby RA，Kindt TJ，Osborne BA，et al. Immunology. 5th ed. New York：W. H. Freeman and Company，2003.

7. 高晓明. 医学免疫学基础. 北京：北京大学医学出版社，2003.

8. 周光炎. 免疫学原理. 上海：上海科学技术出版社，2000.

9. Tizard IR. Immunology. Urbana：Sanuders College Publishing，1995.

10. 安云庆，高晓明. 医学免疫学. 北京：北京大学医学出版社，2004.

11. Proft T，Fraser JD. Bacterial superantigens. Clin Exp Immunol，2003，133：299-306.

12. Petersson K，Forsberg G，Walse B. Interplay between superantigens and immunoreceptors. Scand J Immunol，2004，59：345-355.

13. Silverman GJ，Goodyear CS. A model B-cell superantigen and the immunobiology of B lymphocyte. Clin Immuno，2002，102：117-134.

14. Goodyear CS，Silverman GJ. B cell superantigens：a microbe's answer to innate-like B cells and natural antibodies. Springer Semin Immunopathol，2005，6：463-484.

15. Torres BA，Kominsky S，Perrin GQ，et al. Superantigens：The good，the bad，and the ugly. Exp Biol Med，2001，226：164-176.

16. Fundamental Immunology，by WilliamE. Paul，4th ed. 1999.

17. Review of immunology By Andrew Lichtman，Rajeev Malhotra，Viviany Taqueti；publication date：APR-2005，ISBN-13：978-0-7216-0343-8；ISBN-10：0-7216-0343-2；Imprint：SAUNDERS.

18. Basic immunology，by Abul Abbas，Andrew Lichtman；3rd ed，Publication date：FEB-2008；ISBN-13：978-1-4160-4688-2；ISBN-10：1-4160-4688-7，Imprint：SAUNDERS.

19. Chen Z，Qiu X，Gu J. Immunoglobulin expression in non—lymphoid lineage and neoplastic cells. Am J Pathol，2009，174：1139-1148.

20. Herzog S，Reth M，Jumaa H. Regulation of B-cell proliferation and differentiation by pre-B-cell receptor signalling. Nat Rev Immunol，2009，9：195-205.

21. Manjarrez-Orduño N, Quách TD, Sanz I. B cells and immunological tolerance. J Invest Dermatol, 2009, 129: 278-288.

22. 余传霖, 熊思东. 分子免疫学. 上海: 复旦大学出版社, 2001.

23. Heinonen KM, Perreault C. Development and functional properties of thymic and extrathymic T lymphocytes. Crit Rev Immunol, 2008, 28: 441-466.

24. Russell SM. Determination of T-cell fate by dendritic cells: a new role for asymmetric cell division? Immunol Cell Biol, 2008, 86: 423-427.

25. Matthews SA, Cantrell DA. New insights into the regulation and function of serine/threonine kinases in T lymphocytes. Immunol Rev, 2009, 228: 241-252.

26. Ozdemir C, Akdis M, Akdis CA. T regulatory cells and their counterparts: masters of immune regulation. Clin Exp Allergy, 2009, 39: 626-639.

27. Kolls JK, Linden A. Interleukin-17 family members and inflammation. Immunity, 2004, 21: 467-476.

28. Mangan PR, Harrington LE, O'Quinn DB, et al. Transforming growth factor-beta induces development of the T (H) 17 lineage. Nature, 2006, 441: 231-234.

29. Kramer JM, Gaffen SL. Interleukin-17: a new paradigm in inflammation, autoimmunity, and therapy. J Periodontol, 2007, 78: 1083-1093.

30. Steinman L. A brief history of TH17, the first major revision in the TH1/TH2 hypothesis of T cell-mediated tissue damage. Nat Med, 2007, 13: 139-145.

31. Teunissen MB, Koomen CW, de Waal Malefyt R, et al. Interleukin-17 and interferon-gamma synergize in the enhancement of proinflammatory cytokine production by human keratinocytes. J Invest Dermatol, 1998, 111: 645-649.

32. Charles A. Janeway 著. 钱旻, 马端主译. 免疫生物学. 北京: 科学出版社, 2007.

33. Abbas A, Lichtman AH. Cellular and Molecular Immunology. 5th ed. Philadelphia, PA: Elsevier Saunders, 2005.

34. Pistoia V. Production of cytokines by human B cells in health and disease. Immunol Today, 1997, 18: 343-350.

35. Matsuuchi L, Gold MR. New views of BCR structure and organization. Cur Opin Immunol, 2001, 13: 270-277.

36. Martin F, Kearney JF. B1 cells: similarities and differences with other B cell subsets. Cur Opin Immunol, 2001, 13: 195-201.

37. Jacquot S. CD27/CD70 interactions regulate T dependent B cell differentiation. Immunol Res, 2000, 21: 23-30.

38. Wu HJ. Positive and negative roles of CD72 in B cell function. Immunol Res, 2002, 25: 155-166.

39. Pierce SK. Lipid rafts, B-cell activation. Nature Rev Immunol, 2002, 2: 96-105.

40. Niiro H, Clark EA. Regulation of B-cell fate by antigen-receptor signals. Nature Rev Immunol, 2002, 2: 945-956.

41. Seagal J, Melamed D. Role of receptor revision in forming a B cell repertoire. Clin Immunol, 2002, 105: 1-8.

42. Szakal AK, Aydar Y, Balogh P, et al. Molecular interactions of FDCs with B cells in aging. Semin Immunol, 2002, 14: 267-274.

43. Nayak R, Mitra-Kaushik S, Shaila MS. Perpetuatin of immunological memory: a relay hypothesis. Immunol, 2001, 102: 387-395.

44. Nischke L, Gold MR. New views of BCR structure and organization. Cur Opin Immunol, 2001, 13: 270-277.

45. Beutler B. Innate immunity: an overview. Mol Immunol, 2004, 40: 845-859.

46. Delgado M, Singh S, Haro SD, et al. Autophagy and pattern recognition receptors in innate immunity. Immunol Rev, 2009, 227: 189-202.

47. Cao W, Hew. The recognition pattern of gammadelta T cells. Front Biosience, 2005, 10: 2676-2700.

48. Abul K. Abbas. Cellular and Molecular Immunol. W B Saunders Co. 2003.

49. 龚非力. 医学免疫学. 北京：科学出版社，2003.

50. 李幼平. 移植免疫生物学. 北京：高等教育出版社，2006.

51. 谭建明. 组织配型技术与临床应用. 北京：人民卫生出版社，2002.

52. Marsh SGE, Robinson J, Mistry K. IMGT/HLA Database. Heidelberg: The European Bioinformatics Institute (EBI), http://www.ebi.ac.uk/imgt/hla/.

53. Stewart CA, Horton R. Complete MHC haplotype sequencing for common disease gene mapping. Genome Res, 2004, 14: 1176-1187.

54. Mungall AJ, Palmer SA. The DNA sequence and analysis of human chromo-

some 6. Nature, 2003, 425: 805-811.

55. Beck S, Geraghty D L. Complete sequence and gene map of a human major histocompatibility complex. Natrue, 1999, 401: 921-923.

56. Duquesnoy RJ. Structural epitope matching for HLA-alloimmunized thrombocytopenic patients: a new strategy to provide more effective platelet transfusion support? Transfusion, 2008, 48: 221-227.

57. Tynan FE, Elhassen D, Purcell AW, et al. The immunogenicity of a viral cytotoxic T cell epitope is controlled by its MHC-bound conformation. J Exp Med, 2005, 202: 1249-1260.

58. 陈慰峰主编. 医学免疫学. 4 版. 北京：人民卫生出版社，2004.

59. Bach JF. Regulatory T cells under scrutiny, Nature Rev Immunol, 2003, 3: 189-198.

60. Collins M, Carreno BM. The B7 family of ligands and its receptors: new pathways for costimulation and inhibition of immune responses. Annu Rev Immunol, 2002, 20: 29-53.

61. Daeron M. ITIM-bearing negative co-receptors, Immunologist, 1997, 5: 79-86.

62. Lanier LL. On guard - activating NK cell receptors. Nature Immunol, 2001, 2: 23-27.

63. Saito T. Negative regulation of T cell activation, Cur Opin Immunol, 1998, 10: 313-321.

64. Bluestone JA, Abbas AK. Natural versus adaptive regulatory T cells. Nature Rev Immunol, 2003, 3: 253-257.

第三章

致免疫毒性外源化学物及毒性表现

人们在生活和生产中接触各种各样的天然和人造的外源化学物。在一定的条件下，这些物质会对人体造成伤害。有些物质不是人体正常生理活动所必需的，有些物质是人体必需的，摄入不足将有损健康。不论何种物质，只要摄入过量就会产生有害作用。16 世纪西欧著名医学家 Paracelsus 说过"没有一种物质本来就是毒物，是剂量决定一种物质是否成为毒物"。

第一节 致免疫毒性外源化学物

一、外源化学物的概念

外源化学物是一种外源性的不在机体正常代谢途径中出现的能与机体相互作用的任何化学物，空气、水、食品、化妆品及日用品中都含有这些物质。由于人类生产和生活活动的广度和深度的不断加强，因环境污染而进入人体的外源化学物日益增多。

二、致免疫毒性的外源化学物

致免疫毒性的外源化学物是指能引起机体免疫系统结构和功能损害的外源化学物。按其化学结构可分为：

1. **金属及其化合物** 镍、汞、锌、铅、镉、铝、铬、铍、铜、铂盐、金、锂、镍盐。
2. **有机金属** 甲基汞、有机锡。
3. **硫及其化合物** 二氧化硫。
4. **砷及其化合物** 砷、砷酸钠。
5. **硅及无机硅化合物** 二氧化硅、石棉。
6. **有机磷农药** 甲基对硫磷、敌百虫、其他有机磷杀虫剂。

7. **其他农药** 西维因、甲基硫醇、其他氨基甲酸酯类农药。

8. **无机氮化合物** 二氧化氮。

9. **氧及其化合物** 二氧化硫、二氧化氮、一氧化碳、臭氧。

10. **氯代烷类** 四氯化碳。

11. **氯代烯烃类** 氯乙烯、二噁英。

12. **卤代环烃类** 六氯苯（HCR）。

13. **芳香族烃类** 苯乙烯、苯、多溴联苯（PBB）、多氯联苯（PCB）、苯并［a］芘。

14. **芳香族氨基化合物** 联苯胺，溴化阻燃剂。

15. **脂类** 2，4-甲基二异氰酸脂、邻苯二甲酸二乙脂。

16. **醛类** 甲醛。

17. **酰胺类** 磺基氯酰胺、环磷酰胺。

18. **氯代烃杀虫剂** 二氯二苯三氯乙烷（DDT）、狄氏剂、氯丹、六氯丁二烯。

19. **药物** 巯嘌呤、甲氨蝶呤、氟尿嘧啶、环孢素、雌二醇、白消安、阿霉素、氮介、氨苄西林、螺旋霉素、普鲁卡因、青霉胺、抗惊厥药、青霉素、甲基多巴、异烟肼、氯丙嗪。

20. **有机酸** 酒石酸。

21. **其他** 棉尘、谷类和面粉、木尘、植物胶（阿拉伯胶、卡拉胶）、天然树脂、热解产物、标签胶粘剂、木瓜蛋白酶、胰浸膏、有机粉尘。

第二节　外源化学物致免疫毒性的特点

免疫系统结构及其成分复杂多样，其成分在功能上有很多交叉且互为因果，决定了外源化学物的免疫毒性有别于其他系统和器官。其有如下特点：

一、灵敏性

免疫系统对外源化学物的敏感性大于其他系统，毒性表现出现早，而且低剂量就有损害表现。如小鼠长期接触低剂量的甲基汞、四乙基铅和砷酸钠在表现出明显中毒反应之前，就可先出现免疫功能改变。免疫系统是一个"排斥异己"的检测系统，决定了它对外源化学物的敏感性。免疫系统的各组分一直处在不断更新增殖分化的过程中，使其对周围环境的变化极其敏感，易于受到外源化学物的损害。影响细胞增殖分化的外源化学物，对增殖迅速的免疫细胞的毒性最为明显。

二、多样性

外源化学物对免疫系统的影响的多样性主要体现在免疫反应的双重性和作用的选择性。一种外源化学物对机体可产生免疫增强或免疫抑制两种不同的效应，取决于外源化学物剂量大小、进入机体途径、机体的生理状态以及检测时间。如给抗原前给动物腹腔注射镉，可观察到动物空斑形成细胞（PFC）增加；但在给抗原后 2 天给镉，则 PFC 明显减少。氨基硫羰基咪唑啉酮在一定剂量下具有免疫抑制作用，但当剂量加大时抑制作用反而不明显。很多外源化学物可选择性地损伤免疫反应的一个方面或是某个免疫细胞的亚类。例如皮质类固醇激素损伤辅助 T 细胞，而环孢菌素对各类 T 细胞均有损伤作用。环磷酰胺主要对活化增殖的细胞有毒性，而且对 B 细胞的毒性比 T 细胞大。

三、差异性

免疫系统是由多种器官、多种细胞及相关的分子组成。初级淋巴器官受到外源化学物影响，主要表现在淋巴细胞的数量和功能方面的失衡。胸腺淋巴细胞受到外源化学物侵害时，可导致胸腺细胞凋亡，首先表现为胸腺体积缩小或器官退化。皮肤受到外源化学物（化学致敏原）攻击时，主要免疫毒性表现以特异性应答或非特异性炎症反应为主。

四、个体差异

外源化学物导致的变应反应和自身免疫反应存在明显的遗传个体差异。群体中不同个体间的免疫应答存在差异与 MHC 有关。MHC 具有高度多态性，群体中不同个体携带的 MHC 型别不同，MHC 分子的抗原结合槽的结构，MHC 与抗原肽结合的锚着残基，二者结合的亲和力也都不同，由此决定了免疫应答效应的不同，从而实现了 MHC 对免疫应答的遗传控制。另外对外源化学物生物体内代谢转化有重要作用的细胞色素 P450（CYP）酶系也具有高度的多态性。对 CYPlAl 基因 Exon 7 第 4889 位置 A-G 位点（rsl048943）的单核苷酸多态性检测结果显示，病例组 G 等位基因频率明显高于对照组；对 CYP2El 基因-1053 C-T 进行检测发现病例组 T 等位基因频率明显高于对照组；对 IL-4 基因-588 C-T 位点（rs2243250）检测发现，病例组 TT 纯合突变频率明显高于对照组，T 等位基因频率也明显高于对照组。推测 CYPlAl、CYP2El 和 IL-4 基因的某些位点的改变，可能与少数三氯乙烯（TCE）敏感个体对接触 TCE 引起的变应反应存在密切关系，CYPlAl、CYP2El 和 IL-4 基因可能是 TCE 药疹样皮炎患者易感性差异相关的遗传学因素之一。

第三节　免疫抑制

一、免疫抑制的表现与机制

（一）免疫抑制

外源化学物和物理因素可以直接损伤免疫细胞的结构和功能，影响免疫分子的合成、释放和生物活性，或通过干扰神经内分泌网络等间接作用，使免疫系统对抗原产生不适当的应答，即过高或过低的应答，或对自身抗原的应答都会导致免疫病理过程，发展为免疫性疾病。应答过低可引起免疫抑制（immunosuppression），使宿主对病原体或肿瘤的易感性增加，严重时表现为免疫缺陷。很多外源化学物对机体的免疫功能产生抑制作用，包括体液免疫功能和细胞免疫功能，抑制程度取决于接触的剂量。如苯并［a］芘、多氯联苯（PCB）、多溴联苯等。机体在接触外源化学物后，可以改变其对细菌、病毒、寄生虫以及移植肿瘤和自发肿瘤的抵抗力。通常由于细胞免疫或体液免疫被严重抑制而造成宿主对一些感染因子敏感性增加，抵抗力下降。如动物接触臭氧、二氧化硫、二氧化氮、光化学烟雾、汽车尾气、铅尘、氧化镍等外源化学物会造成肺部防御能力受损，造成宿主的死亡率升高对细菌的抵抗力下降。

常见的环境污染物二噁英，动物免疫系统是其最敏感的靶器官之一。小鼠的免疫功能在小剂量暴露时即可被抑制。表现为胸腺萎缩、体液免疫和细胞免疫功能下降、抗病毒能力降低以及抗体水平下降等。其机制可能与体内二噁英类物质长期抑制细胞毒性 T 淋巴细胞（CTL）的产生和诱导淋巴细胞凋亡有关，另外，免疫系统细胞信号转导因子基因也能够被二噁英激活，其中的一些细胞免疫抑制因子如 IL-10、TGF-β 的高表达也会影响机体免疫能力。在二噁英职业暴露后离开工作岗位 20 年，机体 CTL 功能依然受到抑制。越战期间密切接触橙剂的美军老兵现在体检仍发现体内存在免疫系统调节功能障碍。

（二）免疫抑制的机制

外源化学物对免疫系统的抑制可以分为直接作用和间接作用两大类。外源化学物可以直接作用于不同的免疫器官、免疫细胞和免疫分子，影响正常的免疫应答，也可以通过影响神经内分泌系统的调节功能，造成免疫功能紊乱，或者继发于其他靶器官毒性而引起免疫损伤。特别应该强调的是，近年来发现免疫系统不是单独发挥作用，而是与神经系统和内分泌系统相互联系、相互作用、相互调节，构成维持机体自身稳态的复杂网络，这对于发挥免疫系统正常的功能具有十分重要的意义。

二、引起免疫抑制的外源化学物

1. 金属及其化合物　镍、汞、锌、铅、镉、铬、铜、铝、镍盐。

2. **有机金属**　甲基汞、有机锡。

3. **硫及其化合物**　二氧化硫。

4. **砷及其化合物**　砷、砷酸钠。

5. **硅及无机硅化合物**　二氧化硅、石棉。

6. **有机磷农药**　甲基对硫磷、敌百虫、其他有机磷杀虫剂。

7. **其他农药**　西维因、甲基硫醇、其他氨基甲酸酯类农药。

8. **无机氮化合物**　二氧化氮。

9. **氧及其化合物**　二氧化硫、二氧化氮、一氧化碳、臭氧。

10. **氯代烯烃类**　氯乙烯、二噁英。

11. **卤代环烃类**　六氯苯（HCR）。

12. **芳香族烃类**　多溴联苯（PBB）、多氯联苯（PCB）、苯并[a]芘。

13. **芳香族氨基化合物**　联苯胺，溴化阻燃剂。

14. **氯代烃杀虫剂**　二氯二苯三氯乙烷（DDT）、狄氏剂、氯丹、六氯丁二烯。

15. **有机酸**　全氟辛酸、全氟辛烷磺酸。

16. **药物**　环磷酰胺、巯嘌呤、甲氨蝶呤、氟尿嘧啶、环孢素、雌二醇、白消安、阿霉素、氮芥。

第四节　免疫刺激

一、免疫刺激的概念及机制

免疫刺激是指采取适当方式调节机体免疫系统并激活免疫机能，增强机体对细菌和病毒等致病性病原体抵抗力的一种效应。提高免疫系统功能，除了免疫刺激外，还有过继免疫和免疫重建。免疫刺激治疗即应用免疫刺激剂激发免疫系统，而达到增强免疫功能的目的；过继免疫方法即用同种异体的淋巴细胞输给受者，使受者的免疫功能得到补偿。免疫重建疗法是通过胚胎肝或骨髓干细胞移植，用于治疗原发性和继发性免疫缺陷病。

免疫刺激剂治疗是最先开展的肿瘤生物治疗，也是应用时间最长的疗法，这些制剂大部分出自病原微生物本身或其某些成分，如MBV（Coley 混合菌苗）、BCG、OK-432 等。临床实践表明，这些免疫刺激的运用的确起到了一定的治疗效果，尤其是在对早期肿瘤和局部性肿瘤患者。

免疫刺激剂治疗的基本原理是免疫刺激，众多研究表明，虽然机体有免疫监督的功能，但在通常情况下，由于癌变过程的渐进性、肿瘤抗原隐匿性和肿瘤免疫逃逸等因素，机体抗癌免疫力远远没有抗微生物免疫那样迅速、强烈。因而，免疫激发是免疫反应的初始环节，在抗癌免疫中也是最重要的环节。免疫刺激剂的作用就是激发机体的免疫反应，从而达到抗癌免疫被加强的目的。

由于最初的免疫刺激剂多为病原微生物或粗提物。其确切的免疫激发原理和环节是非常复杂的，但其基本点有三：（1）免疫增强作用而不是免疫抑制作用；（2）细胞免疫刺激为主，体液免疫刺激为辅；（3）所有免疫刺激剂本身不具备肿瘤抗原针对性，对不同肿瘤、不同部位肿瘤疗效的差别并非是肿瘤选择的结果。

二、免疫刺激剂的种类

（一）化学制剂

一些化学制剂具有明显的免疫刺激作用，如左旋咪唑、多聚核苷酸、西咪替丁、异丙酯肌酐等都能通过不同的方式刺激机体的免疫功能。其中左旋咪唑和西咪替丁是研究得比较多的免疫增强药物。

1. 左旋咪唑　开始作为一种驱虫药使用，20 世纪 70 年代发现其具有免疫增强作用。其作用方式是激活吞噬细胞的吞噬功能；促进 T 细胞产生 IL-2 等细胞因子，增强 NK 细胞的活性等。左旋咪唑对免疫功能低下的机体具有较好的免疫增强作用，对正常的机体作用不明显。

2. 西咪替丁　是一种组胺拮抗剂，能与组胺2（H_2）受体结合，竞争性地抑制组胺的作用，临床主要用于治疗胃及十二指肠溃疡。20 世纪 80 年代初，发现 Ts 细胞表面具有 H_2 受体；西咪替丁通过与 Ts

细胞的 H_2 受体结合，可以阻止组胺对 Ts 细胞的活化作用，从而增强机体的免疫功能。研究表明，西咪替丁可以增强正常或免疫缺损小鼠的免疫功能，并可明显抑制肿瘤的生长。

3. 异丙酯肌酐（ISO） 为人工合成的免疫调节剂。体外实验表明，ISO 能促进免疫功能，如 T 细胞增殖，活化 T 细胞花环形成及活化巨噬细胞。在体外组织培养中可抑制 DNA 和 RNA 病毒的复制，这些病毒包括单纯疱疹病毒、腺病毒、牛痘病毒（DNA 病毒）、脊髓灰质炎病毒、A 及 B 型流感病毒、鼻病毒、ECHO 病毒和东方马脑炎病毒（RNA 病毒）。整体实验证实有增强细胞介导的免疫反应且具有抗病毒感染作用。临床结果证实，ISO 能明显缩短大多数病毒性疾病的病程，显著减轻临床症状，这些病毒性疾病包括流感病毒感染、鼻病毒感染、唇及外阴疱疹、带状疱疹病毒感染、病毒性肝炎、风疹和病毒性耳炎。

（二）微生物制剂

微生物以及微生物的某些成分具有非特异地刺激免疫功能的作用，常见的有：

1. 卡介苗 卡介苗为牛型结核杆菌的减毒活疫苗，原用于结核病的预防接种，后发现它具有强的非特异免疫刺激作用。卡介苗可活化巨噬细胞；促进 IL-1、IL-2、IL-4、TNF 等多种细胞因子的产生；增强 NK 细胞和 K 细胞的活性。卡介苗目前已用于多种肿瘤的免疫治疗，其中膀胱癌术后，用卡介苗灌注防止肿瘤复发具有肯定的效果。此外，卡介苗对黑色素瘤、白血病的治疗有一定的疗效。卡介苗的有效成分是卡介苗的细胞壁成分，如胞壁酰二肽。

2. 短小棒状杆菌 短小棒状杆菌是一种革兰阳性小型棒状杆菌，可以非特异地刺激机体免疫功能。临床局部治疗黑色素瘤有一定疗效。其作用方式主要是活化巨噬细胞，促进 IL-1、IL-2 等细胞因子的产生；与其他化疗药物联合应用治疗肿瘤，可减少剂量，提高治疗效果。

3. 微生物提取物 一些细菌和真菌，尤其食用菌如香菇、灵芝等的多糖成分，有明显的非特异免疫刺激作用，可以促进淋巴细胞的分裂、增殖并产生多种细胞因子。一些真菌多糖已在临床应用，作为传染病和恶性肿瘤的辅助治疗药物。

（1）甲壳质是一种天然有机高分子多糖，广泛分布于自然界甲壳纲动物（虾、蟹、昆虫）的甲壳、真菌和植物的细胞壁中，甲壳质用浓 KOH 处理甲壳质，能够生成壳聚糖（甲壳胺）。壳聚糖能有效地增加巨噬细胞的吞噬功能和水解酶的活性，通过增强机体非特异性免疫系统的功能而抑制肿瘤生长，巨噬细胞激活后，除了本身的吞噬杀灭肿瘤细胞等功能增强外，又能分泌多种免疫因子调节其他细胞免疫与体液免疫，此外，壳聚糖还可显著促进脾细胞生成抗体的能力。

（2）肽聚糖是微生物来源的多糖（β-1，3-葡聚糖脂多糖、肽聚糖等）可以激活生物非特异性免疫系统，增强其细胞吞噬和体液免疫的功能。一般认为，微生物多糖对动物产生免疫调节作用的原因是由于动物非特异性免疫机制能够识别微生物的保守结构。天然免疫系统通过一系列模式识别受体识别微生物的保守分子模式，在抵抗病原体入侵的第一线防御中发挥关键作用。

（3）寡糖 目前已研究成功的生物活性寡糖主要包括 B-葡聚糖寡糖、几丁质/脱乙酰几丁质寡糖、果胶质寡糖、寡半乳糖醛酸、木聚寡糖和黄原胶寡糖等，这些寡糖都是从病原菌或植物细胞壁的结构多糖或病原菌分泌的胞外多糖毒素因子降解分离出来的。武卫红等研究表明地黄寡糖可促进免疫抑制小鼠的 B 淋巴细胞恢复产生抗体的能力，而对正常小鼠则只在大剂量时有增强作用；同时，实验还证明地黄寡糖可增强荷瘤小鼠的淋巴细胞增殖反应，提示其有增强小鼠细胞免疫功能的作用。从研究结果可知，地黄寡糖增强小鼠免疫功能的作用与机体的免疫功能状态密切相关，在机体免疫功能低下时作用更为明显。

（4）胞壁酰二肽是 1974 年 Ellouz 等从分枝杆菌细胞中分离得到的具有活性的最小片段，是分枝杆菌主要免疫活性成分之一。分子量小，具有很强的佐剂活性，能增强体液免疫和细胞免疫，提高疫苗、菌苗、病毒亚单位及寄生菌的保护力。增强巨噬细胞和淋巴细胞活性,使其易捕获抗原。

(5)CpG 免疫调节序列。细菌等非脊椎动物的 DNA 和人工合成的寡聚核苷酸(ODN)中所包含的免疫刺激 CpG 序列(CpG—s)被抗原呈递细胞(APC)摄入后,经由 pH 值依赖的胞内体酸化,产生活性氧(ROS),然后分别活化转录因子 AP-1 和 NF-κB,激活细胞因子等基因的表达,从而刺激机体产生免疫应答,包括刺激多种免疫活性细胞分泌细胞因子,使机体产生快速高水平的抗体应答及细胞免疫应答。能产生这种刺激作用的最适序列为 CpG 5' 端为两嘌呤,3' 端为两嘧啶,并且具有种属特异性。

(三)中药及其有效成分

许多药用植物,如黄芪、人参、枸杞子、刺五加等都有明显的免疫刺激作用。一些中药方剂,从中药中提取的多糖,如黄芪多糖、枸杞子多糖、刺五加多糖等具有增加抗体产生,促进 IL-2、IL-3、IFN-γ 等细胞因子的分泌,明显地提高机体的细胞免疫和体液免疫功能及抗衰老的作用。

(四)食物及其有效成分

食物中的氨基酸、维生素 C、维生素 E、不饱和脂肪酸、多糖和酚类物质都对免疫功能有促进作用。

(五)细胞因子

细胞因子是人体内部产生的一类小分子多肽,是用来防御外来微生物的主要免疫介导因子和效应物质,它是在免疫激活和效应阶段由多种细胞产生,相互影响、协同作用,并在特异性和天然免疫之间提供联系,在宿主防御病原体时起着关键作用。细胞因子还通过对淋巴细胞生长和分化的影响,调节免疫应答的质和量。同时细胞因子提供了重要的放大机制,提高免疫系统的免疫功能以清除异源物质,起介导和调节免疫和炎症应答等多种作用。多种细胞因子具免疫佐剂作用(如 IL-1、GM-CSF、IFN-γ、IL-2、IL-12),可不同程度地增强 DNA 疫苗的免疫效果,并可引导机体免疫朝有利的方向转化。

(六) 其他

有些外源化学物也有明确的免疫刺激效应，如 6-巯基乙醇，长春碱，环磷酰胺等。环磷酰胺在大剂量使用时为化疗作用，但在小剂量时却起免疫刺激作用。临床上也经常使用细胞因子作为刺激剂，刺激机体的免疫功能。

最新发现热休克蛋白 70（HSP70）可作为免疫佐剂，能激发机体产生特异性和非特异性免疫反应，可用于各种疫苗的研制。HSP70虽然不是经典的信号肽，不能以公认的方式跨膜运输，但是却能在应激（炎症、细菌和病毒感染、肿瘤、运动、热疗）状态下通过溶酶体或胞吐作用释放到细胞外圈，形成细胞外 HSP70（extracelluar HSP70，ellSP70）。ellSP70 可以通过受体（CD40，TLR2，TLR4，CCR5）介导进入细胞，激活 NF-κB 信号通路，使细胞合成和释放各种细胞因子，如 TNF-a、IL-1、IL-6，趋化激活 DC 和 T 细胞。

三、免疫刺激的负作用

免疫刺激不良作用的资料没有系统的完整的记录，大多来自临床免疫刺激用药后的副作用记录，尤其是临床上使用复合细胞因子进行治疗后。有以下几点不良反应。

1. **发热**　通常发热特征与普通流行性感冒类似，体温 $38 \sim 38.5℃$，伴有寒颤、关节痛、倦怠。其发热很容易被一般的退热药如扑热息痛控制。如果症状恶化，出现急性细胞因子综合征（acute cytokine syndrome）会出现腹泻、胸痛、低血压、心血管系统功能紊乱、心肌缺血，甚至神经系统功能障碍，如震颤、狂躁、不间断发作，而且疗效不佳。

其机制可能是直接激活巨噬细胞或间接通过释放 γ-干扰素激活巨噬细胞。高热与活性巨噬细胞释放的 INF，TNF-α 和/或类花生酸有关。

2. **引发自身免疫性疾病**　接受复合细胞因子治疗的患者常见自发性甲状腺炎和红斑狼疮。接受 IL-2 和干扰素治疗的患者超过 10% 的出现自身免疫性甲状腺炎。这可能与复合细胞因子治疗增加了甲状腺细胞表面MHCⅡ的表达，使之行使抗原呈递细胞的功能。

3. 引发过敏反应　使用免疫刺激治疗后易于引发对不相关抗原的变应反应，尤其是免疫刺激药物。药物售后监测发现，具有免疫增加特性的药物，常引发哮喘、风疹、湿疹，甚至过敏性休克。

4. 影响细胞色素 P450 的生物转化　卡介苗和α-干扰素对茶碱、安替比林和咖啡因的代谢动力学有负面影响，而流感和破伤风疫苗却可加速这些药物的代谢。干扰素抑制蛋白质的合成，导致脱辅基蛋白合成异常或分解，使细胞色素 P450 活性下降。

第五节　变应反应

变应反应是机体对某些抗原初次应答后，再次接受相同抗原刺激时发生的一种以生理功能紊乱和组织损伤为主的异常的免疫应答。引起变应反应性病变的抗原物质称为变应原或过敏原。变应原可能是完全抗原，如异种血清蛋白质、微生物、霉菌、植物、花粉、皮片、尘螨等；也可是半抗原，即许多分子量较小的外源化学物如三硝基氯苯、氯化苦、镍、铂、氯乙烯等，它们本身没有抗原性，但当它们与某些蛋白质结合后就能起到抗原作用，毒物与蛋白结合的能力与该物质化学结构中的某些活性基团有密切关系。

外源化学物引起的变应反应有几个特点：（1）反应表现与该物质的一般毒性反应不同，组织病变不同于该物质的中毒变化，而是变应反应性炎症；（2）初次接触某种外源化学物后，经过1～2周再次接触同一物质，反应即可出现；（3）不完全遵循一般毒理学的剂量-反应规律，很小的剂量进入机体即可致敏，再接触小量即可出现症状。

变应反应是危害人类健康的重要疾病之一，受影响的人群非常巨大。据估计，美国至少3500万人患有变应反应性疾病，其中2%～5%由职业性接触引起。职业接触外源化学物引起的变应反应，最主要的表现为接触性皮炎和过敏性哮喘。在世界范围内，异氰酸盐是目前引起职业型哮喘最常见的原因，其包括4，4'-二异氰酸酯（盐）

（MDI）、己二异氰酸酯（盐）（HDI）、甲苯二异氰酸（盐）（TDI）。在工业中应用最广泛的是 TDI。暴露于 TDI 环境的工人，约有 5％～15％发展为哮喘，明显高于普通人群，且诱发的哮喘经常发展为重症哮喘。

一、变应反应的类型

依照变应反应出现的快慢和抗体是否存在，可将变应反应分为四型：一型是抗原进入机体后，反应即刻显现，称为速发型变应反应；另一型是抗原进入机体后 1～2 天反应才出现，称为迟发型变应反应，此种类型反应与致敏的淋巴细胞有关。另外还有两个中间型。

（一）第Ⅰ型变应反应

速发型或反应素型Ⅰ型变应反应是 IgE 介导的变应反应。其发生过程是当过敏体质的机体，初次接触过敏原后，可产生 IgE 抗体，凭籍 IgE Fc 段，抗体结合于肥大细胞或嗜碱性粒细胞表面，使机体产生致敏状态，可维持半年至数年。当致敏的机体再次接触相同的过敏原时，过敏原即与细胞表面的 IgE 结合，使细胞脱颗粒，并释放多种药理活性物质，引起毛细血管扩张、通透性增加、腺体分泌增多及平滑肌收缩为特点的病理变化。如果这种作用发生在支气管则产生支气管哮喘；如作用于皮肤可出现红肿、荨麻疹等；如作用于胃肠道则出现呕吐、腹痛、腹泻等症状。

在职业工人中常见此类型反应。职业性接触性皮炎和呼吸道过敏症状大多由脂溶性的低分子量的外源化学物引起。这些物质大部分属于半抗原，需要与蛋白质结合形成复合物才能被朗格汉斯细胞（LC）识别。LC 被激活后从上皮组织迁移到引流淋巴结。这种迁移是由细胞激酶微环境的变化引起的，包括角化细胞分泌的 TNF-α 和 LC 细胞分泌的 IL-β 增多。此过程使 LC 成熟、分化，从抗原识别、加工细胞变成强力的免疫刺激活性的细胞。通过内吞作用使抗原与 MHC Ⅱ形成复合物，并将抗原有效的呈递致效应 T 细胞。此过程还包括酪氨酸磷酸化，细胞表面标志物的调整和细胞激酶的表达。

引起第Ⅰ型变应反应的过敏原很多，除常见的花粉、霉菌、动物皮片、灰尘和食物外，许多外源化学物如间苯二酚、甲醛、甲苯、二异氰酸酯、氯化苦，某些有机氯的化合物（如六六六、DDT）和铂盐、镍盐等。

（二）第Ⅱ型变应反应

细胞毒型或溶细胞型Ⅱ型变应反应是抗体（IgG 或 IgM）引起带抗原的组织细胞的损伤或功能障碍。IgG 或 IgM 抗体与机体细胞（靶细胞）表面的抗原结合，通过活化补体、巨噬细胞吞噬或 NK 细胞的抗体依赖细胞毒作用引起细胞的破坏死亡。

常见的靶细胞有红细胞、粒细胞、血小板、肾小球血管基底膜细胞、肝细胞、皮肤细胞、平滑肌细胞以及一些内分泌细胞等。长期接触铅的工人、慢性苯中毒患者和苯接触工人可发生溶血性贫血、白细胞减少症或血小板减少性紫癜。

（三）第Ⅲ型变应反应

免疫复合物型Ⅲ型变应反应是由于抗原抗体复合物在组织中沉积而引起的炎症反应。炎症反应涉及补体的活化和中性粒细胞的浸润，释放出许多水解酶并造成组织损伤。

目前有资料表明，一些金属如汞、铅、铋、铀、金等可使肾细胞发生改变，引起免疫反应，造成过敏性肾病综合征。接触高浓度氯乙烯工人也可以产生免疫复合物，这些免疫复合物可能是氯乙烯产生毒性反应的机制之一。

"农民肺"也属于这一类型。患者死亡后肺组织免疫荧光研究表明，有免疫球蛋白的沉积和补体的沉积，因此可被视为免疫复合物病。根据不同的工作种类和不同的有机粉尘尚可发生一系列类似的肺部疾患，如"蔗糖肺"、"蘑菇工人肺"、"麦芽工人肺"、"纸浆工人肺"等。临床表现为咳喘，主要在小支气管肺泡壁形成免疫复合物，吞噬细胞对复合物吞噬并有水解酶释出，引起组织水肿、出血、坏死，形成肉芽肿。

（四）第Ⅳ型变应反应

迟发型或细胞免疫型Ⅳ型变应反应是由迟发型变应反应 T 细胞（TD）细胞与特异抗原发生反应而引起的组织损伤。表面具有特异性受体的致敏淋巴细胞再次与抗原相遇，引起细胞增殖，并释放淋巴因子，吸引和激活非特异性的巨噬细胞。由于细胞的增殖和浸润，可诱发迟发型变应反应。

有许多外源化学物可引起的迟发型变应反应，表现为接触性皮炎与湿疹，这类职业性皮炎约占整个职业性皮炎的 60%。引起这类皮肤病的外源化学物有镍、铬、砷、汞、松节油、润滑油、硝基萘及苯胺染料、甲醛、鞣酸、二硝基氯苯、重铬酸盐、环氧树脂、酚醛树脂等。这类皮炎发生的机制是这些外源化学物与表皮角质蛋白结合后，皮肤脂质作为佐剂，使 T 淋巴细胞母细胞化，并在淋巴结和脾中增殖，这些致敏的淋巴细胞再回到血循环中，当再次接触相同变应原，经过 24 小时后，可发生急性皮炎，48 至 96 小时达到高峰。临床表现为局部皮肤发红、出现硬结和水泡。转为慢性时，局部出现湿疹及明显的苔癣样变。

铍病可出现慢性肺部肉芽肿、间质性肺炎、过敏性皮炎。接触少量铍即可发病，其临床表现与剂量无明显关系。铍中毒时可见血清丙种球蛋白含量增高，皮肤斑贴试验阳性，说明发生了迟发型变应反应。

二、致变应反应的外源化学物

引起变应反应的外源化学物或混合物至少有上百种，可以来自食物、药物，也可以从职业或生活环境中接触。

铂盐、金、镍盐、氨苄西林、螺旋霉素、青霉素、氯丙嗪吡啶、磺基氯酰胺、苯甘氨酸酰基氯、砜、p-氨基苯酸、2-羟基-4-甲氧基二苯甲酮、异丙嗪、2,2'-二羟基-5,5'-二氯-二苯基硫醚、二苯基甲烷、环己烷、苯六甲酸苷、甲苯、有机磷杀虫剂、乙二胺苯二甲酸、偏苯三酸酐、次氯酸钠、六氯酚、甲醛、二异氰酸脂、邻苯二甲酸二乙脂、哌嗪（四甲二胺）、p-苯二胺、棉尘、谷类和面粉、木尘、有机粉尘、霉菌、蓖麻子、绿色咖啡豆、猪胰蛋白酶、木瓜蛋白酶、胰浸膏、植物胶（阿拉伯胶、卡拉胶）、天然树脂、秘鲁香脂、地衣混合物、热解产物、标签胶粘剂、环氧树脂、黑色橡胶、甲基香豆素、葵子麝香。

三、变应反应机制

目前关于外源化学物引起变应反应机制的研究资料较少，远不如对免疫抑制机制的认识。外源化学物获得抗原性后可以通过上述4种不同的反应机制引起各种变应反应。致敏性外源化学物可能因为有些结构上的特性使它们更容易与蛋白结合，另一种可能是有的外源化学物可以调节机体识别、处理抗原的能力或免疫应答的强度，使机体处在高敏感性状态，可以对更多的物质过敏或使变应反应的强度增加。

第六节 自身免疫反应

自身免疫反应是指机体免疫系统对自身成分发生免疫应答的现象，自身免疫性疾病是因机体免疫系统对自身成分发生免疫应答而导致的疾病。

一、自身免疫反应的表现与机制

（一）自身免疫反应的表现

自身免疫反应是自身免疫疾病的先决条件，但发生自身免疫反应并不意味着出现疾病状态，引起自身免疫性疾病还有其他许多相关因素。自身免疫病的本质属于变应反应，与变应反应的区别在于诱发自身免疫病的抗原来源于自身细胞或组织，并有明显的遗传倾向。自身免疫性疾病的临床表现很复杂，可分为器官特异性和器官非特异性两大类。自身免疫性疾病以女性为多见，女性的发病率大约是男性的2.7倍。

（二）自身免疫反应的机制

关于外源化学物引起的自身免疫反应和自身免疫疾病，其基本病理特征为外源化学物作为自身抗原，刺激机体免疫活性细胞，特别是辅助T细胞，进而激活B细胞，产生一种或多种抗自身抗体，与靶部位的自身抗原结合，形成抗原抗体复合物，导致相应的组织或器官发生结构改变和功能障碍。如氯化汞引起的自身免疫性肾炎，可见染毒鼠血清 IgE 和 IgG 浓度显著升高，T 细胞依赖性淋巴结明显增大，脾 IgG 分泌细胞增多，血清抗核抗体、抗 DNA 抗体和抗肾小球基底膜抗体阳性，病理切片可见肾小球基底膜和外周血管有线状或颗粒状免疫复合物沉积。

二、引起自身免疫反应的外源化学物

汞、镉、金、锂、氯金酸钠（金盐）、氯乙烯、氟烷、普鲁卡因、青霉胺、青霉素、甲基多巴、氯丙嗪、联胺、甲基多巴、利福平、磺胺类药物、β-内酰胺、氯磺丙脲、甲苯磺丁脲（抗糖尿病药）、对乙酰氨基酚、异丁苯丙酸、乙酰对胺苯乙醚（退热药）、二苯乙内酰脲、酰胺咪嗪（抗癫痫药）、洋地黄毒苷、酒石酸（2，3-二羟基丁二酸）聚氯乙烯、三氯乙烯、多氯联苯、多溴联苯、二氧化硅。

第七节　影响免疫系统毒性因素

一、心理、生理、神经

心理紧张可以影响机体的免疫功能，改变机体的抗原抗体反应水平。在紧张对免疫机能的影响中，中枢神经系统和内分泌系统起着重要的调节作用。

手术前后时期的心理应激和生理应激均可抑制细胞免疫功能，主要表现为 T 淋巴细胞和 NK 细胞的数量减少和活性减弱。手术创伤越大，对免疫的抑制作用越强，因而对手术后的痊愈有明显影响。一般而言，手术应激所致的免疫抑制可以恢复，恢复的时间主要取决于手术创伤的大小。目前认为，手术引起免疫抑制的机制主要与下丘脑-垂体-肾上腺轴、交感神经系统、细胞因子、阿片肽和 T 淋巴细胞信号分子有关。

出现重大疾病后，如中风、心肌梗死、多发性损伤尤其是脑组织损伤，患者往往出现免疫功能抑制现象，导致感染性疾病多发，如中风后感染率达23%～65%。研究发现脑部损伤与伤后感染呈明显相关关系，可能与中枢神经受损后免疫防御系统关闭有关。

从免疫学角度来看，妊娠如同一次成功的同种异体移植。在整个妊娠过程中，胎儿与母体之间存在着复杂的免疫相容关系。这种关系使作为异物的胎儿不被排斥，对维持胎儿的正常发育有着极其重要的作用。妊娠建立过程中母体和胚胎的免疫相容性关系是免疫反应中的一个特殊而又具有重要意义的现象。韩利方研究表明，母兔在妊娠期及分娩前后，外周血循环血液单位容积内的白细胞数量正常，淋巴细胞总数亦在正常生理范围。但实验组怀孕母兔分娩后第 10 天 CD_4^+ 在 T 细胞中的百分比与对照组空怀孕母兔相应值差异有统计学意义（$P<0.05$）；实验组怀孕母兔妊娠第 29 天和分娩后第 3 天 CD_8^+ 在 T 细胞中的百分比与对照组空怀孕母兔相应值有统计学意义（$P<0.05$）。实验组怀孕母兔分娩后第 10 天 CD_4^+ 在 T 细胞中的百分比与妊娠 0 天相应值差异有统计学意义（$P<0.05$）；妊娠第 10 天和妊娠第 20 天 CD_8^+ 在 T 细胞中的百分比与妊娠 0 天相应值差异有统计学意义（$P<0.05$）；妊娠第 5 天、妊娠第 10 天及分娩当天 CD_4^+/CD_8^+ 与妊娠 0 天相应值差异有统计学意义（$P<0.05$），怀孕母兔外周血 $SmIgB^+$ 在 T 细胞中的百分比妊娠第 0 天至妊娠第 25 天无较大变化，从妊娠第 27 天开始逐渐上升至妊娠第 29 天达到最高值，然后逐渐下降，分娩第 10 天左右降至妊娠早期水平。

休闲娱乐体育活动可以改善参与者的身心健康，对身体健康和心理健康有良好影响。大量流行病学资料、动物实验和人体试验结果已经证实，长期的大强度、大运动量训练会引起明显的免疫抑制现象，导致免疫功能降低，对各种感染性疾病的抵抗力显著降低。而长期从事适中的体育锻炼则促进免疫功能，增强抵抗力，各种感染性疾病的患病率明显降低。

近年来的研究发现，急性短暂心理应激能加强快速的、聚合能量的自然免疫，同时消耗时间和能量的特异性免疫被抑制。急性短暂心理应激如公共演讲和心算引起的白细胞免疫系统的变化，在数量方面主要表现为外周血中自然杀伤细胞数量显著升高，中性粒细胞数增加，但 B 淋巴细胞和辅助性 T 细胞/诱导细胞比仅有微小的变化，没有统计学意义；抑制性 T 细胞/细胞毒性 T 细胞比值升高，并导致辅助性 T 细胞/诱导细胞与抑制性 T 细胞/细胞毒性 T 细胞比值下降；唾液中分泌型 IgA 明显升高。在功能方面主要表现为自然杀伤细胞毒性显著升高，T 淋巴细胞对刀豆蛋白 A（ConA）和植物血凝素（PHA）的增殖反应能力明显下降，白细胞介素-6 和干扰素-γ 生成增加。分泌型 IgA 抗体数量升高，它说明特异性免疫反应的加强。

二、神经、内分泌与免疫系统的相互作用

研究者们已通过大量实验证实，神经系统通过其广泛的外周神经突触及其分泌的神经递质和众多的内分泌激素，甚至还有神经细胞分泌的细胞因子，来共同调控着免疫系统的功能；而免疫系统通过免疫细胞产生的多种细胞因子和激素样物质反馈作用于神经内分泌系统。两个系统的细胞表面都证实有相关受体接受对方传来的各种信息。这种双向的复杂作用使两个系统内或系统之间得以相互交通和调节，构成神经内分泌免疫调节网络（neuro - endocrine - immunoregulatory network），共同维持着机体的稳态。

（一）神经内泌对免疫系统的调节

已证明几乎所有的免疫细胞上都有不同的神经递质及内分泌激素的受体。这些内分泌激素和神经递质都具有免疫调节功能，如肾上腺皮质激素，它是最早发现的具有调节免疫功能的激素，它几乎对所有的免疫细胞都有抑制作用，包括淋巴细胞、巨噬细胞、中性粒细胞和肥大细胞。刺激下丘脑可通过促肾上腺皮质激素释放因子（CRF）引起垂体释放 ACTH，通过血液循环 ACTH 可促进肾上腺皮质释放糖皮质激素，因而形成下丘脑-垂体-肾上腺轴。各种应激刺激可以使血中肾上腺皮质激素含量增高，免疫系统反应能力下降，所以由应激引起的免疫抑制与这类激素的作用有密切关系。除此之外还存在非垂体-肾上腺轴的免疫调节作用，这包括生长激素、催乳素和阿片肽等

的作用。其中已证明生长激素和催乳素对多种免疫细胞有促分化和增强功能的作用，而阿片肽增强和抑制免疫细胞功能的报道均可见，有待深入研究。

（二）免疫系统对神经内分泌系统的调节作用

免疫系统可以通过多种途径影响神经内分泌功能。免疫细胞本身可以产生和释放内分泌激素，也可以通过它们所产生的细胞因子作用于神经内分泌及全身各器官系统。

1. 免疫细胞产生的内分泌激素 1980 年 Blalocd 等证明人白细胞干扰素中有 ACTH 和 r - 内啡肽的活性片段。他们用胃蛋白酶消化人白细胞干扰素，可得到具有 ACTH 活性的小分子片段。经受体分析也证明，人 IFN- α 能与双氢吗啡竞争受体，且比吗啡强 300 倍以上。他们用抗 ACTH 和 γ - 内啡肽的荧光抗体染色，发现人外周血淋巴细胞几乎 100％ 呈现阳性。这些结果说明免疫细胞可以产生某些内分泌激素。此外，Zurawski 在小鼠辅助性 T 细胞株中找到啡肽前体的 mRNA（preproenkephalin mrna）在 cDNA 中可达 0.4％。以 ConA 刺激 Th 细胞后可以检测到脑啡肽样免疫活性物质。这一发现从基因表达水平证明小鼠 Th 细胞可以合成和释放脑啡肽。目前已发现免疫细胞合成的神经递质和激素达 10 余种。

2. 免疫细胞产生的细胞因子对神经内分泌系统的作用 免疫细胞产生的淋巴因子和单核因子除对自身活动进行调节外，还可作用到神经内分泌系统，从而影响全身系统的功能活动，其中报道较多的有 IL-1、IL-2 及干扰素等。IL-1 可刺激下丘脑使体温升高，故又称为内源性致热原。神经系统内星形胶质细胞和小胶质细胞也可产生 IL-1，在神经细胞发育和修复中发挥作用。IL-1 还可引起慢波睡眠，它还可抑制食欲。机体在对抗原刺激发生反应高峰阶段，血液中糖皮质激素增加而出现免疫抑制的现象。这可能由于 IL-1 作用于垂体，通过 ACTH 促使肾上腺皮质激水平升高引起的。

三、年龄、性别与免疫功能

免疫衰老（immunosenes cense）是指免疫功能随年龄增加而不断下降的现象，主要影响特异性免疫应答。免疫系统功能的衰变可能与机体对感染性疾病、肿瘤和自身免疫疾病的易感性增高有密切关联。近年的研究证实，衰老过程免疫系统发生复杂的重塑，淋巴细胞尤其是 T 淋巴细胞功能的改变最为明显，如老年人淋巴细胞亚群不平衡、对抗原和丝裂原刺激的增殖应答发生改变等。对 T 淋巴细胞在体外活化的研究表明，衰老个体的 T 淋巴细胞活化、增殖潜能以及细胞因子的分泌模式都发生改变。衰老小鼠外周血 $CD4^+$、$CD8^+$ T 淋巴细胞的百分率有明显下下降。何贤辉等对人群的研究表明，衰老过程中 T 淋巴细胞及亚群的某些表型发生极为显著的变化，其中 $CD3^+$ 密度下降及 $CD95^+$ 表达上调显著，与年龄有相关性。

同时，老龄个体淋巴细胞凋亡较青年时明显加速，在诱导活化的 T 淋巴细胞，NF-κB 活性随增龄而急剧下降。免疫应答也显著减弱，因而导致其 T 淋巴细胞功能障碍。但 NF-κB 的诱导功能下降并不能用细胞浆中的 NF-κB 低水平来解释。相反，核转录能力的不足，及 NF-κB 异聚体亚家族的改变却可能是导致 NF-κB 活化能力下降的主要原因。

杨富强对出生到 6 岁的男、女 185 例进行研究，发现新生儿组 IgG 含量较高，与成人组接近，2 个月组 IgG 含量最低，从 6 个月到 6 岁 5 组随年龄增长逐渐升高，婴幼儿各组 IgG 水平显著低于成人组；IgM 含量在新生儿组最低，随年龄增长逐渐升高，1 岁左右达成人水平，2 岁、3 岁及 6 岁组与成人组比较差异无统计学意义。IgA 在新生儿与 2 个月组未检测出含量，6 个月后含量随年龄增长逐渐升高。

女性对感染、疫苗接种和创伤的反应在免疫系统上体现为抗体分泌增加和 Th2 介导的免疫反应，而男性则以 Th1 介导的免疫反应和炎症表现为主。

男女在对金属的免疫毒性反应也不相同。镍引起的变应反应和手湿疹更容易在女性中发现。性别差异在自身免疫性疾病中表现最明显。8％的人群患有自身免疫性疾病，其中78％为女性。男性通常在50岁前出现自身免疫性疾病，常表现为急性炎症、出现自身抗体和炎性 Th1 免疫反应。女性的自身免疫性疾病，如弥漫性毒性甲状腺肿、系统性红斑狼疮，常在50岁后出现临床症状，表现为慢性纤维性的 Th2 介导的病理变化。

四、时间与免疫

免疫学研究证实了免疫系统生物节律的存在。1988年，免疫时间毒理学术语首次在文献中出现，成为免疫毒理学和时间毒理学相结合的一门交叉学科。动物和人的免疫系统具有多种显性节律。这些节律的频率长短不一，从超日节律、昼夜节律、周节律、月节律直到年节律。其中对昼夜生理节律的研究较为广泛和深入，主要包括对免疫活性细胞、体液免疫因子、免疫应答过程和免疫反应调节等方面的昼夜节律研究。实验证实，人体外周血中淋巴细胞的数量存在较明显的昼夜节律。淋巴细胞在骨髓和胸腺中产生分化后，迁移至外周淋巴器官，并通过血液进行再循环。现已知淋巴细胞在体内不断进行从淋巴到血液再回到淋巴的反复循环过程，形成一个再循环的淋巴细胞库。在再循环过程中，淋巴细胞捕捉与识别抗原分子，行使免疫功能。参加再循环的淋巴细胞大部分是 T 淋巴细胞，只有少量的 B 淋巴细胞。

在人体 T 淋巴细胞再循环过程中，外周血液中细胞的昼夜波动现象较为明显，其波动的振幅的比值为0.22。人体外周血液中淋巴细胞的数量，包括 T 淋巴细胞、CD4$^+$ T 淋巴细胞、CD8$^+$ T 淋巴细胞、B 淋巴细胞均是白天较低，夜间较高，峰值在23：00—03：00时，谷值在11：00—14：00时，存在着较明显的昼夜节律。淋巴细胞数目的波动主要是由 T 淋巴细胞的波动引起的。

大量的实验同时发现，人类外周血液中皮质醇激素的水平在08：00时左右最高，24：00时左右最低，与淋巴细胞数量的节律相反；血液中褪黑素水平与上述淋巴细胞的节律正好相同。

免疫节律的调节受到各级内源性中枢和外周机制的调节。主要包括中枢振荡器以及神经内分泌的调节。神经内分泌系统对免疫系统的调节是外驱动调节，而不是靠反馈机制。松果体是哺乳动物一个重要的中枢振荡器，褪黑素是由其分泌的一种激素，其合成和分泌具有明显的夜相性，并与环境中光信号的周期同步。褪黑素可促进免疫细胞分泌 TFN-γ，IL-1 和 IL-2 等因子。下丘脑的视交叉核是另一个重要的昼夜节律中枢。肾上腺皮质激素是最早发现的具有调节免疫功能的激素，对所有免疫细胞都有抑制作用。人体实验表明，注射皮质类固醇后，4 小时内外周血液中的淋巴细胞数目迅速减少。减少的原因是由于循环淋巴细胞在淋巴器官与外周血液之间的再分配，而不是由于淋巴细胞的溶解。

多年来，不同学者对化学、生物及物理因素的免疫毒性，从时间毒理学的角度进行了探讨。二硝基邻叔丁基酚 在 12：00 时和 16：00 时使淋巴细胞活性降低，而在 08：00 时和 20：00 时则作用不明显。研究发现，进入体内的该化学物在 12：00 时左右血中浓度最高。环境污染物还会改变机体对组胺的变应反应的节律，如氧氮杂茂酮引起大鼠耳廓肿胀的迟发型变应反应，以上午10：00时最为强烈。2-巯硫基乙醇对小鼠抗体形成细胞的毒作用呈双向性昼夜节律，其中一个峰值在光照后期（16：00—20：00 时），另一个峰值在黑暗末期（04：00 时）。以一定剂量的 2-巯基乙醇对小鼠染毒，然后注射绵羊红细胞，10 天后，体内抗体生成的昼夜节律出现改变，血中 IgG 节律的正常峰谷值位相发生倒置，峰值移至 16：00 时前后，与外周血 T 淋巴细胞的峰值时间相接近。

（谭壮生）

主要参考文献

1. Vahter M，Akesson A，Liden C，et al . Gender differences in the disposition and toxicity of metals. Environ Res，2007，104：85-95.

2. 袁伯勇，王玉珍，赵秀兰. 镉的免疫毒性及其作用机制. 泰山医学院学报，2004，25（1）：75-77.

3. 杨艳红，梁晓红. 噪声免疫毒性的研究进展. 赤峰学院学报，2005，21（3）：36-37.

4. 王刚垛. TCDD 免疫毒性研究进展：TCDD 免疫毒性机制. 国外医学卫生学分册，2000，27（2）：78-82.

5. 王明秋. 阿特拉津的免疫毒性及其分子机制的研究. 哈尔滨：哈尔滨医科大学，2008.

6. 吴军，王捷，杨太成，等. 钙离子载体对外周血单核细胞来源的树突状细胞的影响. 细胞与分子免疫学杂志，2003，19（1）：52-53.

7. 李寿祺主编. 毒理学原理与方法. 2版. 成都：四川出版社，2003.

8. 何贤辉，徐丽慧，刘毅. 人外周血 T 淋巴细胞表型改变与衰老相关性研究. 中国病理生理杂志，2003，19（8）：1025-1028.

9. 杨富强. 不同年龄婴幼儿免疫球蛋白水平分析. 现代检验医学杂志，2009，24（4）：47-48.

10. 韩利方. 兔妊娠期及分娩前后免疫状态的研究. 郑州：河南农业大学，2006.

11. 彭聿平，邱一华. 手术应激与免疫抑制. 生理科学进展，2006，37（1）：31-36.

12. 陶金花. 急性心理应激和运动应激对免疫功能的影响. 中国临床康复，2006，10（38）：126-128.

13. Luster MI, Simeonova PP, Germolec DR. Immunotoxicology // Encyclopedia of Life Sciences. 2001：1-6.

14. Descotes J. Importance of immunotoxity in safety assessment：a medical toxicologist's perspective. Toxicol Lett, 2004, 149 (1-3)：103-108.

15. 童建. 免疫时间毒性研究进展. 卫生毒理学杂志，1998，12（4）：246-248.

16. 李方延，漆安慎. 皮质醇作用下人体 T 细胞再循环的数学模型. 生物物理学报，2000，16（3）：586-594.

17. Prass K, Meisel C, Höflich C, et al. Stroke-induced immunodeficiency promotes spontaneous bacterial infections and is mediated by sympathetic activation reversal by poststroke T helper cell type 1 like immunostimulation. J Exp Med, 2003, 198 (5)：725-736.

18. Thibodeau MS, Giardina C, Knecht DA, et al. Silica-induced apoptosis in mouse alveolar macrophages is initiated by lysosomal enzyme activity. Toxicol Sci, 2004, 80：34-48.

19. 徐新云，陈冠豪，武南. CYP2E 1 和 CYPl A 1 及白细胞介素-4 基因多态性与三氯乙烯药疹样皮炎的关系. 中华劳动职业卫生杂志，2009，27 (2)：71-73.

20. 徐鑫，王静. 甲壳质和壳聚糖的开发及应用. 哈尔滨工业大学学报，2002，34 (1). 28.

21. 武卫红，温学森，赵宇. 地黄寡糖及其药理活性研究进展. 中药材，2006，29 (5)：507-510.

22. 施海晶，胡云章. CpG 免疫调节序列最新研究进展. 生命科学，2000，12 (5)：203-206.

23. 于君丽. 免疫增加剂的筛选和相关机制研究. 北京：中国协和医科大学/中国医学科学院，2006.

24. Descotes J，Choquet-Kastylevsky G，Ganse EV. Responses of the immune system to injury. Toxicol Pathol，2000，28 (3)：479-481.

25. Grasman KA. Assessing immunological function in toxicological studies of avian wildlife1. Integr Comp Biol，2002，42：34 - 42.

26. Kimber I，Dearman RJ. Immune responses：adverse versus non-adverse effects. Toxicol Pathol，2002，30 (1)：54 - 58.

第四章

外源化学物致免疫系统毒性机制

第一节　免疫细胞DNA损伤和凋亡

一、免疫细胞DNA损伤

外源化学物引起免疫细胞DNA损伤已被证实。王著应用单细胞凝胶电泳方法检测二硫化碳染毒对人外周血淋巴细胞DNA损伤、损伤程度以及剂量-效应关系。发现随染毒浓度增加，淋巴细胞DNA损伤加重，表现在彗头直径变小，彗尾长度增加，DNA拖尾率增加。卢次勇等利用碱性彗星实验发现，染镉组大鼠脾淋巴细胞DNA的尾长显著超过对照组，说明镉对大鼠脾淋巴细胞DNA有明显的损伤作用，并呈剂量-效应关系；该实验同时用MTT法检测了大鼠脾淋巴细胞的增殖功能，发现不同染镉剂量组的大鼠淋巴细胞增殖功能，与对照组差异均有统计学意义，并有剂量-效应关系；DNA损伤与增值功能的Pearson相关系数$r=0.8078$，$P<0.01$。

二、免疫细胞凋亡

Shenker等的实验证明，甲基汞能有效地导致T淋巴细胞凋亡，而早在1994年，EL Azzouzi等首次报道人类T淋巴细胞系的凋亡可受金属镉的影响。二氧化硅被巨噬细胞吞噬后，溶酶体通透性增强，引起其pH值下降，组织蛋白D活性增强，线粒体去极化，caspse 3和caspse 9活性增强，启动细胞凋亡通路，最终导致巨噬细胞凋亡。

在免疫细胞凋亡和DNA损伤的机制中，脂质过氧化损伤发挥着重要作用：在DNA损伤方面，有学者认为脂质过氧化损伤与之关系密切。刘晓麒等认为，脂质过氧化可以引起质粒DNA单链断裂、转化活力降低，产生碱性敏感部位。如过氧化亚油酸甲酯可以使人的成纤维细胞 DNA 产生单链断裂，并且发现单链 DNA 的断裂数目随着过氧化亚油酸甲酯浓度的增加而增加。而脂质过氧化损伤导致 DNA 损伤的途径则被认为有多个，包括过氧化脂质与 DNA 反应荧光产物的形成，8-羟基脱氧鸟苷的生成，抗氧化剂的使用等。在细胞凋亡机制方面，有学者认为脂质过氧化损伤与之关系密切。胡大林等认为金属镉（Cd）所致的细胞凋亡是其免疫毒性的重要的机制之一，它又是通过以下三种与脂质过氧化损伤关系密切的机制来引发免疫细胞凋亡。

机制 1：Cd 致胞内游离钙浓度升高。Cd 对细胞凋亡的影响可通过增加胞内游离钙离子的浓度，影响细胞信号传导，通过钙、镁依赖性核酸内切酶活性介导，导致细胞凋亡增加；相反，钙离子螯合剂、钙离子通道阻断剂及钙调素拮抗剂可延迟细胞凋亡。

机制 2：Cd 增强癌基因的表达。Cd 能增强淋巴细胞 C-fos 及 C-Jun 的表达，这些因素在诱导细胞凋亡过程中产生重要的作用。

机制 3：Cd 致细胞膜的脂质过氧化损伤。Cd 作为外源化学物，可引起细胞膜的脂质过氧化（LPO）损伤，LPO 可产生羟基自由基（OH·）、超氧阴离子自由基（O_2^-）、烷氧自由基（LO·）、过氧自由基（LOO·）等，使 DNA 发生氧化损伤，聚 ADP 核糖转移酶活化，NAD/NADH 失调，ATP 储能消耗，诱导细胞凋亡；同时又可通过上述"机制 1"，即 LPO 损伤引起胞内游离钙浓度显著增加，激活细胞的凋亡信号传导途径促进凋亡。

脂质过氧化能通过"机制 2"促进免疫细胞凋亡，文献亦有报道：国内学者为探讨维生素 C 对百草枯染毒后小鼠肺组织的细胞凋亡及 Bcl-2、Bax 蛋白表达影响，复制小鼠百草枯中毒模型，对其用三种剂量的维生素 C 进行干预。采用原位末段标记检测和免疫组化检测技术观察染毒后和经维生素 C 干预后肺组织细胞凋亡数及 Bcl-2、Bax 蛋白的表达。结果染毒组肺组织细胞凋亡数明显增加，应用 100mg/kg 剂量的维生素 C 干预时有较明显的抗凋亡作用，染毒组 Bcl-2 和 Bax 蛋白表达水平均低于维生素 C 干预组，经维生素 C 干预后 Bcl-2 和 Bax 蛋白表达明显上调。因维生素 C 具有明确的抗氧化作用，故可认为：维生素 C 能对百草枯染毒产生的氧自由基进行干预和拮抗；换言之，脂质过氧化损伤可以增强某些基因的表达从而诱发细胞凋亡。

第二节　神经-内分泌-免疫调节机制

肾上腺素能受体几乎存在于所有免疫细胞的表面，肾上腺素能神经递质可通过与免疫细胞上的 β 肾上腺素能受体结合，激活细胞表面的腺苷酸环化酶，使淋巴细胞内 cAMP 水平升高，从而抑制有丝分裂，取消进一步的免疫反应。镉可刺激并使脾细胞膜上的 β_2 受体密度增加，抑制 T 淋巴细胞的增殖功能，改变 T 淋巴细胞亚群的分型，$CD8^+$ 降低或显著降低，cAMP 的含量随镉的浓度的增加而升高，有一定的剂量-反应关系。在 β_2 受体被阻断剂阻断后，镉的免疫毒性减轻，在低、中、高剂量组 β_2 受体密度与心得安对照组相比，差异没有统计学意义，cAMP 含量、脾淋巴细胞增殖转化各组间差异也无统计学意义。

外源化学物可通过影响中枢促肾上腺皮质激素释放激素（CRH）的合成分泌，激活下丘脑-垂体-肾上腺轴（HPA轴）或/和交感神经系统（SNS）-肾上腺髓质轴引起儿茶酚胺释放增多。继而经受体信号系统对免疫细胞进行负调节，即免疫抑制。暴露于一定剂量的镉的大鼠，其血浆去甲肾上腺素、肾上腺素水平可升高。单独染镉大鼠可使其下丘脑 CRH 含量升高，中枢 CRH 升高可活化 HPA 轴或/和SNS-肾上腺髓质轴释放儿茶酚胺类神经递质，引起免疫抑制。镉免疫毒性中存在 CRH 免疫调节，后者通过儿茶酚胺调节免疫功能。

催乳素（PRL）明显参与免疫系统发育和免疫应答，且 T 淋巴细胞和 B 淋巴细胞上均有催乳素受体。Jones 等发现给雄性小鼠一次注入 $50\mu g/kg$ 二噁英（TCDD）即可改变 PRL 和其他几种激素的生物节律。PRL 最早受到影响，给予 TCDD 4 小时，PRL 水平即明显降低，但给予 7 天后又显著增高，另外在 TCDD 处理 20 天后脾和胸腺内 PRL 诱导的鸟氨酸脱羧酶活性明显降低，到第 7 天仍低于对照组

水平，认为 TCDD 降低了这些器官对 PRL 受体的调节。另外 TCDD
还可通过抑制雌激素与雌激素受体复合物的相互作用影响免疫系统。

一、细胞因子对免疫应答的影响

在免疫应答过程中，细胞因子可以直接或间接地影响到抗原呈
递、淋巴细胞对抗原的识别，淋巴细胞的分化成熟及抗体产生等多种
过程，发挥重要的免疫调节作用。铅可以抑制 Th1 细胞及其细胞因
子的产生，促进 Th2 细胞及其细胞因子的产生，破坏 Th1 和 Th2 之
间的平衡。表现为：在铅的影响下，IL-24 水平增高，IFN-2 水平降
低，迟发型超敏反应（DTH）功能受到抑制以及 Th1 克隆细胞系
PGL-2 细胞被明显抑制等。

铍可引起淋巴细胞的致敏，这些致敏的淋巴细胞发生母细胞化并
分泌出一系列的淋巴因子，包括巨噬细胞抑制因子（MIF）、巨噬
（单核）细胞成熟因子（MMF）、巨噬（单核）细胞趋化因子
（MCF）等。活化的 T 淋巴细胞还能分泌白细胞介素-2（IL-2），引
起 T 淋巴细胞本身增殖，使肺部 T 淋巴细胞增多，其分泌的淋巴因
子也增多。同时 CD4$^+$ T 淋巴细胞将激活巨噬细胞，产生白细胞介素-
1（IL-1），IL-1 作为第一信号进一步促进 CD4$^+$ T 淋巴细胞活化和增
殖分化。不断增加的 T 淋巴细胞分泌越来越多的淋巴因子，使肺部
巨噬细胞不断积累。这些聚集的巨噬细胞分泌更多的 IL-1，促使更
多的 T 淋巴细胞增殖，导致 T 淋巴细胞在肺内增生，而增生的 T 淋
巴细胞又释放更多的 MCF，使更多的单核细胞进入肺内。如此肺部
积累越来越多的单核、巨噬细胞和 T 淋巴细胞。而聚集的巨噬细胞
在抗原等作用下，转变成上皮样细胞或互相融合成多核巨细胞，形成
了肉芽肿。在慢性铍病的发病过程中，细胞因子起了重要的作用。

二、对抗原加工和转录因子的影响

猪繁殖与呼吸综合征（porcine reproductive and respiratory syn-
drome，PRRS）是由于病毒感染了猪肺泡巨噬细胞，导致猪肺泡巨
噬细胞对外源性抗原加工和呈递功能下降，影响机体对 PRRS 病毒本

身和其他病原微生物的体液免疫应答，引起宿主的持续性感染和免疫抑制，导致猪大批死亡。

转录因子如 NF-κB、AP-1 等是一类能进入细胞核与 DNA 相互作用，调节多种基因 mRNA 表达。J. Zhou 等研究酒精损伤小鼠 NK 细胞的机制表明，酒精通过抑制 NF-κB、AP-1，减少穿透素颗粒酶 A 和颗粒酶 B 的含量，导致 NK 细胞的细胞毒作用下降。

三、第二信使与免疫抑制

酪氨酸磷酸化作用、cAMP 和钙作为第二信使，及其相关的信号途径在免疫细胞和细胞因子的生理活动中起重要作用。外源化学物与免疫细胞间的相互作用，影响了第二信使介导的免疫过程，导致免疫抑制。

IL-2 可使 T 淋巴细胞增值，通过单细胞钙荧光成像技术发现IL-2可使细胞内钙离子浓度迅速增高，并维持相对高的钙离子浓度。通过细胞外钙离子内流和胞内钙离子释放两个过程实现。通过阻止钙离子内流可以抑制 IL-2 对 T 淋巴细胞的增殖作用。

染铝可引起鸡脾淋巴细胞内 $[Ca^{2+}]$i 增加，钙调蛋白（CaM）mRNA 表达减少，致淋巴细胞钙稳态失衡，进而发挥其免疫毒性作用。

吴军等研究钙离子载体（calcium ionophore，CI）对外周血单核细胞来源的树突状细胞（DC）的影响。发现外周血单核细胞在 GM-CSF＋CI_2 各 $100\mu g/L$ 的条件下培养 40 小时，就可看到典型的 DC 形态，其表面 CD14 分子表达减少，HLA-DR、CD40、CD83 及 CD86 分子的表达明显增高，且具有明显刺激自体 T 淋巴细胞增殖的能力。认为 CI 有显著加速粒细胞-巨噬细胞集落刺激因子（GM-CSF）诱导的外周血单核细胞向 DC 转化的作用。CI 可使细胞膜中的钙离子通路开放，导致细胞内钙离子浓度增高，增高的钙离子作为第二信使可促使蛋白激酶 C 和其他依赖性蛋白激酶活化，并催化细胞内多种蛋白质磷酸化，从而启动淋巴细胞活化、增殖。

四、芳香烃受体途径

主要是通过芳香烃受体（aryl hydrocarbon receptor，AhR）诱导基因表达，改变激酶活性，改变蛋白质功能等而起作用。在二噁英引起的免疫毒性中，发现二噁英的毒作用主要是通过芳香烃受体（AhR）介导而形成的毒性效应。AhR 存在于细胞浆中，是内源性的转录因子；二噁英作为配体与 AhR 结合，形成配体-受体复合物，导致 AhR 上的两个热休克蛋白 90 脱落，结合二噁英的活化的 AhR 与胞浆中的 AhR 核转运蛋白结合形成异源性蛋白质二聚体；这一复合物被转运到细胞核中，与 DNA 上的二噁英反应因子序列结合；AhR 核转运蛋白的核苷酸序列具有高度保守性，不同种属的动物相似，核心序列为 5'- TNGCGTG - 3'；结合后的 DNA 构象发生改变，使与 AhR 核转运蛋白相连的特定基因进行转录，进而细胞增生和分化发生改变，导致相应的毒效应。另外可能是，二噁英暴露后细胞信号转导通路中的蛋白酪氨酸激酶和 cAMP 依赖性蛋白激酶被激活，传递错误的跨膜信息，干扰细胞代谢和正常生命活动。前者参与细胞增殖和分化，后者引起细胞内 Ca^{2+} 水平增高，对细胞分泌功能加强、糖原代谢途径和葡萄糖的摄取产生影响，可能与二噁英类引起的代谢废物综合征中机体脂肪消耗和进行性衰竭症状相关。

五、共刺激因子途径

共刺激因子是一类参与免疫反应的辅助性分子，存在于 T/B 细胞、抗原呈递细胞（APC）和靶细胞表面。在细胞对抗原的识别中通过细胞表面共刺激因子的特异结合，可有效增强 T 淋巴细胞与其他细胞的黏附，传导抗原刺激信息，参与细胞的免疫活化过程，在细胞抗原识别及免疫应答过程中起着重要作用。4-1BB 是 T 淋巴细胞的一种重要的共刺激因子，研究表明其在汞所致的自身免疫反应中起重要的作用。

A. SW 小鼠经皮注射氯化汞后，同时注射抗 4-1BB 抗体，其血中抗核抗体滴度、IgG1/IgE 和肾的免疫复合沉积物显著降低，这些

现象与抗 4-1BB 抗体使 B 淋巴细胞数量减少和失能有关。同时 Th2
类的细胞因子显著下降,Th1 类细胞因子显著升高。在慢性铍病患
者,血液中的大多数铍反应性 CD4$^+$T 细胞 (beryllium-responsive
CD4$^+$T cells) 都表达 CD28 和 4-1BB 两种共刺激分子,抑制4-1BBL
与 4-1BB 之间的相互作用,无法阻止铍反应性 CD4$^+$T 细胞的增殖反
应,说明血液中铍反应性 CD4$^+$T 细胞的共刺激作用中,CD28 起主
要作用。但是大部分肺灌洗液中(BAL)分泌 IFN-γ 的 CD4$^+$
CD28 T细胞表达 4-1BB,阻断 4-1BB 的共刺激作用后,BAL
CD4$^+$T细胞对铍刺激不产生增殖反应,而且 4-1BB 在 BAL CD4$^+$T
细胞的表达,抑制细胞死亡。这些研究表明 4-1BB 在铍引起的免疫
反应中的重要作用,并且支持血液中记忆性 CD4$^+$T 细胞从 CD28 依
赖性转变为 4-1BB 依赖性,导致慢性铍病的发生。

(谭壮生)

主要参考文献

1. 孙震,谭晓东. 免疫毒性的脂质过氧化机制研究进展. 浙江预防医学,2007,
   19(8):77-78.

2. House RV. Theory and practice of cytokine assessment in immunotoxicology.
   Methods,1999,19(1):17-27.

3. 袁伯勇,王玉珍,赵秀兰. 镉的免疫毒性及其作用机制. 泰山医学院学报,
   2004,25(1):75-77.

4. 王刚埭. TCDD 免疫毒性研究进展:TCDD 免疫毒性机制. 国外医学卫生学分
   册,2000,27(2):78-82.

5. 王明秋. 阿特拉津的免疫毒性及其分子机制的研究. 哈尔滨:哈尔滨医科大
   学,2008.

6. 王众,胡崇伟,李艳飞. 铝对体外培养鸡脾淋巴细胞钙稳态的影响. 中国家
   禽,2009,31(15):45-46.

7. 吴军,王捷,杨太成,等. 钙离子载体对外周血单核细胞来源的树突状细胞
   的影响. 细胞与分子免疫学杂志,2003,19(1):52-53.

8. Vahter M,Akesson A,Liden C,et al. Gender differences in the disposition

and toxicity of metals. Environ Res, 2007, 104 (1): 85-95.

9. Vinay DS, Kim JD, Kwon BS. Amelioration of mercury-induced autoimmunity by 4-1BB. J Immunol, 2006, 177: 5708 – 5717.

10. 李宾, 周春喜. 共刺激因子在细胞免疫中的作用. 军医进修学院学报, 1999, 20 (1): 70-72.

11. 罗洋, 郝飞. 可诱导共刺激因子在调节免疫反应中的作用. 西北国防医学杂志, 2001, 22 (2): 169-170.

12. Mack DG, Lanham AK, Palmer BE, et al. 4-1BB Enhances proliferation of beryllium-specific T cells in the lung of subjects with chronic beryllium disease. J Immunol, 2008, 181: 4381 – 4388.

13. 李寿祺. 毒理学原理与方法. 2 版. 成都: 四川出版社, 2003.

14. Nasr YA, Hemdan NYA, Emmrich F, et al. Dose-dependent modulation of the in vitro cytokine production of human immune competent cells by lead salts. Toxicol Sci , 2005, 86 (1): 75 – 83.

第五章

免疫毒性研究方法

免疫毒理学评价方法是利用一组整体、体外试验来评价外源性化学物对免疫系统的作用及细胞和分子水平上的作用机制。主要包括如下几个方面。

第一节 免疫病理学检查与免疫功能评价方法

一、免疫病理学检查

主要观察胸腺、脾、淋巴结和骨髓的组织结构和细胞类型,同时要注意检查局部黏膜相关淋巴组织,包括鼻黏膜相关淋巴组织、支气管黏膜相关淋巴组织、肠黏膜相关淋巴组织、皮肤黏膜相关淋巴组织等。常用于检测总体免疫系统功能的方法有:(1)脏器重量检测;(2)血液学检测;(3)临床生化检测。

(一)血液学检测

主要检测白细胞计数或白细胞分类比值的改变,如淋巴细胞的增多或减少以及嗜酸粒细胞的增多等。

(二)临床生化检测

主要检测血清总蛋白量以及与之相关的白蛋白与球蛋白比值的改变,检测总补体活性用于分析血清总补体;检测各种补体来评价机体是否存在自身免疫性疾病等。

(三)病理学组织检查

如检查脾和胸腺及其绝对重量和相对重量等。

二、免疫功能评价方法

包括固有性免疫应答和适应性免疫应答的评价。固有性免疫应答主要评价 NK 细胞活性和巨噬细胞功能,适应性免疫应答主要评价体液免疫功能和细胞免疫功能。此外宿主抵抗力实验用于反映整体免疫功能。具体包括以下几个方面。

1. **NK 细胞活性测定**　主要是观察 NK 细胞对敏感肿瘤细胞（小鼠 NK 细胞敏感的 YAC.1 细胞株或 NK 细胞敏感的 K562 细胞株）的溶细胞作用。常用的方法有放射性核素释放法和乳酸脱氢酶（LDH）释放法两种。

NK 细胞试验将淋巴细胞悬液与已知对 NK 细胞介导的细胞毒性敏感的肿瘤细胞在体外共同培养，通过检测被杀伤的肿瘤细胞比例来反映 NK 细胞活性。人类 NK 细胞活性检测通常选择 K562 肿瘤细胞为靶细胞，而啮齿类动物多采用小鼠白细胞病细胞株 YAC。NK 细胞试验结果与临床评价的相关性需进一步确定。

2. **巨噬细胞功能检测的经典方法**　放射性核素铬标记的鸡红细胞（^{51}Cr-RBC）吞噬法、此外还有炭粒廓清实验、巨噬细胞溶酶体酶测定、巨噬细胞促凝血活性测定和巨噬细胞表面受体检测。

3. **体液免疫功能评价**　主要通过观察抗体形成细胞数或抗体生成量来评价体液免疫功能，实验方法有，空斑形成细胞（plaque forming cell，PFC）实验、ELISA、免疫电泳法、血凝法等直接测定血清抗体浓度。

PFC 实验是体外评价免疫功能的敏感方法之一，可检测宿主对特异性抗原产生抗体反应的能力。如果 PFC 呈剂量相关性降低，则表明外源化学物对机体产生了免疫抑制。

4. **细胞免疫功能评价**　可用细胞毒性 T 淋巴细胞（cytotoxic T lymphocyte，CTL）实验、T 淋巴细胞增殖实验、混合淋巴细胞反应（mixed lymphocyte response，MLR）、迟发型超敏反应（delayed type hypersensitivity，DTH）等来评价细胞免疫功能。

（1）T 淋巴细胞增殖实验　主要方法有形态检查法、^3H-胸腺嘧啶（^3H-TdR）掺入法、四甲基偶氮唑盐（MTT）比色法。^3H-TdR 掺入法和 MTT 法应用较为广泛，可定量分析细胞群体的分裂水平，但不能反映单个细胞的分裂状况和某些特定亚群的增殖反应。

（2）混合淋巴细胞反应（mixed lymphocyte response，MLR）实验　MLR 实验通过检测 T 细胞识别同种异体淋巴细胞上外源性抗原的能力，间接反映细胞介导的对移植细胞或肿瘤细胞的异物识别能力。

（3）细胞毒性 T 淋巴细胞（cytotoxic T lymphocyte，CTL）实验　CTL 实验是在体外检测 CTL 溶解靶细胞的能力，以此反映 T 细胞识别相同种属或特异型靶细胞的能力。经典的方法为^{51}Cr 释放法，该方法准确、重复性好，但放射性元素操作复杂、半衰期短等特性又限制了它的广泛应用。

（4）迟发型超敏反应（delayed type hypersensitivity，DTH）实验　DTH 实验是一项全面检测细胞介导的免疫反应实验。当致敏 T 淋巴细胞再次接触相同抗原后，活化释放出多种淋巴因子，产生以单核细胞浸润为主的炎症，表现为皮肤红肿、硬结，这种反应一般在抗原激发后 24～48 小时达高峰。检测方法有足跖厚度增加法、放射性测定法及伊文思蓝比色法等。

5. 宿主抵抗力实验　常用实验方法有细菌感染模型、病毒感染模型、寄生虫感染模型和同种移植瘤攻击模型等。在进行该项实验时，研究者还应分析受试物对生物或肿瘤细胞的生长和致病性的直接或间接（非免疫介导）的影响，例如抑制某些肿瘤细胞增生的化合物可以提高宿主抵抗力。

第二节　变应反应和自身免疫反应检测方法

一、变应反应的检测方法

（一）检测 I 型变应反应

1. 主动全身过敏（active systemic anaphylaxis，ASA）实验　当药物作为抗原或半抗原初次进入体内，刺激机体产生相应的抗体（IgE）。当同样药物再次进入机体，抗原与抗体结合形成的抗原抗体复合物，刺激肥大细胞及嗜碱性粒细胞释放活性介质，从而引起局部水肿、抓鼻、竖毛、呼吸困难、窒息、痉挛，甚至休克死亡。

本实验的目的即观察受试物给药后对动物引起的变应反应。

2. **被动皮肤过敏**（passive cutaneous anaphylaxis，PCA）**实验**　被动皮肤过敏实验是一种较敏感的测试特异抗体滴度的方法。将受试物致敏动物的血清（含丰富的 IgE 抗体）给正常动物皮内注射，IgE 的 Fc 端与皮肤的肥大细胞表面的特异受体结合，形成 IgE 的复合物，使肥大细胞致敏。当抗原攻击时，抗原与肥大细胞表面上 IgE 的 Fab 端结合，导致 IgE 分子结构的改变，引起肥大细胞脱颗粒，释放过敏介质如组胺、慢反应物质等，使皮肤局部血管的通透性增加，在静脉注射抗原的同时注入的伊文思蓝染料在该皮肤处渗出着色。根据局部皮肤蓝染范围或程度，可判定血管通透性变化的大小，继而判定皮肤变应反应的程度。

3. **主动皮肤过敏**（active cutaneous anaphylaxis，ACA）**实验**　皮肤过敏是一种受试物产生免疫学传递的皮肤反应。当动物初始接触受试物后至少 1 周，再进行受试物的激发接触，有可能导致过敏状态。

本实验的目的就是要观察受试物经皮肤重复接触受试物后，机体免疫系统反应在皮肤上的表现，即有无变应反应及变应强度如何。

（二）检测Ⅳ型变应反应

1. **Buecher 实验**（Buecher test，BT）　此法最初用来检测强和中等强度致敏物，阴性和弱致敏物需进一步实验来证明。本实验的特点是采用封闭的贴片来提高和加强受试物的暴露，特别适用于皮内注射具有高度刺激性的化合物以及不能溶解或悬浮的化合物，且极少产生假阳性。

2. **豚鼠最大值实验**（guinea-pig maximization test，GPMT）　用来最大化豚鼠的敏感性。最大化是通过采用皮内注射受试物、使用佛氏佐剂和通过刺激暴露部位来预处理皮肤。这些手段提高了受试物渗透入皮肤并随之引起过敏性皮炎的机会。本实验比 Buehler 实验更为敏感，假阴性更少，但是该实验有可能过高地预测药物的致敏潜力。

3. 小鼠耳肿胀实验（mouse ear swelling test，MEST）　MEST 中小鼠的使用数量较少，且实验周期短，目前应用较广泛。实验前给动物喂饲富含维生素 A 的食物能明显提高致敏率，从而可以检测出弱及中等强度的致敏物。

4. 小鼠局部淋巴结实验（mouse local lymph node assay，MLL-NA）　LLNA 只检测超敏反应的致敏（诱导）阶段，是用来预测潜在接触性超敏反应的小鼠实验模型。研究表明本实验是评价药物是否具有超敏反应的有效的较敏感指标之一。该方法具有以下优点：可定量，直观性强，实验经费少，周期短。

5. 光变态反应等　皮肤光变态反应实验常用 Harber 和 Shalita 法及 Armstrong 法，方法与 DTH 实验相似，其主要区别在于诱导及激发阶段皮肤实验部位均暴露于紫外线中。同 DTH 一样，这些实验也可能包括第 2 次激发剂量，或者使用不同的摩擦及封闭方法以增加受试物对皮肤的穿透性。

目前还没有预测药物Ⅱ型、Ⅲ型变应反应的标准实验方法。

二、自身免疫反应相关实验

目前还没有非常合适的动物模型来研究此类疾病，有 4 种筛选方法：

1. 检测有自身免疫疾病倾向的啮齿类动物的发病频率和比例。

2. 用免疫组织化学法鉴定免疫球蛋白或免疫球蛋白复合物沉积。

3. 检测血清中自身抗体水平。

4. 采用报告抗原的腘窝淋巴结实验（popliteal lymph node assay，PLNA）。

PLNA 包括直接法、间接法和过继转移法，是通过检测腘窝淋巴结的重量或细胞数的改变来观察外源化学物引起自身免疫反应的现象。过继转移法一般以受试物三硝基苯聚蔗糖和三硝基卵白蛋白刺激腘窝淋巴结，观察外源化学物能否使实验动物产生特异性的 IgG。该指标不受潜在的遗传因素干扰，是免疫毒性评价中的一项辅助性指标，可以作为免疫毒性物质的筛选方法。

第三节　细胞因子检测方法与转基因动物模型

一、细胞因子检测方法

细胞因子在免疫系统功能调节的机制中发挥着重要作用，是免疫系统与其他系统之间联系的纽带。目前开展的细胞因子研究方法有基于生物分析、免疫分析、mRNA基因表达、流式细胞术等的角质细胞系中变应原活性分析、全血细胞因子测定以及荧光细胞芯片测定法等。

二、转基因动物模型

利用转基因技术可以建立对免疫毒物更为敏感的动物模型，用于免疫毒性的筛选和实验；通过对某目的基因的导入或敲除可以了解这些基因在免疫应答中的作用机制，或外源化学物的免疫毒性机制；用"人源化"转基因动物进行免疫毒性实验，更有利于实验结果的外推。但是转基因动物模型还有待发展和标准化。

第四节　新的免疫检测方法

近年来大量的外源化学物有待安全性检测，有研究认为不久的将来，在欧洲需检测 30 000 种外源化学物的可能毒性并评价这些外源化学物是否符合化学物安全性的标准。常规的免疫毒性检测方法多数建立在动物实验的基础上，由于动物实验存在耗时长、成本高、灵敏度相对低等不足之处，以及存在动物实验结果外推至人的问题，因此需要发展一些新的免疫毒理学检测技术和方法，如荧光细胞芯片测定法等，这些方法具有灵敏、特异、可靠、简便、高效、成本低等优点，可以应用于药物和外源化学物免疫毒性的安全性检测。

一、荧光细胞芯片测定法

荧光细胞芯片（fluorescent cell chip，FCC）测定法是近年来新兴的一种体外检测外源化学物免疫毒性的方法。FCC 原理：外源化学物的免疫毒性在体外实验中有不同的检测终点，如在体外试验中，NK 细胞的活性下调会产生免疫抑制效应，反之产生免疫刺激效应。上述细胞功能的改变与某些细胞因子基因表达的改变相关，而待测外源化学物又影响细胞因子基因的表达。因此，在体外试验中，可通过评估细胞因子的基因表达来评价外源化学物对免疫系统的效应。该方法采用一些基因修饰的荧光蛋白指示细胞系来指示细胞因子的表达，由于指示细胞系调控荧光蛋白和细胞因子表达的路径相同，因此荧光密度的变化就代表了细胞因子表达水平的变化，并以此初步判断外源化学物是否有免疫毒性。Wagnaer 等利用 FCC 技术选用 5 种指示细胞系分析了 46 种外源化学物的免疫毒性，结果表明这些物质在强绿荧光蛋白（enhanced green fluorescent protein，EGFP）表达方面存在剂量相关性和指示细胞特异性。Ulleras 等用已知的免疫抑制药物环孢素 A（cyclosporin A，CsA）作用于白细胞介素-2（IL-2）、肿瘤坏死因子-a（TNF-a）、白细胞介素-4（IL-4）细胞系转染报告基因，用引起变应反应的化学物四氯合铂酸钾（K PtCl4）作用于白细胞介素-1β（IL-1β）细胞系转染报告基因，结果通过绿荧光蛋白密度变化表明基因的表达激活或抑制与细胞因子 IL-2、TNF-a、IL-1β 等表达水平相平行，因此可以用荧光蛋白表达强度的变化来反映细胞因子表达的变化。此方法具有高通量筛选的优势，同时遵循实验动物学的 3R 原则，即减少（reduce）、优化（refine）、替代（replace）实验动物。虽然 FCC 技术具有高通量筛选的优势，但是因其属于体外测定方法，和体内环境有差异，其有效性和敏感性也有待进一步的确认。

二、钥孔蝛血蓝素实验

钥孔蝛血蓝素（keyhole limpet hemocyanin，KLH）是一种含铜的糖蛋白，可引起Ⅳ型变应反应，可被用作免疫原来测定免疫能力。

Herzyk 等利用钥孔蝛血蓝素实验经由不同的途径对小鼠进行接种，发现静脉注射 KLH 和足跖皮下注射给药均可引发小鼠产生抗体，抗 KLH IgM 和 IgG 达峰时间分别出现在免疫后（5±2）天和 14 天。3 种免疫抑制剂（环孢素 A、硫唑嘌呤、泼尼松龙）均可使抗 KLH IgM 和 IgG 的产生减少。

KLH 实验中血清特异性抗原的抗体可以反映整个免疫系统的功能效应。此方法是依赖 T 淋巴细胞的抗原抗体反应实验的有效替代方法，但该法的有效性尚待进一步证实。有研究将几种已知的免疫抑制剂（环磷酰胺、环孢素 A、硫唑嘌呤、泼尼松龙）作用于 B6C3F1 小鼠和 SD 大鼠，分别用 PFC 实验和 KLH 实验评价不同剂量以及不同品系啮齿类动物的免疫毒性反应，并比较两种实验方法的灵敏性。结果表明，对于 B6C3Fl 小鼠和 SD 大鼠，PFC 实验都较 KLH 实验灵敏。

三、羧基荧光素乙酰乙酸琥珀酰亚胺酯淋巴细胞转化实验

羧基荧光素乙酰乙酸琥珀酰亚胺酯（5，6 - carboxyfluorescein diacetate，succinimide ester，CFDA - SE）淋巴细胞转化实验，是一种利用 CFDA - SE 染料标记淋巴细胞，通过流式细胞术检测淋巴细胞增殖的技术。原理：CFDA - SE 是一种可结合在细胞膜表面的活体染料，由于此染料是一种非极性分子，因此可自由穿透细胞膜，并在细胞内被酯酶转化成带有负电荷，并具有强荧光的氨基反应性羧基荧光素琥珀酰亚胺酯（carboxyfluorescein succinimide ester，CFSE）。CFSE 通过赖氨酸侧链或其他可利用的胺，不可逆地结合到细胞蛋白质上。被 CFSE 标记的细胞每分裂一次，CFSE 标记物可平均地分配到两个子代细胞中，CFSE 荧光强度减弱一半。在一个增殖的细胞群中，连续的各代细胞以其标记荧光强度的 2 倍递减为特征，可利用荧光显微镜观察染色结果，并能利用流式细胞术在激发光下进行分析。这项技术能够实现对体外或体内 8～10 个不同细胞分裂周期的可视化。有研究者在 T 淋巴细胞增殖实验中将 ^{3}H - 胸腺嘧啶掺入法和 CFSE 法进行了对比研究，结果表明前者只能在细胞培养的最后 16

小时测定细胞增殖，且辅助性 T 细胞和应答细胞在刺激条件下都分离时，实验结果不清楚。此外，不能直接测定增殖细胞表面分子或细胞因子的表达。而后者却能克服以上问题，另外该法引入了流式细胞仪技术，使得检测更为准确、快速，因此是传统淋巴细胞增殖实验的可能替代方法之一。但有研究者利用 CFSE 染色分析单向混合淋巴细胞反应（mixed lymphocyte reaction，MLR）时发现，当标记了 CFSE 的应答细胞分裂代数较多时，随着荧光强度的倍减，原本被 CFSE 标记的细胞与未被标记的细胞在荧光检测通道上不能清晰地区分开来。这在一定程度上限制了该方法在 MLR 研究中的应用。总之，此方法不仅可检测单细胞水平上细胞分裂的次数，还可以确定细胞的增殖能力，得到与增殖相关的多项参数，结果既直观又可量化，因此对某些特定的研究目的，如细胞增殖的亚群分析、增殖相关的细胞分化、增殖相关的细胞凋亡，特别是体内细胞分裂追踪等方面是其他增殖分析技术所无法比拟的。

四、流式细胞术

流式细胞术（flow cytometry，FCM）是对单细胞定量分析的一种技术，它借鉴了荧光标记技术、激光技术、单抗技术和计算机技术，具有极高的检测速度与统计精确性。原理：流式细胞仪主要包括以下几个组成部分：激光系统、流动系统、信号处理及放大系统、计算机系统。其工作流程如下：首先将待测标本制成单细胞悬液，然后利用荧光标记技术和单抗技术标记细胞，荧光染色后的细胞进入流动室，流动室充满流动的鞘液，鞘液压力与样品流压力是不同的，当两者的压力差异达到一定程度时，被鞘液裹挟着的样品流中的细胞排成单列逐个经过激光聚焦区被特异荧光染料标记的细胞在通过激光检测区时受激发产生特定波长的荧光，通过一系列信号转换、放大、数字化处理就可以在计算机上直观地统计染上各种荧光染料的细胞的百分率。选择不同的单克隆抗体及荧光染料，可以利用流式细胞仪同时测定一个细胞上的多个不同的特征。还可以利用流式细胞仪的分选功能将具有某种特征的细胞分选出来，以便进一步培养、研究。

近年来，随着细胞和分子生物学技术尤其是单克隆抗体技术的发展和分子探针的开发，流式细胞技术逐渐成熟。目前，流式细胞技术在免疫毒理学中得到广泛应用，可用于淋巴细胞亚群的检测、单核/巨噬细胞的检测、NK 细胞的检测、细胞因子的检测、细胞凋亡的检测、细胞内 CA^{2+} 浓度的测定等。

总之，流式细胞术具有快速、灵活、灵敏和定量的特点，能对各种细胞如 T 淋巴细胞、B 淋巴细胞、NK 细胞、巨噬细胞、树突状细胞等进行客观、快速、灵敏、多参数定量测定，并能按要求高纯度地分离收集所需类型的细胞，且其活性不受影响。因此该方法为免疫毒理学等生物医学及临床检验提供了一个全新视角和强有力的手段。

五、免疫细胞表型分析

免疫细胞表型分析通过抗体识别及结合免疫细胞的抗原表位，从而鉴定和（或）计数白细胞亚群，进而反映淋巴细胞亚群的变化情况。若需检测淋巴细胞悬液通常采用流式细胞分析，若需检测免疫组织切片则采用免疫组织化学法进行研究。目前，采用荧光标记的细胞表面标志单克隆抗体和流式细胞术结合的方法，可以快速、精确地计数淋巴细胞亚群。此方法现已广泛应用于药物和外源化学物的免疫毒性研究，此外也已应用于 T 淋巴细胞和 NK 细胞肿瘤等的研究中。

六、磁珠分离术

磁珠分离术是一种较新的淋巴细胞分离技术，有直接分离和间接分离 2 种方法。直接分离法是将抗细胞表面分子的特异性抗体与磁性微球交联，形成免疫磁珠，然后与细胞悬液混合共育，免疫磁珠可与表达相应表面分子的细胞结合，再以强磁场分离免疫磁珠及所结合的细胞，达到分选特定细胞的目的。间接分离法是用第二抗体与磁性微粒交联，再与已结合第一抗体的细胞反应，从而对细胞进行分离。上述方法为正选法，另外还有一种负选法，将磁珠与不需要的细胞结合，用强磁场分离免疫磁珠及所结合的细胞，该方法可用于分离人外周血及大鼠脾的 $CD4^+CD25^+$ 调节性 T 淋巴细胞等。有研究者制备了肝细胞癌免疫磁珠，将免疫磁珠与人肝癌细胞（HepG2）特异性结合，并结合免疫细胞化学方法可检测出外周血单核细胞中 57.2% 的微量癌细胞，无假阳性。另有研究者制备了牛血清白蛋白包裹的 Fe_3O_4/葡聚糖/鼠源单克隆乙肝病毒表面抗原抗体磁性纳米生物探针，用于快速免疫检测。

　　磁珠分离术作为一种细胞分选方法，和流式细胞术分选细胞相比，具有高效、快速、对靶细胞的活性和功能干扰少的优点，因此在对特定亚群细胞的功能和应用的研究中，得到了越来越广泛的运用。尽管上述新技术和方法具有灵敏、特异、可靠、简便、高效、成本低等优点，也解决了以往动物实验中存在的一些问题，但是这些方法仍属于体外测定方法，和体内环境有差异，其有效性和敏感性也有待进一步的确认。近年来，随着免疫毒理学的迅速发展，除上述所列免疫毒理学新方法外，基因芯片技术、转基因和基因删除技术、报告基因技术、干细胞技术等也取得了研究进展，可为免疫毒理学的发展提供理论指导。

第五节　免疫毒性作用的评价原则

　　一些学者认为可用现行的标准毒理学筛选实验检测可能具有免疫毒性外源化学物，如组织病理学、淋巴器官重量、血液学指标（如细胞分类计数、白细胞数、形态学）、血液生化检测（如血浆中总免疫球蛋白）和淋巴细胞计数等。但是由于免疫系统组成和功能的高度复杂性，以及免疫毒物毒作用的靶细胞和靶分子的多样性，多数免疫毒理学家认为没有一种实验方法，能完全检测大多数免疫毒性外源化学物引起的免疫功能的改变，因此一般采用一组免疫毒性实验方法。许多国家都已建立了适合于本国的免疫毒性检测方案，这些方案的检测项目及内容还在不断地变化与更新。

　　一些分层型免疫毒性检测方案已经提出。美国国家毒理学项目（National Toxicology Program，NTP）推荐的小鼠免疫毒性检测方案（利用 B6C3F1 小鼠）包括一系列免疫毒性检测实验（分层型免疫毒性检测）。第一层：筛查确定可能的免疫毒性物质。指标有免疫病理、体液免疫、细胞免疫、非特异性免疫。第二层：对于第一层实验中的一个或多个实验有影响的外源化学物需利用第二层进一步进行免疫毒性作用特性的研究，以进一步确定免疫反应改变的类型、影响的细胞类型、作用的可恢复性和对适合的模型产生的宿主抵抗力的改变。指标有免疫病理、体液免疫、细胞免疫、非特异性免疫、宿主抵抗力模型。但是此方案存在一定的局限性，如：（1）研究结果表明虽然没有一种实验方法能 100％检测大多数免疫毒性外源化学物引起的免疫功能的改变，但是 T 细胞依赖的抗体反应（Tcell dependent antibody response，TDAR）和 NK 细胞活性的测定在预测外源化学物免疫毒性上相对而言更有价值。（2）全范围的分层实验并不是必需的。NTP 研究表明两种实验方法的组合一致性＞90％，3 种实验方法的组合甚至可达到 100％的一致性。（3）1993 年 Luster 等指出免疫功能检测和宿主抵抗力模型有很强的相关性，但是宿主抵抗力模型灵敏度不高，是非必需的。近年来，国际上更强调以 TDAR 作为免疫毒性功能评价的主要方法。

人群免疫毒性检测对于确定外源化学物对人体健康危险度评价有十分重要的意义。20 世纪 80 年代由美国国家研究委员会（National Research Council，NRC）提出的人群免疫毒性检测方案分为 3 级。所有接触免疫毒物的人均需进行一级检测，从一级检测中发现有异常的人中选择部分接触人群进行二级检测，三级检测是在二级检测中发现有异常的人中进行。世界卫生组织（WHO）也对人群免疫毒性检测提出建议，该方案包括 7 个方面：血液学检查、体液免疫、细胞免疫、非特异性免疫、淋巴细胞的表面标记、自身抗体、临床化学检查等。2005 年 9 月 15 日，人用药品注册技术规范国际协调会（International Conference on Harmonization of Technical Requirements for Registration of Pharmaceutical for Human Use，ICH）S8 指导原则即"人用药物免疫毒性研究"被推荐使用，标志着 20 多年来关于免疫毒性问题的一系列国际活动取得明显进展。ICH S8 将欧洲医药评价局（European Medicine Evaluation Agency，EMEA）、美国食品与药品管理局（Food and Drug Administration，FDA）药品评价和研究中心和日本厚生劳动省三方关于免疫毒性评价的观点中一致的方面统一起来，即关于免疫抑制的评价。评价的药物种类为小分子药物而非生物大分子，评价范围限于免疫抑制反应，初始筛选实验包括对啮齿类动物的标准毒性检验（standard toxicity studies，STS）和早期短期的非啮齿类动物的慢性毒性重复实验，实验方法涉及血液学、免疫器官重量和组织病理学、血浆免疫球蛋白、感染和肿瘤模型。追加实验包括 T 细胞依赖的抗体反应（TDAR）、免疫细胞表型分析、NK 细胞功能、宿主抵抗实验、巨噬细胞/嗜中性粒细胞功能、迟发型超敏反应（DTH）。ICH S8 未包括目前缺乏统一评价方法的超敏反应、自身免疫等问题。新的 ICH S8 指导方针指出，如果恰当地评价 STS 实验终点，STS 实验可以检测到大多数待测药物的潜在免疫抑制作用。某种药物毒理学评价应综合 STS 实验结果、药物的药理性质、服药的患病人群、药物的代谢等各方面影响因素。

近年来，免疫毒理学发展很快。国内外不断开发出高灵敏度、高准确性的免疫毒性检测方法，ICH、EMEA 和美国（FDA/MRC）的指导原则也在不断完善。但是由于免疫系统的复杂性，目前国内外对药物和外源化学物的免疫学机制的认识有限，因而免疫毒性检测技术发展还有其局限性，评价免疫抑制及Ⅳ型变应反应的方法还存在着许多不足。对于某种外源化学物其免疫毒性的检测方案也仍未统一。但目前国内外逐渐注重在实际工作中，科学、灵活地应用免疫毒理学的评价方法，而非依赖既定的某种评价方案。因此，药物和外源化学物的免疫毒性机制及评价方法的研究仍然是免疫毒理学领域的重要课题，有待人们进一步地研究和实践。

（谭壮生）

主要参考文献

1. 齐丽娟，李宁. 免疫毒理学的评价方法及其研究进展. 国外医学卫生学分册，2008，35（3）：174-180.

2. Holsapple MP, Burns‐Naas LA, Hastings KL, et al. A proposed testing framework for developmental immunotoxicology (DIT). Toxicol Sci, 2005, 83: 18-24.

3. Luster MI, Gerberick GF. Immunotoxicology testing: past and future. Methods Mol Biol, 2010, 598: 3-13.

4. 汪涛，陆国才，袁伯俊. 药物免疫毒理学实验方法的研究进展. 中国新药杂志，2006，15: 1801-1804.

5. Germolec DR, Nyska A, Kashon M, et al. Extended histopathology in immunotoxicity testing: interlaboratory validation studies. Toxicol Sci, 2004, 78: 107-115.

6. Holsapple MP, Jones D, Kawabata TT. Assessing the potential to induce respiratory hypersensitivity. Toxicol Sci, 2006, 91: 4-13.

7. 杨晓芳，奚廷斐. 医疗器械的免疫毒性评价. 生物医学工程学杂志，2007，24: 1191-1195.

8. 霍艳，李波. 药物免疫毒性评价技术要求的国内外进展. 中国药学杂志，2006，41: 1525-1529.

9. 林海霞，常艳，马璟，等. 药物的免疫毒性评价. 世界临床药物，2008，7: 430-434.

第二部分

外源化学物的免疫毒性

第六章

金属及其化合物

第一节 镉及其化合物

一、理化性质

镉（cadmium，Cd）为柔软蓝白色金属块或灰色粉末。镉粉末为易燃物。以粉末或颗粒形状与空气混合，有发生粉尘爆炸危险。镉粉末与氧化剂、叠氮化氢、锌、硒或碲反应，有着火和爆炸危险。与酸反应释放出易燃氢气。燃烧（分解）释放出刺激性或有毒烟雾（或气体）。

二、来源、存在与接触机会

自然界中镉主要以硫化镉（CdS）存在于锌矿、铅锌矿和铜铅锌矿中，经过选矿、提炼出镉。

人类接触镉的途径主要是职业性接触，在镉生产制备和使用过程中接触含镉的原料，如焙烧提炼、金属镀镉、制造含镉合金、制造含镉电池、制造原子反应堆控制棒（银铟镉合金）、使用镉化合物（制造颜料、塑料稳定剂、荧光粉）等。

此外，镉的生产使用过程中所产生的废水、废气、废渣可造成环境污染，居住在周围的居民通过被污染的粮食、水摄入镉和通过空气吸入镉。

三、吸收、分布、代谢与排泄

镉经消化道和呼吸道进入机体。一般人群镉的来源主要是食物和吸烟，而职业人群接触镉则主要是通过呼吸道，吸收率与镉的粒子大小和水溶性有关。

吸收入血的镉迅速与血浆中金属硫蛋白（MT）相结合，生成镉-

金属硫蛋白（Cd-MT），并随血流分布到各器官。血镉随接触镉浓度增加和接触时间延长而升高，血清中的镉仅占血镉的 7% 左右。

体内镉的主要蓄积器官是肾（约占体内总镉量的 30%～50%）和肝（占 10%～30%）。在肺、胰、甲状腺、睾丸、唾液腺、毛发中也有镉蓄积；但镉不易透过血脑屏障和胎盘屏障。

镉主要经肾由尿排出，排出量随年龄而增加。Cd-MT 在近曲小管吸收，未被吸收的由尿排出。中毒后，肾小管细胞中的镉-金属硫蛋白经肾小管由尿排出。因而尿镉排出量与肾镉蓄积量以及血镉浓度呈正比。肾功能异常时，肾小管重吸收率降低，尿镉排出量明显增加。其次可随粪便排出，另外还可由胆汁排出。

镉由体内排出速度很慢，肾皮质镉的生物半衰期是 10～30 年，肝的生物半衰期是 7 年。正是由于半衰期长，长期接触镉时，镉可能由其他器官向肾转运，从而使镉可不断在肾蓄积，造成了即便是低浓度接触镉，因在肾内蓄积，最后达到镉毒性阈浓度而致肾损伤。

四、毒性概述

（一）动物实验资料

1. **急性毒性**　氯化镉对猫的最小催吐剂量是 4mg/kg。家兔经口致死剂量是 150～300mg/kg。动物摄入镉盐除出现呕吐外，还可引起腹痛、腹泻、呼吸困难、抽搐和感觉丧失，可死于中枢麻痹。大鼠一次皮下注射氯化镉 10mg/kg，可引起神经系统损害，主要位于半月状神经节和脊神经的感觉神经节。猫吸入含 4～18mg/m³ 的氧化镉烟雾 12 小时，最初出现流涎和呼吸增速，食欲减退，继而出现呼吸困难，染毒 24 小时后出现肺水肿。

2. **慢性毒性**　家兔平均每天喂饲氧化镉 14.9mg/kg 达 200 天，可出现生长迟缓、低色素性贫血、中性粒细胞增多、血浆白蛋白降低、血浆球蛋白，特别是 γ、α 和 β_2 球蛋白增高，尿中有蛋白和管型。病理检查发现，肾间质纤维化，伴有肾小球纤维化和肾皮质凝固性坏死、肝坏死及炎症细胞浸润，脾肿大、肺气肿和心肥大。

3. **致突变**　镉是一种很弱的致突变剂。氯化镉致染色体畸变试验证实,可诱发中国仓鼠肺成纤维细胞(V79 细胞)染色体畸变;但对培养的小鼠癌细胞和人淋巴细胞为阴性。

4. **生殖发育毒性** 大鼠怀孕 6 天经腹腔注射氯化镉(0、1、2、4mg Cd/kg),第 20 天处死后检查胎鼠。结果显示:各剂量组胎鼠的体重下降、颅臀长、头长缩短与对照组比较差异有统计学意义($P<0.01$);染镉组的胎鼠骨骼发育明显落后于对照组($P<0.01$)。

给孕期第 9、11、13 天 SD 大鼠腹腔注射氯化镉[剂量为 1.2、1.5mg/(kg·d)]。第 18 天解剖取雄性胎鼠睾丸做光镜、电镜观察及细胞色素 P450 免疫组化分析。光镜下可见 1.5mg/(kg·d)组胎鼠睾丸精曲小管内支持细胞排列紊乱,间质异常增生;电镜下两个镉染毒组均见精原细胞及支持细胞内线粒体肿胀、内质网扩张,间质细胞内线粒体肿胀并见脂滴堆积,尤以支持细胞和间质细胞损伤最为明显。同时染毒组间质细胞中细胞色素 P450 阳性产物表达也显著低于对照组($P<0.01$)。

5. **致癌** 实验动物皮下或肌内注射氯化镉、氧化镉和硫化镉在注射部位可致肉瘤、慢性吸入可致肺癌;经口染毒可致前列腺癌、睾丸癌。

(二)流行病学资料

张俊等通过对 23 例职业性接触镉的作业工人的观察,结果发现,接触者出现头晕、乏力、腰背酸痛及肢体痛等;实验室检查结果显示,20 例患者尿镉连续 2 次以上超过 $5\mu g/g$ 肌酐,5 例患者同时拌有尿 β_2-微球蛋白增高。

1968 年日本发生的"痛痛病",就是因为慢性镉中毒产生的。进入人体的镉使肾功能受到影响,近曲小管重吸收功能的下降又导致钙的流失,最后造成骨软化。Lemen 等报道,在镉冶炼厂 292 名接触工人中,工龄 2 年以上,恶性肿瘤发病 27 例,肺癌 12 例,前列腺癌4 例。

1987 年国际癌症所(IARC)将镉及其化合物归入 2A,人类可疑致癌物;1993 年被修订为 1 类,人类致癌物。可致肺癌。

（三）中毒临床表现及防治原则

1. 急性中毒　由职业性接触高浓度镉尘而引起的急性吸入毒性主要对肺造成损害。首先出现现呼吸道刺激症状（吸入后约 4～10 小时）和类似流感表现；严重者还会出现支气管肺炎、肺水肿和心力衰竭。吸入中等量镉尘或镉烟所引起"铸造热"，经治疗数天可愈。

误食镉引起的急性中毒，潜伏期 10 分钟至数小时不等。中毒者会出现急剧的胃肠刺激症状（如恶心、呕吐、腹泻、腹痛、里急后重等），引发全身疲乏、肌肉酸痛和虚脱等。

2. 慢性中毒　慢性镉中毒对人体的主要危害则是肾损伤。另外，肺部可出现慢性进行性阻塞性肺气肿，最终可致肺功能减退。长期接触镉者的肺癌发病率也会增高。

3. 防治原则　吸入所致的急性中毒，其治疗关键在于防止肺水肿。在日常生活中，我们应尽量避免用镀镉器皿调制或贮藏酸性食品或饮料。

职业接触者要加强个人防护，接触时要佩戴个人防护用具，避免吸入镉尘。如果发生慢性中毒，应马上停止作业，脱离工作环境，及时对症治疗。

五、毒性表现

1. 对 T 淋巴细胞的作用　研究发现小鼠孕期染镉后，与对照组比较，发现可使仔鼠外周血白细胞总数、T 淋巴细胞数量发生变化，并且低、高剂量组呈现不同的反应。低剂量组两种细胞数明显升高，即增强免疫反应；而高剂量组两种细胞数则无明显改变，表现为免疫反应受到抑制。同时还显示，这种影响直到仔鼠 8 周龄时方显现出来，说明镉对仔代免疫功能的影响为迟发作用。

通过改变细胞膜钙泵的活性，对钙调蛋白的竞争及抑制钙通道，镉可使淋巴细胞内游离钙浓度发生变化，造成细胞内钙稳态失衡。研究中观察到，镉染毒 14 天后，LACA 雌性小鼠淋巴细胞内游离钙浓度比对照组增加，研究者认为这可能是由于镉离子拮抗钙离子所致。同时还观察到，钙调蛋白的含量随着染毒剂量的增高而有所降低，说明镉的剂量与钙调蛋白的含量呈负相关。

通过对大鼠脾细胞膜上 β-肾上腺素受体密度、T 淋巴细胞亚群、血淋巴细胞腺苷酸环化酶（AC）、淋巴细胞内环磷酸腺苷（cAMP）等指标的观察，结果显示镉可作用于淋巴细胞膜上的 β-肾上腺素受体，使其密度增加，从而抑制淋巴细胞增殖功能；另外可使淋巴细胞内 cAMP 含量升高（与镉剂量呈正相关）。

有学者通过研究认为，镉-金属硫蛋白（Cd-MT）可致脾淋巴细胞毒性；T 淋巴细胞增殖功能的改变与 Cd-MT 的剂量呈负相关关系，而 T 淋巴细胞亚群的改变则为正相关。然而也有不同的实验结论。

有报道，镉对体外培养人体 T 淋巴细胞、B 淋巴细胞的增殖、存活能力均可产生直接抑制作用；且具有剂量-反应关系。

2. 对中性粒细胞、巨噬细胞、杀伤（K）细胞和自然杀伤（NK）细胞、细胞因子等的作用　整体、体外实验的结果均表明为：镉低浓度时对中性粒细胞的吞噬功能有激活作用，高剂量时则为抑制。

整体、体外实验证实镉均可影响巨噬细胞，抑制其吞噬功能，并有明显的剂量-反应关系。研究还发现，镉可减少巨噬细胞分泌肿瘤坏死因子-a（TNF-a）和一氧化氮（NO），提高其分泌前列腺素 E_2（PGE_2）。TNF-a 和 NO 不仅是巨噬细胞杀瘤的主要效应分子，而且 TNF-a 还可加强免疫应答，全面增强细胞及体液免疫功能。PGE_2 是一种生物活性激素，对机体的生理功能及物质代谢具有负反馈调节作用。

有研究结果显示，对杀伤（K）细胞和自然杀伤（NK）细胞的功能，镉均有抑制作用，降低细胞活性，并有明显剂量-反应关系。

另外有报道，低浓度镉可刺激鱼白细胞产生代偿性应激反应，白细胞数明显增加。但在该实验条件下，未见对巨噬细胞的吞噬功能有影响。

有实验显示，急性镉暴露可使大鼠的细胞免疫受到抑制，白细胞介素-2（IL-2）水平降低。

3. 对免疫球蛋白及溶菌酶的作用　周勇等对 48 名重金属中毒的矿工（接触组）进行了调查，测定血、尿某些金属及类金属的含量，以及免疫球蛋白的水平。经与对照组比较，发现接触组血与尿中铅、镉、砷的含量均显著高于对照组；免疫球蛋白中 IgG、IgM 的含量均较对照组下降，IgA 则升高，差异均有统计学意义。认为铅、镉、砷联合对机体体液免疫产生显著影响，主要表现为 IgG、IgM 下降，IgA 升高。提议将血液中免疫球蛋白含量可作为检查铅、镉、砷混合物中毒的早期敏感诊断指标。

动物实验结果也显示，镉对子鼠的体液免疫可产生影响。8 周龄时低镉剂量染毒组子鼠血清溶血素滴度升高，表现为刺激作用；而高镉染毒组则其滴度降低，表现为抑制。

还有报道，低镉剂量染毒组仔鼠血清溶菌酶水平在 4 周龄时即显著升高，表现为刺激作用；高镉剂量染毒组却降低，表现为抑制作用。8 周龄时则无显著变化。有学者观察到鲫鱼血清溶菌酶的含量随着镉剂量的增加呈现出升高的趋势，认为镉对鲫鱼的非特异性免疫功能有刺激作用。

六、毒性机制

1. β-肾上腺素能受体机制　镉可通过改变 β-肾上腺素受体密度，从而抑制淋巴细胞增殖功能，改变 T 淋巴细胞亚群的分型，且有剂量反应关系。给予 β-肾上腺素能受体阻断剂后可减轻镉的免疫毒性，因此有学者认为 β-肾上腺素能受体机制可能是镉的细胞免疫毒性机制的主要部分之一。

2. 由中枢介导的促肾上腺皮质激素释放因子（CRF）免疫调节机制　促肾上腺皮质激素释放因子（CRF）是由中枢下丘脑室旁核细胞合成分泌的一种中枢神经肽，与免疫系统有密切关系，中枢 CRF 升高可激活下丘脑-垂体-肾上腺轴从而下调免疫功能。另外在胸腺、脾等免疫器官也广泛存在着 CRF 及其受体，故外周循环中的 CRF 对免疫细胞可产生直接调控作用。

研究发现，单纯染镉可导致下丘脑 CRF 含量升高（此时外周循环中的 CRF 无明显变化），免疫功能受到抑制；而同时给予拮抗剂（α 螺旋促肾上腺皮质激素释放因子）时则降低镉对大鼠脾细胞免疫功能的部分抑制作用。从而说明下丘脑 CRF 含量升高介导的免疫调节机制在镉对大鼠脾淋巴细胞免疫毒作用过程中发挥着作用。

体外实验结果显示，同时给予一定剂量的 CRF 可改变镉对大鼠淋巴细胞的影响，但表现为促进淋巴细胞增殖而非抑制。表明 CRF 对免疫细胞的刺激作用超过了镉对免疫细胞增殖抑制作用。此结果不同于整体实验结果。有学者认为这是由于 CRF 在体内外的作用途径不同所致。中枢 CRF 受镉的影响，可刺激下丘脑-垂体-肾上腺轴或/和交感神经系统-肾上腺髓质轴释放大量儿茶酚胺，再经受体信号系统产生免疫抑制；而在体外实验时 CRF 直接与免疫细胞接触，经细胞表面 CRF 受体产生作用，刺激淋巴细胞，上调免疫功能。

3. 淋巴细胞 DNA 损伤和凋亡机制　研究表明，DNA 损伤与 T 淋巴细胞的增值转化功能有显著的相关关系。在体外实验中，镉对淋巴细胞 DNA 有损伤作用，并有剂量-反应关系。通过对淋巴细胞亚群的分析，说明镉对大鼠不同亚群的 T 淋巴细胞 DNA 损伤可能是非特异性的。这一结果也表明镉可能会通过损伤淋巴细胞 DNA 来产生免疫毒性。有学者认为脂质过氧化可引起质粒 DNA 单链的断裂，降低转化活力，产生碱性敏感部位，从而导致 DNA 损伤，从而提出脂质过氧化（LPO）损伤与 DNA 损伤有密切关系。

早在 1994 年就有报道，镉对人 T 淋巴细胞的凋亡具有影响，可导致出现 T 淋巴细胞 DNA 碎片和染色质凝结，引起 T 淋巴细胞、B 淋巴细胞、淋巴样细胞的凋亡。镉主要是通过以下机制引起细胞凋亡的。（1）增加细胞内游离钙离子的浓度，影响细胞信号传递，并通过钙、镁依赖性核酸内切酶活性介导，导致细胞凋亡的增加。（2）增强癌基因的表达。（3）引发细胞膜的脂质过氧化（LPO）损伤，产生羟基自由基（$OH^{\cdot}$）、超氧阴离子自由基（O_2^{-}）、烷氧自由基（$LO^{\cdot}$）、过氧自由基（$LOO^{\cdot}$）等，造成 DNA 发生氧化损伤，活化聚 ADP 核糖转移酶，消耗 ATP 贮存，从而诱导细胞凋亡。同时，LPO 还可显著增加细胞内游离钙浓度，激活细胞凋亡的信号传导途径促进凋亡。

4. 神经递质、内分泌激素-受体机制　现代免疫学认为，IL-2 在 T 淋巴细胞依赖的免疫应答中起着重要作用。T 淋巴细胞活化后可引起包括 IL-2 的细胞因子分泌，并与相应受体结合导致 T 淋巴细胞活化增殖。有研究认为，cAMP 信号传导系统对淋巴细胞的活化增殖起着负调节作用；并介导了 Th1 细胞分泌 IL-2；是传递 T 淋巴细胞活化和增殖抑制信号的第 2 信使。

近来有学者在染镉的条件下，观察了小鼠脾 T 淋巴细胞增殖功能、cAMP 水平、IL-2 水平三者的相互关系。结果发现：无论体外试验还是整体实验，镉致 T 淋巴细胞增殖功能减弱与 IL-2 水平下降，两者呈正相关关系，而 cAMP 水平升高，与前两者呈负相关关系。

通过本实验结果，该研究者认为：镉可抑制小鼠脾 T 淋巴细胞分泌的 IL-2 的活性；在镉抑制 T 淋巴细胞增殖活化的机制中，IL-2 发挥重要作用；而 cAMP 信使系统可能参与介导了镉对 T 淋巴细胞增殖功能的下调，抑制 IL-2 活性。同时还提出，镉对小鼠 T 淋巴细胞的作用在体外可能不是通过 cAMP 信使系统介导的。

可能还有其他不同水平的细胞代谢紊乱和多种抑制机制参与。神经递质、内分泌激素-受体机制的提出还有待于更进一步的探讨与研究。

（崔京伟　卢庆生　常元勋）

第二节　汞及其化合物

一、理化性质

汞（mercury, Hg）外观为银色液态金属，沉重可移动。金属汞几乎不溶于水。有机汞均为脂溶性，也有不同程度的水溶性和挥发性。加热时可形成有毒烟雾。汞能与氨和卤素发生剧烈反应，具有着火和爆炸危险；能浸蚀铝及许多其他金属，生成汞齐。

二、来源、存在与接触机会

汞以金属汞、无机汞和有机汞的形式存在。

自然界中的汞可经生物转化及食物链富集进入动物体及人体。

金属汞常用于仪表制造、电气器材制造与修理、实验室汞仪器分析、冶金工业、氯碱工业等。最可能接触到的是金属汞蒸气。

无机汞化合物常用来制造雷管和炸药；有机合成、毛毯制造；制造防火、防腐涂料；用于照相、医药、冶金、木材保存、印染、鞣革、电池和石印等工业。

有机汞主要用作农药。但我国已停止生产和停止使用。国外尚用于园林业、造纸、纺织及皮革业等。在有机汞的制造、生产、运输与贮存过程中，及船底漆和油漆防霉操作时，有机会接触到有机汞。

除上述职业性接触外，生活接触中还常见使用含汞药物与材料或误服含汞化合物以及使用含汞高化妆品。

三、吸收、分布、代谢与排泄

金属汞几乎不被消化道和皮肤吸收，但其蒸气很容易经呼吸道吸入；无机汞易经消化道和呼吸道吸收；有机汞则可经过各种途径侵入体内。

无论何种途径进入体内，汞化合物很快转变为 Hg^{2+}，与红细胞血红蛋白结合或进入血浆，并与血浆蛋白结合，称为蛋白结合汞。此外，汞可与体液中的阴离子结合，也可以和含巯基的低分子化合物结合，形成可扩散型汞，通过血液迅速分布全身，随之转移聚积在肝和肾。汞在体内各脏器中以肾的含汞浓度最高，约为体内总负荷量的 $70\%\sim85\%$ 以上。约有 80% 吸收的汞盐主要蓄积于肾的近曲小管内。

Hg^{2+} 可在肾中诱导金属硫蛋白合成。金属硫蛋白是肾组织与汞结合的主要成分，对于汞在肾内积蓄起着重要作用。随着此种蛋白与汞的结合而耗竭时，就会出现汞对肾的损害。

金属汞还可穿透胎盘屏障造成胎儿汞蓄积；穿透血脑屏障进入脑组织。金属汞还可分布到肠黏膜、唾液腺、口腔黏膜及皮肤等处，毛发中汞浓度也较高。有机汞化合物在体内以无机汞的形式存在于肾内。

体内汞主要经肾由尿排泄和经肝由胆汁排入肠再随粪便排出体外，也可通过肠-肝循环再次进入体内。其次可随肠黏膜脱落和汗液、唾液、乳汁、毛发和指甲排出。

四、毒性概述

（一）动物实验资料

1. **急性毒性** 金属汞蒸气对狗的致死浓度为 $15.29 \sim 20.08 mg/m^3$。狗在 $3 \sim 6 mg/m^3$ 则出现典型中毒症状。如食欲减退、流涎、呕吐、血便和腹泻、眼部炎症、全身软弱无力、步态不稳、兴奋性增高等，有些动物则出现震颤、瘫痪，甚至抽搐。

家兔在吸入 $28.8 mg/m^3$ 的金属汞蒸气后，可出现肝、肾、心、肺和结肠等脏器的严重损害。

无机汞化合物经口毒性因其吸收程度的不同而有所不同。一价汞化合物的毒性较小，二价汞的毒性较大。硝酸汞对小鼠腹腔注射的 LD_{50} 是 $8 mg/kg$。此外，经胃肠外途径染毒的毒性大于经口毒性。

无机汞化合物主要为肾损害，并可有胃肠损害表现及肝细胞变性。

有机汞化合物中，甲基汞、乙基汞和苯基汞的毒性差别不大。

2. **亚急性与慢性毒性** 兔反复吸入浓度为 $6 mg/m^3$ 的汞蒸气 6 周后发现有肾、心、肺和脑的损害。

大、小鼠吸入汞蒸气浓度达 $0.04 \sim 3 mg/m^3$，$8h/d$，历时 $2 \sim 3$ 个月，即可出现中毒症状。最早是行为改变，随后是神经系统功能障碍，血液变化，继而肝、肾功能受损。

3. **致突变** 氯化甲基汞可诱发中国仓鼠肺成纤维细胞（V79 细胞）和人淋巴细胞染色体畸变。同时，氯化甲基汞小鼠显性致死实验阳性。

4. **生殖发育毒性** 经甲基汞染毒后的妊娠小鼠，可出现死胎、胎吸收现象，以及仔鼠个体弱小，出现畸形。妊娠 10 天的大鼠一次给予不同剂量甲基汞，15 天后剖腹检查发现，不同剂量组的仔鼠均可出现不同比例的全身水肿、口唇裂、脐疝、脑疝等异常，并且异常的严重程度及比例随仔鼠体内含汞量的多少而变化。经甲基汞处理仓鼠的胎鼠也出现致畸体征。

对受孕大鼠腹腔注射氯化甲基汞，其仔代生长发育及行为发育延迟。

5. 致癌　通过连续 78 周给小鼠喂饲含甲基汞 0.15mg/kg 和 30mg/kg 饲料，发现低剂量组存活的 16 只雄性小鼠中，13 只在染毒的第 53 周后发生肾肿瘤（主要为腺癌）。小鼠腹腔注射金属汞，存活大鼠中 40% 出现腹腔肉瘤。

国际癌症研究所（IARC）将甲基汞归入 2B 类，人类可能致癌物。

（二）流行病学资料

1953 年日本的水俣市发生严重的汞中毒事件，造成 41 人死亡。至 1974 年，日本共有水俣病患者 1400 余人。

许烽（2006 年）通过对某厂（以生产荧光灯为主）126 名排气岗位的作业工人进行职业健康检查发现：在 126 名观察对象中，有头昏、头晕、失眠等症状的 63 人；患牙龈炎或牙龈萎缩 43 人；震颤症状 11 人；出现血常规异常 16 人，尿常规异常 60 人。123 份尿样中，尿汞超标者 121 人，最高可达 1.523mg/L（国家标准＜0.01mg/L）。

（三）中毒临床表现及防治原则

1. 急性中毒　经消化道中毒者常因口服升汞等汞化合物引起。服后数分钟到数十分钟即可出现急性腐蚀性口腔炎和胃肠炎。常有周围循环衰竭及胃肠道穿孔。数天（3~4 天）后，严重的可在 24 小时内，可出现急性肾衰竭，并有肝损害。吸入高浓度汞蒸气可出现发热、引起化学性气管-支气管炎和肺炎，乃至呼吸衰竭，以及急性肾衰竭。人吸入 1.2~8.5mg/m³ 的金属汞蒸气可致急性中毒。

皮肤接触可引起变应性接触性皮炎。出现的红斑、丘疹，可融合成片或形成水疱，愈后有色素沉着。

2. 慢性中毒

（1）神经系统症状，如易激动、口吃、焦虑、思想不集中、记忆力减退、精神压抑，以及头痛、肢体麻木等。植物神经功能紊乱的表现如脸红、多汗、皮肤划痕征阳性等。（2）肌肉震颤。（3）口腔症状主要表现为黏膜充血、溃疡、齿龈肿胀和出血，牙齿松动和脱落，齿龈表面的汞线。（4）低分子蛋白尿等，以及肾炎和肾病综合征。（5）其他，慢性中毒患者尚可有体重减轻、性功能减退，妇女月经失调或流产以及有甲状腺机能亢进、周围神经病变。眼晶体前房的棕色光反射阳性。

3. **防治原则**　急性中毒时，首先迅速脱离现场，并脱去污染衣服，静卧，保暖。对急、慢性汞中毒应尽早进行驱汞治疗，同时给予对症处理。

对工作场所应加强管理，建立健全密闭系统和通风设施；改革旧工艺或用替代品；同时强化职工的自我保护意识，完善个人防护措施；加强对含汞"三废"的处理；禁止使用有机汞农药；有职业禁忌证的人员不得从事该工作；接触汞者，按规定定期进行职业性健康检查。

五、毒性表现与机制

1. **诱导免疫细胞凋亡**　汞可诱导多种人和动物的免疫细胞（如T淋巴细胞和小脑粒细胞等）凋亡，其原因可能是由于汞引起还原型谷胱甘肽（GSH）的过量消耗，使得不能及时清除细胞和线粒体内的活性氧，从而导致有关死亡的信号系统被激活。另外，汞所引起的Fos和Jun基因活化，bcl-2家族蛋白表达改变，也可能参与了细胞凋亡过程的调控。

有实验显示，甲基汞是致T淋巴细胞凋亡的有效毒性物质。线粒体是其毒作用的靶细胞器，通过诱导氧化应激从而激活凋亡通路。此外，作为基因毒素，汞对细胞生存和凋亡的基因表达具有明显的影响。儿童可因为免疫注射造成汞蓄积而使其免疫系统受到潜在危害。体外实验研究发现，作为疫苗消毒防腐剂的硫柳汞，可通过从线粒体中释放细胞色素C和凋亡诱导因子，激活caspase-9和caspase-3引起T细胞凋亡。在研究无机汞细胞毒性的过程中也观察到，活性氧产生增多，Ca^{2+}稳态失衡，导致细胞凋亡和坏死，表明无机汞也可引起免疫细胞凋亡。

另外，也有实验结果显示，经过活化或预先用抗氧化剂处理，都可降低汞诱导的细胞凋亡和坏死作用。还有报道表明，低剂量的汞化合物（包括无机汞和有机汞）可抑制中性粒细胞的凋亡，使得衰老的中性粒细胞过度堆积。

2. 免疫细胞 DNA 损伤作用　甲基汞能对小鼠胸腺淋巴细胞 DNA 造成损伤，产生链断裂；且损伤程度与甲基汞的剂量有正相关关系。有研究表明，甲基汞还可降低 ^{3}H-TdR 的掺入，抑制小鼠胸腺淋巴细胞 DNA 合成。

3. 非特异性免疫抑制作用　研究表明，汞对肺泡巨噬细胞有细胞毒作用，并可抑制其产生某些细胞因子（如 TNF-α 和 NO）。氯化汞可增加嗜中性粒细胞膜的通透性，改变细胞内钙浓度，使细胞运动能力下降，从而影响其在炎症中的趋化功能。在培养的小鼠巨噬细胞中，甲基汞主要沉积在溶酶体中，以及分散在胞浆和核内。长期接触甲基汞可降低细胞存活率，减少 TNF-α 和 TNF-β 生成，使巨噬细胞迁移和吞噬能力受阻。

4. 对免疫调节的作用　接触低剂量的汞，可抑制体外培养的幼龄小鼠胸腺分泌胸腺素，这可能是汞作业工人淋巴细胞功能受损的原因。有学者发现，甲基汞也可增加脾 T 淋巴细胞钙浓度，提示甲基汞可能是通过此方式来影响细胞的免疫功能。还有报道，汞可能通过消耗谷胱甘肽（GSH），使大鼠 T 淋巴细胞干扰素的产生受到抑制。

5. 自身免疫　引起自身免疫主要是小剂量汞，特别是无机汞。汞所引起的自身免疫性疾病主要与遗传因素和个体敏感性有关。也与体内辅助 T 淋巴细胞（Th）亚群 Th1/Th2 失衡有关。还有研究表明，在汞引起的免疫性肾损伤的过程里细胞间黏附分子（ICAM）表达增加。

6. 其他　有研究显示，甲基汞对免疫系统的发育也具有毒作用。甲基汞可通过胎盘和乳汁使幼年动物的胸腺淋巴细胞对有丝分裂的增殖反应增加，而脾淋巴细胞反应及 NK 细胞功能降低，血液中所有白细胞亚群均增多。此外，无论是高水平还是低水平的离子汞，都可通过上调小鼠脾细胞和淋巴细胞瘤中蛋白酪氨酸磷酸化作用，干扰淋巴细胞信号传导过程，导致细胞功能紊乱。

（卢庆生）

第三节　铝及其化合物

一、理化性质

铝（aluminum，Al）在地壳中分布广泛，大多以硅铝酸盐存在，占地壳质量的 8.8%，含量仅次于氧和硅，居位第三。常见的铝化合物有氧化铝、氯化铝、氢氧化铝、醋酸铝、硫酸铝、三乙基铝等。铝为两性金属，既溶于各种酸类，也溶于强碱。与氧化剂混合能形成爆炸性混合物。与氟、氯等接触会发生剧烈的化学反应。与酸类或强碱接触也能产生氢气，引起燃烧爆炸。

二、来源、存在与接触机会

人类接触铝的途径可概括为职业性（环境性）接触、医源性接触和生活性接触 3 个方面。职业性接触是指铝的生产加工、冶炼、熔炼等，主要污染物是含铝的烟尘。医源性接触者主要是透析治疗的患者，其次是服抗酸药、降磷药的患者。生活性接触包括食物、饮水、空气和铝制餐具、容器等。

三、吸收、分布、代谢与排泄

铝及其化合物在生产环境中主要以蒸气和粉尘的形式存在，主要经呼吸道吸收，并可在肺中蓄积。生活环境铝以经口摄入为主，从胃肠道吸收。当含铝的食品或药物进入消化道后，其摄入量的 98% 以上经粪便排出，其余的 1%～2% 被吸收。这是因为消化道内 pH 值和食物中的磷酸盐，使铝盐转变成不溶性磷酸铝所致。铝及其化合物不能经由完整的皮肤进入体内。进入人体的铝化合物被吸收入血，大部分与血浆蛋白结合，小部分形成游离铝。结合铝及游离铝可随血流通过毛细血管壁而沉积于各组织、器官中，主要蓄积在骨、肝、肾、肺、脑和肾上腺。铝在软组织中存留的时间较短，在血液中不超过一周。呼吸道吸入不溶性铝粉，可长时间蓄积在肺和肺门淋巴结。长期接触铝粉尘者还可见脑、肝和骨内铝含量增加。进入体内的铝约60％经肾由尿中排出。

研究表明与铝的生物转运有关的主要有两个系统。神经细胞对铝的摄入与一个非钠依赖的谷氨酸盐转运系统——Xc（-）有关。慢性铝暴露后，细胞内的 Xc（-）表达下降，从而可以减少铝的摄入，这是细胞保护机制的体现，但由于 Xc（-）还承担谷氨酸盐的转运，因此细胞的抗氧化应激能力有所下降。另外，单羧酸盐转运体（monocarboxylate transport；MCT）是有机阴离子转运体家族中的一员。研究发现 MCT1 拮抗剂、代谢抑制剂和质子传递抑制剂都可阻断铝穿过血-脑屏障的通路，说明 MCT1 对铝通过血-脑屏障起到了关键作用。

另外，机体对铝的吸收与其他金属之间存在相互影响，例如缺铁会引起机体对铝的吸收，以及铝在肝和肾的负荷增加，但该转运过程与铁及转铁蛋白均无关联。研究者认为，是铝对缺铁造成的细胞旁路的渗透性增加所导致的。流行病学研究表明，饮食中金属含量的比例及其之间的相互作用都会影响其在体内铝的转运过程。

四、毒性概述

(一) 动物实验资料

1. **急性毒性**　金属铝毒性极微，铝盐类属低毒或微毒类。不溶性铝化合物一般不易引起明显急性毒作用，但较大剂量的可溶性铝化合物具有一定毒性。小鼠经口 LD_{50} 氯化铝为 (770 ± 120) mg/kg；大鼠经口 LD_{50} 氯化铝为 3730mg/kg。急性吸入大量铝尘可引起肺部轻度纤维化，形成特殊的铝肺。

2. **慢性毒性**　慢性经口给予铝可以引起动物环磷酸腺苷、微管相关蛋白-2 (microtubule-associated protein-2，MAP-2) 磷酸化和一个 20 000 大小的神经丝亚单位含量明显增加。进一步研究发现，慢性经口给予铝可促进体内可溶性蛋白的磷酸化，但对颗粒性蛋白的磷酸化无促进作用或具有抑制作用，说明铝可以影响蛋白激酶活性。通过饮水给予动物铝 5.0mg/kg 或 20mg/kg 的 6 个月，20mg/kg 组动物的肾和脑组织出现病理改变，其中脑部可见阿尔茨海默病样神经退行性病变。长期给予鸡铝含量为 1400mg/kg 的饲料可引起受试动物出现严重佝偻病。

3. 致突变　铝可引起培养人淋巴细胞姐妹染色单体交换率增加，以及培养人星形胶质细胞程序外 DNA 合成。

4. 生殖发育毒性　雄性大鼠在硝酸铝的作用下，睾丸及附睾重量下降，使雌性鼠的怀孕率下降。睾丸内的精子数目明显减少，出现精原细胞、精母细胞的坏死。

一项生殖毒性研究表明，孕 6～19 天大鼠给予氯化铝 500～1000mg/kg，未发现生殖毒性。但在另一项研究中，除了给予氯化铝 1000mg/kg 外，经皮下注射甲状旁腺激素 68U//kg，发现染毒动物吸收胎明显增多。

5. 致癌　国际癌症研究所（IRAC）将铝归入 4 类，对人类可能是非致癌物。但有一项致癌试验结果表明，给 18 只大鼠皮下植入铝箔，8 只大鼠植入部位出现肉瘤。

（二）流行病学资料

20 世纪 70 年代经流行病学调查发现，接受透析治疗后，由于接触透析液中高浓度铝，使其骨折性骨软化病发生率升高。此病的特征是骨形成速率迟缓，以四环素标记，发现无明显骨形成。这种脱钙现象，用 1，25-二羟胆固醇（维生素 D3）治疗无效。

（三）中毒临床表现与防治原则

1. 急性中毒　大量吸入铝及其化合物后可引起急性刺激性支气管炎。还可引起间质性肺炎，有时还可诱发支气管哮喘发作，严重时可引起中毒性肺水肿和化学性肺炎。

2. 慢性中毒　铝尘导致的慢性损害主要为铝尘肺。铝尘肺发病一般较慢，多在接尘 10～32 年后发病。

3. 防治原则　加强通风、改进密闭和除尘措施；对从业人员进行定期的健康检查，从业人员上岗前排除职业禁忌证。

五、毒性表现

（一）对免疫器官的影响

有关铝对免疫器官脏器影响的报道不一。黄波等报道三氯化铝染毒 2 周后对昆明小鼠的免疫器官胸腺和脾重量影响不明显，表明三氯化铝对免疫器官重量无影响。病理学检查未见异常。刘景芳等在 NIH 小鼠基础饲料中加铝 $10mg/(kg \cdot d)$，2 个月后，观察到胸腺及脾脏器指数与对照组相比有明显降低。朱方争等研究结果表明小鼠腹膜内注射 10、25、40mg/kg 三氯化铝，2 周后脾脏器系数上升，4 周和 6 周后作用更为明显，且与染毒剂量呈正相关，而对胸腺脏器系数无明显影响。还有研究结果表明，小鼠经腹腔注射 10 和 100mg/kg 三氯化铝，各组小鼠脾重量随染毒剂量的增加，下降趋势越来越大。刘福堂研究结果显示亚慢性三氯化铝染毒可导致雏鸡脾、法氏囊损伤。

（二）对免疫细胞的影响

Graske 等研究结果表明，健康人 3 次/天口服 10ml 抗酸剂 $[Al(OH)_3, 59mg/ml]$，6 周后测定淋巴细胞亚群、淋巴细胞增殖、Ig 和 IL 的含量，试验组与对照组相比，均呈现相似时间依赖性变化。除了试验组的 $CD8^+$、$CD4^+$ 略微低于对照组，其他免疫参数没有明显不同。朱方争等（1998 年）的研究结果发现，小鼠染铝 4 周和 6 周后脾重增加，25、40mg/kg 组 $CD3^+$、$CD4^+$、$CD4^+/CD8^+$、抗核抗体（ANA）阳性率均显著增加，并且随染铝时间延长，40mg/kg 组的 $CD3^+$、$CD4^+$、$CD4^+/CD8^+$ 及 ANA 阳性率呈先升高后下降趋势，而 $CD8^+$ 呈上升趋势，提示铝对小鼠免疫系统的作用呈双向性。淋巴细胞增殖过程是机体免疫细胞介导免疫应答过程中不可缺少的重要阶段。黄波等用 25、50、100mg/kg 三氯化铝 腹腔染毒小鼠 2 周，50 和 100mg/kg 组的 T 淋巴细胞数和脾淋巴细胞增殖值均明显低于对照组，这些结果表明在整体动物试验中，铝过量摄入会对细胞免疫造成抑制。王众对鸡脾淋巴细胞的研究表明，低剂量三氯化铝能明显抑制 T 淋巴细胞增殖，对 B 淋巴细胞增殖不起作用，高剂量三氯化铝对 T 淋巴细胞、B 淋巴细胞增殖均起抑制作用。亚慢性铝染毒雏鸡外周血中白细胞数、淋巴细胞总数、ANA 阳性率均显著或极显著低于对照组。

（三）对体液免疫的影响

氯化铝已被证实主要影响胸腺依赖性体液免疫反应。王清海等研究发现铝铸造车间工人血清 IgM 显著下降，与其动物试验的结果相吻合。但朱方争等研究结果表明，短期暴露的铝厂作业工人的细胞和体液免疫均增强，而长期暴露者均受抑制。提示铝厂作业工人免疫功能的改变呈双向性，表现为先增强后抑制，并且暴露组与对照组之间 IgG、IgM、ANA 含量的差异有统计学意义，空气铝浓度与血清 IgM 呈显著负相关。

（四）对细胞因子的影响

韦小敏等的研究结果表明，三氯化铝对体外 T 淋巴细胞分泌细胞因子有明显的抑制作用。随着三氯化铝浓度增加，细胞培养液中 IL-22 和 TNF-α 含量均呈明显梯度下降，且呈剂量反应关系，各铝处理组与对照组比较下降均有显著性。王众的研究结果显示三氯化铝染毒组脾淋巴细胞培养液中白细胞介素-2（IL-2）和 TNF-α 含量低于对照组，组间差异有统计学意义（$P < 0.01$；$P < 0.05$），且染铝浓度和它们的含量呈负相关。有研究表明，混入氢氧化铝的佐剂组致敏小鼠的 IFN-γ 和 IL-24 含量，要低于无佐剂的氢氧化铝组。

（五）其他

何玲等给昆明小鼠灌服三氯化铝 303.3mg/（kg·d），20 天后，导致小鼠腹腔巨噬细胞的吞噬功能和淋巴细胞转化率降低，染毒组与对照组相比差有统计学意义。顾饶胜等也得出了相同结论。黄波等研究结果表明，随着三氯化铝的剂量增高，小鼠巨噬细胞对炭粒的廓清指数和吞噬功能降低，半数廓清时间延长，50 和 100mg/kg 组与对照组比较差异有统计学意义。

冯积德等以三氯化铝 100mg/kg 剂量对小鼠进行腹腔注射，隔日 1 次，连续 50 天，以复制慢性铝中毒老年痴呆模型。结果发现模型组小鼠红细胞 C3b 受体活性明显低下，而红细胞免疫复合物花环率（RFER）显著增高；同时发现模型组动物血清红细胞免疫促进因子活性降低，而血清红细胞免疫抑制因子活性增高，提示模型组小鼠红细胞免疫及其调控功能低下。刘福堂（2008 年）对亚慢性铝染毒雏鸡的研究也获得相似结果。

六、毒性机制

铝可能通过干扰体内锌代谢降低超氧化物歧化酶（SOD）活性，降低机体抗氧化酶类活性，而增强活性氧（ROS）生成从而引起的脂质过氧化反应；也可通过加强 Fe^{2+} 诱导的脂质过氧化，导致淋巴细胞凋亡或死亡。三氯化铝染毒使得鸡脾淋巴细胞一氧化氮合酶（NOS）活性，一氧化氮（NO）和丙二醛（MDA）含量高于对照组，超氧化物歧化酶（SOD）和谷胱苷肽过氧化物酶（GSH-Px）活性低于对照组，组间差异有统计学意义（$P<0.01$；$P<0.05$），且呈现剂量-效应关系。随染三氯化铝浓度的增加，典型凋亡特征的细胞数逐渐增多；G_0/G_1 期细胞数量逐渐增加，S 和 G_2/M 期细胞数量逐渐减少，细胞增殖指数降低；凋亡指数和细胞凋亡率升高，三氯化铝组与对照组间比较差异均有统计学意义（$P<0.01$）。

随着三氯化铝浓度的增加，鸡淋巴细胞内游离钙（$[Ca^{2+}]_i$）浓度逐渐升高，钙调蛋白（CaM）mRNA 表达减少，RyR_2 mRNA 表达增加。这可能是铝刺激细胞膜上电压依赖性钙通道（VGCC）开放，造成少量 Ca^{2+} 内流，Ca^{2+} 与 RyR_2 上 Ca^{2+} 结合位点结合而触发 RyR_2 释放 Ca^{2+}，即发生所谓"钙引发的钙释放"（CICR）现象，加重了细胞内 $[Ca^{2+}]_i$ 增高；或者 Al^{3+} 可作为一种外源性调节因子，可能是 RyR_2 的一种激动剂，它可直接与其发生某种构象上的改变，而触发 RyR_2 释放 Ca^{2+}，造成细胞内 $[Ca^{2+}]$ 增高。铝可通过刺激 L-Ca^{2+} αlC 通道开放，使细胞外 Ca^{2+} 内流增加，进而造成 RyR_2 开放，使细胞器内 Ca^{2+} 释放，诱发 CICR 现象，共同使 $[Ca^{2+}]_i$ 增加，钙稳态遭到严重破坏，严重影响淋巴细胞功能。

（谭壮生）

第四节　铜及其化合物

一、理化性质

铜（copper，Cu）系一种淡红色立方晶体形金属。加热易氧化。铜具有展延性、可塑性，是良好的热和电导体。铜可溶于硝酸，加热的浓硝酸和有机酸中。铜有很好耐腐蚀能力，在干燥空气中很稳定；但在含有二氧化碳的潮湿空气中，在其表面可生成一层绿色碱式碳酸铜，称为铜绿。

二、来源、存在与接触机会

铜近一半是用于电力设备制造，也是许多合金的一个重要成分。它常与银、铜、锡和锌一起用于合金制造，并大量用于机械制造、电器、军事、管道、玻璃、陶瓷和手工艺品等工业。铜的另外用途是制造供热系统设备及管件。铜盐还可用作杀虫剂。

三、吸收、分布、代谢与排泄

铜是人体必需的微量元素，成人每日从外界摄取铜约 $2\sim2.5\mathrm{mg}$。胃肠道对铜的吸收，通常是由机体内铜的状态来调节的。应用放射性铜对大鼠进行的研究表明，摄入小剂量的铜，其吸收率可高于 50%。如果增大剂量，则吸收量相对降低。纯铜因不溶于水而不被吸收。食物中的大部分铜是以复合形式被吸收的；仅小部分是以离子状态被吸收。消化道吸收铜盐的能力很弱，细胞主要通过血浆铜蓝蛋白和金属离子载体运输和摄取铜。血浆铜蓝蛋白络合血浆中 $70\%\sim90\%$ 的铜，将铜传递给细胞内蛋白质。同时，金属离子载体可将铜从肠腔转移到肠黏膜表层细胞内，此过程可被饱和。铜被吸收入血后与血浆蛋白或氨基酸结合，再广泛分布于细胞、肝等。铜主要分布并贮存于肝，其次为肾、心肌、脑、肌肉等。通常，肝中的铜结合于肝细胞的线粒体、细胞核和胞浆中或者从肝中释放出来与蛋白质结合形成血浆铜蓝蛋白、红细胞铜蛋白或细胞的各种含铜酶（如细胞色素氧化酶、酪氨酸酶）。铜主要经胆汁排泄，铜还可经过汗液排出一部分。无论人或动物尿中排泄的铜都很少。如果胆道梗阻，则通过肾由尿排泄量增大。

四、毒性概述

金属铜属微毒类，铜化合物属低毒和中等毒类。醋酸铜和硫酸铜毒性较大，因其有酸根的毒性作用，对胃肠道有较强的刺激。

（一）动物实验资料

1. 急性毒性　兔经口灌入硫酸铜的中毒剂量为 50mg/kg，致死剂量为 159mg/kg。大鼠一次吸入大量铜尘，由于强烈的刺激作用，出现支气管炎或支气管肺炎，甚至肺水肿，可引起死亡。

2. 亚急性与慢性毒性　大鼠吸入铜尘 200～300mg/m³，1 个月后，出现肺部结缔组织增生，并有结节性改变；肝、肾细胞同时出现蛋白变性及坏死。大鼠腹腔内注射硫酸铜 3.75mg/kg，2～6 周后，出现某些和单胺代谢有关的酶活性降低，脑内 5 - 羟色胺代谢受到抑制，肝和脑内铜含量增高，血清酸性磷酸酶和 ALT 活性升高。大鼠和猪通过喂饲含铜化合物，连续 90 天以上，发现血红蛋白和红细胞压积下降。

3. 致突变　大鼠通过植入渗透性微型铜泵使肝和肾不断地与渗出的铜接触，导致 8 - 羟基脱氧鸟苷浓度增加，这显示铜能导致 DNA 的碱基发生氧化性损伤。铜过度摄入动物的肝中凋亡小体的出现是铜诱导 DNA 损伤的证据。铜易与 DNA 结合形成一些加合物而参与染色质的凝聚作用。

4. 生殖发育毒性　分别对成年小鼠每天腹腔注射不同剂量的乙酸铜，连续 7 天。结果表明乙酸铜对小鼠的体重增长及睾丸重量增加具有一定的抑制作用，不同剂量的乙酸铜均使雄性小鼠精子密度、精子活力明显降低，具有明显的剂量 - 效应关系。实验组精子畸形率、均明显高于对照组，且均随乙酸铜剂量的增加而明显升高。

5. 致癌　未见相关报道。

（二）流行病学资料

1900—1980 年期间，奥地利西部 Tyrolea 地区 138 例婴儿死于肝疾病伴有高水平的肝铜，这个时期喂养婴儿的牛奶和水被铜污染。与此相似，印度也出现一种称为"印度儿童期肝硬化"的疾病，患者肝中有高水平铜。

血铜和冠心病死亡率相关性极强，尤其是男性，流行病学调查发现血铜和心血管疾病死亡危险性相关且有统计学意义。曾报道缺血性心脏病和急性心肌梗死死亡患者的腹主动脉粥样硬化斑铜浓度比对照组明显降低。

（三）中毒临床表现及防治原则

1. 急性中毒 急性中毒可见于短时间吸入大量氧化铜或碳酸铜烟，常引起铸造热。有些中毒患者还可出现肾小管坏死，于误服后 24～48 小时出现少尿和尿毒症，血清铜和铜蓝蛋白水平高于正常。严重中毒者可因休克，肝、肾损害而致死。

2. 慢性中毒 长期接触铜尘、铜盐者可见呼吸道刺激症状，如咯血、鼻咽黏膜充血、鼻中隔溃疡，甚至穿孔；并出现胃肠道症状，如腹痛、恶心、呕吐、食欲下降、口中有金属甜味。还可引起铜尘肺。眼接触铜盐可发生结膜炎和眼睑水肿，严重时角膜可以发生浑浊和溃疡。吸入碳酸铜粉尘浓度达 90～140mg/m³ 时，可见血中胆红素增加，并出现黄疸。亚砷酸铜、氰化铜、氟化铜、氧化铜、硝酸铜和硫酸铜等无机铜以及环烷酸铜等有机铜可致接触性皮炎和口腔炎。

3. 防治原则 急性吸入铜尘或铜烟中毒，立即将患者移至上风向或空气新鲜的场所，注意保持呼吸道通畅，清洗污染物。应及时对症处理。阻止毒物继续吸收。金属烟雾热的治疗，轻症可休息、保温，多进水和饮料。重症者应休息，服用退热剂，防止继发感染，根据病情进行必要的输液和抗炎症治疗。

五、毒性表现与机制

雌性 Balb/C 小鼠脾细胞用 $2\mu mol/L$ CuSO$_4$ 处理 4 天后，空斑形成细胞（PFC）反应减弱；用 $0.1～8\mu mol/L$ CuSO$_4$ 处理后，对脂多

糖（LPS）的免疫应答也降低，并呈剂量-反应关系。在培养液中添加 500 U/ml 过氧化氢后，上述的两类反应都可恢复到正常水平。

过量的铜会影响细胞因子（cytokine）的合成。人外周血白细胞用 0.12～0.5 mmol/L $CuSO_4$ 处理后，刺激 TNF 的合成，抑制 IL-1β 和 IL-6 的合成，如果在培养液中加入少量的 LPS，能协同刺激 TNF 的合成与分泌。

高春生等分别用 0、0.01、0.05、0.10、0.30、0.50、0.70 和 1.00mg/L 的 Cu^{2+} 刺激黄河鲤 7 天，测定黄河鲤白细胞数量和血清中溶菌酶活力等非特异性免疫指标的变化。结果表明，0.01 和 0.05mg/L 的 Cu^{2+} 对黄河鲤上述两个指标无显著影响，但 0.10 和 1.00mg/L 的 Cu^{2+} 使黄河鲤白细胞数减小，溶菌酶活力下降。

崔恒敏研究表明，铜染毒雏鸭 1 周龄时法氏囊、2 周龄时胸腺和脾发育明显或显著抑制，说明淋巴器官对铜染毒比较敏感，在雏鸭生长发育的前期即有明显表现，明显早于其他组织器官。实验观察同时发现，铜染毒对雏鸭中枢免疫器官发育的抑制作用早于外周免疫器官，程度上也强于外周免疫器官，依次为法氏囊＞胸腺＞脾。铜染毒还可使淋巴细胞由静止期进入增殖期的增殖分化过程受阻，淋巴细胞减少。

铜染毒可导致雏鸭红细胞 C_3bRR 花环率和 ICR 花环率均降低，且随周龄增长而逐渐明显，以 4、5 周龄最显著。这可能与铜染毒对红细胞的直接毒性作用有关，导致红细胞膜上的 C_3b 受体生成数量减少、质量降低，或（和）C_3b 受体的功能受损，因此两个染毒组 C_3bRR 花环率和 ICR 花环率均降低，并与红细胞受损出现的形态变化一致。另有实验表明小鼠通过饮水摄入铜元素，能产生对红细胞的自身抗体，并且加锌也不能改变这一趋势。但目前没有发现铜对人也能引起相似的反应。

还有报道铜染毒大鼠染毒组淋巴细胞凋亡百分率增高。凋亡淋巴细胞增多的原因有二：一是与线粒体受损或异常有关。电镜观察证实，铜染毒时淋巴细胞线粒体受损明显。可以认为线粒体的明显受损，严重影响了 Bcl-2 的表达而诱导细胞凋亡。二是与淋巴细胞增殖分化受阻有关，增殖分化受阻使不成熟或难以进入增殖期的细胞数量增多。

（谭壮生）

第五节　铍及其化合物

一、理化特性

铍（beryllium，Be）属轻金属，外观为灰色。不溶于水，但可溶于盐酸和热硝酸中，与强碱反应可生成铍酸盐，并释放出氢。氟化铍，为无色玻璃态物质，极易溶于水，稍溶于乙醇。

二、来源、存在与接触机会

铍主要来源于某些矿石，如绿柱石（$3BeO \cdot Al_2O_3 \cdot 6SiO_2$）。铍是原子能、火箭、导弹、航空、宇宙航行以及冶金工业中不可缺少的材料。铍还用于在制造精密仪表、耐高温陶瓷和光学材料等行业。在铍冶炼及制造铍合金过程中，可产生氧化铍、氢氧化铍、氟化铍、氯化铍等粉尘或烟尘。

三、吸收、分布、代谢与排泄

铍及其化合物主要以蒸气、烟雾、粉尘形式经呼吸道侵入机体，吸收的速率取决于铍化合物的溶解度及浓度。铍经口进入吸收甚微，在胃肠道内因大部分形成磷酸盐沉淀而不被吸收。一般认为消化道吸收量低于口服量的 1%。铍不能经过完整的皮肤进入机体。

铍进入血液循环后大部分与血中蛋白质结合，小部分可形成磷酸铍和氢氧化铍，并分别被运送至体内各组织器官。可溶性铍盐主要沉积于骨、肝、脾、肾等，而不溶性铍盐则沉积于肺、支气管及其周围淋巴结。

铍主要经肾由尿排出，排出量取决于吸入化合物的溶解度。铍的排出缓慢，脱离铍接触后往往可持续数年或数十年。沉积于肺的氧化铍其排出速度更慢，有动物实验证明，大鼠吸入氧化铍后 120 天，其肺中铍含量几乎与吸入时的量相等。

四、毒性概述

铍及其化合物属于高毒物质，通常可溶性铍化合物的毒性较强，难溶性的较弱，经呼吸道吸入毒性较强，经消化道或皮肤侵入毒性较弱。慢性铍中毒主要是接触氧化铍及金属铍的烟尘所致。研究证明氧化铍的生物学活性与焙烧的温度有关。高焙烧的氧化铍，其温度在 1500℃以上，生物学活性低，不易溶解，致病力弱；而低温焙烧的氧化铍在 500～1100℃，具高生物活性，致病力强。

（一）动物实验资料

1. **急性毒性** 在各种铍化合物中，以氟化铍和氧化铍毒性最强。大鼠吸入浓度为 $10mg/m^3$ 的氟化铍，可出现急性化学性肺炎，在 15 天内死亡。家兔经眼：20mg（24 小时）为重度刺激。家兔经皮：500mg（24 小时）为中度刺激。

氯化铍对小鼠 LD_{50}：肌内注射 1.3mg/kg，腹腔注射 0.15mg/kg；对大鼠 LD_{50}：经口 9.8mg/kg，腹腔注射 0.60mg/kg。

2. **亚慢性毒性** 大鼠每天吸入浓度为 0.002～0.02mg/L 的氟化铍 110 天，肺内出现巨噬细胞浸润，继而产生弥漫性硬化。

3. **致突变** 王光俊等（2009 年）用不同浓度的硫酸铍（2～200μmol/L）作用 HEL-I 细胞 24 小时。在 2～100μmol/L 浓度范围内，硫酸铍均可诱发 HEL-I 细胞出现 DNA 损伤和微核率升高（$P<0.05$）。

4. **生殖发育毒性** 未见相关报道。

5. **致癌** 铍是第一个被发现能诱发动物骨肉瘤，也是第一个由动物吸入诱发肺癌的外源化学物。

（二）流行病学资料

1881 年德国人 Blake 首次报道铍的毒性，1933 年 Weber、1946

年 Hardy 等均报道了铍的急、慢性中毒病例。刘志宏等采取回顾性队列研究方法对 554 名铍接触工人和 514 名对照工人进行流行病学调查，发现观察队列肺癌死亡率在肿瘤死因中居于首位，为对照队列的 2192 倍，差异有统计学意义。观察队列肺癌死亡率随接触年限增多而增大，并与工种岗位有关。

1993 年国际癌症研究所（IARC）把铍及其化合物归入 1 类，人类致癌物。可致肺癌。

（三）中毒临床表现及防制原则

1. 急性中毒

（1）接触性皮炎　暴露部位出现红肿、瘙痒、灼痛、丘疹或疱疹。

（2）急性呼吸道炎症　表现为化学性支气管炎、肺炎、肺水肿等。

2. 慢性中毒　长期接触低浓度铍、特别是难溶性氧化铍后可引起肺肉芽肿病变为主的全身性疾病即慢性"铍病"，主要形成肺间质纤维化和肉芽肿。潜伏期数月或数年甚至数十年，一般呈渐进性发病。一般在临床症状出现前就可看到肺部 X 线改变。

3. 防治原则　当发现急性吸入性中毒时，应立即停止接触铍作业，清除体表及衣物上污染的铍；应卧床休息、吸氧等对症处理。慢性"铍病"尚未有效治疗方法，多对症处理。

用无毒或低毒物质代替铍；建立密闭除尘措施；做好工人上岗前体检及在岗期间职业健康体检，并要建立健康档案。

五、毒性表现

长时间接触含铍的粉尘和烟雾会导致慢性铍中毒。从外周血和肺支气管灌洗液中分离的 $CD4^+$ T 细胞对铍元素有增值反应。从患者肺中获得的 T 淋巴细胞的克隆系对铍元素有增值反应，并呈剂量-反应关系，但对其他金属元素没有反应。这些试验结果表明铍中毒是一种变应反应，其特异抗原就是铍，但并不能排除这是铍引起的一种自身免疫性疾病的可能。

接触低浓度铍的免疫毒性，主要表现为与细胞介导的免疫应答有关的，以弥漫性间质性类上皮细胞的肉芽肿为主的慢性铍中毒症。曾报道 13 例铍皮炎患者的皮肤斑贴试验呈阳性反应。斑贴处皮肤除红肿外，还有淋巴细胞、单核细胞浸润，这证明铍皮炎是一种迟发型变应反应病。另一些观察者发现外周血细胞与铍盐一起培养时，铍病患者的淋巴细胞增殖加速，出现淋巴细胞母细胞化。向小鼠腹腔内注入铍溶液，取出小鼠脾制成细胞悬浮液，观察到其 NK 细胞数量减少，NK 细胞活性降低，以及无唾液酸基的 $GM1^+$ 细胞减少。以氧化铍气道染毒豚鼠，发现铍染毒早期豚鼠支气管肺泡灌洗液中多形核粒细胞显著增加，后期则淋巴细胞增加明显；透明质酸（HA）、纤维黏连蛋白水平显著增高。与外周血淋巴细胞比较，支气管肺灌洗液（BALF）淋巴细胞对铍盐刺激的增殖反应更为敏感。实验说明染毒后期豚鼠肺部病变与细胞免疫异常有关，不但肺部发生免疫性肉芽肿病，同时也存在淋巴细胞过敏性肺炎。

研究发现支气管肺泡灌洗液淋巴细胞增殖，可被潜在的抗主要组织相容性复合体 Ⅱ（MHCⅡ）类分子单克隆抗体所抑制，认为淋巴细胞增殖需要铍抗原，MHCⅡ类分子以及 T 细胞受体（TCR）相互作用。目前人们对有关铍诱导的支气管肺泡灌洗液中体外细胞产生细胞因子的研究已有了一些进展。发现铍诱导的慢性铍病支气管肺泡灌洗液细胞在培养 168 小时之后可产生高水平的 IFN-β mRNA，IL-2含量瞬间升高，而正常受试者的支气管肺泡灌洗液细胞却不能产生细胞因子。研究也发现铍诱导的慢性铍病支气管肺泡灌洗液含有高水平的 TNF-α、IL-6，以及对促炎症反应细胞因子起负调控作用的 IL-10。受铍刺激的某些细胞也会引起 TNF-α、IL-6、IL-5、IL-1 等细胞因子含量增加。

研究发现铍作业工人和铍病患者血清 γ-球蛋白和免疫球蛋白水平均发生变化。铍活化的巨噬细胞刺激 B 淋巴细胞增殖、分泌，使血清免疫球蛋白含量升高。目前认为这是一种防御反应，也是铍佐剂样活性所致的免疫应答增强效应。35 例铍病患者中，有 17 例 IgG 增高，2 例 IgA 和 IgM 都升高；铍作业的 22 名健康人员中有 13 名血清

IgG 升高。慢性铍病患者血清 γ 球蛋白或免疫球蛋白升高表明铍病的发病过程中可能有体液免疫因素的参与，但这些结果既无特异性，也缺乏一致性。在对铍接触者健康状况一项调查中，对铍接触者进行能反映补体经典途径功能的 50% 溶血活性（CH_{50}）测定的结果显示，铍接触组与对照组相比差异具有统计学意义。铍作为半抗原形成免疫复合物时可活化补体导致Ⅲ型变应反应。

六、毒性机制

关于慢性铍病的发病机制，主要有免疫病理假说、酶系统扰乱假说和肾上腺皮质功能失调诱发隐性铍病等假说。自 1951 年 Sterner 和 Eisenbud 提出免疫反应假说后，许多临床资料和动物实验结果都支持慢性铍病的发生与异常的免疫过程，尤其是和细胞免疫的异常有关。

慢性铍病是由细胞介导的迟发型变应性疾病，是一种铍特异的 $CD4^+$ T 细胞在疾病部位累积而维持的肺部肉芽肿疾病。铍作为一种半抗原被肺部的巨噬细胞吞噬后，与一些未知蛋白形成抗原物，被呈递给淋巴细胞和其他巨噬细胞，引起淋巴细胞的致敏。这些致敏的淋巴细胞发生母细胞化并分泌出一系列的淋巴因子，包括巨噬细胞抑制因子（MIF）、单核细胞成熟因子（MMF）、巨噬细胞细胞趋化因子（MCF）等。活化的 T 淋巴细胞还能分泌白细胞介素-2（IL-2），引起 T 淋巴细胞本身增殖，使肺部 T 淋巴细胞增多，其分泌的淋巴因子也增多。同时 $CD4^+$ T 淋巴细胞将激活巨噬细胞，产生白细胞介素-1（IL-1），IL-1 作为第一信号进一步促进 $CD4^+$ T 淋巴细胞活化和增殖分化。不断增加的 T 淋巴细胞分泌越来越多的淋巴因子，使肺部巨噬细胞不断积累。这些聚集的巨噬细胞分泌更多的 IL-1，促使更多的 T 淋巴细胞增殖，导致 T 淋巴细胞在肺内增生，而增生的 T 淋巴细胞又释放更多的 MCF，使更多的单核细胞进入肺内。如此肺部积累越来越多的单核细胞、巨噬细胞和 T 淋巴细胞。而聚集的巨噬细胞在抗原等作用下，转变成上皮样细胞或互相融合成多核巨细胞，形成了肉芽肿。

Chou 等用慢性铍病患者的支气管肺泡灌洗液中的 CD4$^+$ T 淋巴细胞，研究 CD4$^+$ T 淋巴细胞激活机制，发现在 APC 存在的情况下，铍可引起 CD4$^+$ T 淋巴细胞的剧烈的增殖反应，同时大量分泌 IFN-γ，TNF-α 和 IL-2，与 T-T 抗原呈递相关的 CD4$^+$ T 淋巴细胞表面标志分子也大量增加。用抗-HLA-DP 或抗-LFA-1 抗体封闭对应抗体，极大地降低 CD4$^+$ T 淋巴细胞增殖反应和细胞因子的分泌；如果用抗-HLA-DR 或抗-OX40 配基抗体封闭对应抗体，则主要影响 CD4$^+$ T 淋巴细胞的增殖反应，对 IFN-γ，TNF-α 有少量影响，IL-2 不受影响；用 CTLA-4 抗原封闭对 CD4$^+$ T 淋巴细胞的影响最小。这些结果证实 CD4$^+$ T 淋巴细胞的激活依赖 B7/CD28 的共同刺激。

铍病发病中存在着明显的个体差异。在暴露个体发病的敏感性中遗传因素起重要作用。其易感性一般受人类白细胞抗原（HLA）的控制。研究发现 HLA-DPBI 谷氨酸 69 等位基因与发生慢性铍病的铍暴露者高度相关。在 HLA I 类抗原方面，有 HLA-A1、HLA-B13、HLA-B27、HLA-CW7 者，其类肉芽肿的发病频率很高。在 HLA II 类抗原方面，具有 HLA-DR3、HLA-DR5、HLA-DP 者其类肉芽肿的发病频率也相当高，而具有 HLA-DPBI 谷氨酸 69 等位基因者则易发生慢性铍肺。同时资料显示，统计学上有意义的 HLA-DPBI 谷氨酸 69 等位基因与铍特异的肉芽肿相关，而不与结节病相联系。推测 HLA-DPBI 谷氨酸 69 等位基因可识别铍的致敏，使前者与辅助性 T 淋巴细胞的抗原受体结合。慢性铍病的发病机制可能受多个基因的调节和控制。目前肿瘤坏死因子和生长转化因子表达基因的多态性认为可以改变肉芽肿过程。

（谭壮生）

第六节　铅及其化合物

一、理化性质

铅（lead，Pb）为带蓝色的银白色重金属，是一种有延伸性的金属。加热至 $400 \sim 500 ℃$ 时，有大量铅蒸气逸出，在空气中氧化形成氧化亚铅，并凝集为铅烟。所有铅氧化物都以粉末状态存在，并易溶于酸。铅还能缓慢溶于强碱性溶液。

二、来源、存在与接触机会

铅是人类最早使用的金属之一，在地壳中的含量为 0.0016%，主要矿石是方铅矿。在开采及冶炼过程中均可以接触到铅。此外，在锌、锡、锑的冶炼及制造铅合金时，也会产生铅危害。熔铅作业中可接触到铅烟、铅尘或铅蒸气。

铅主要用于制造铅蓄电池、铅合金、制造放射性防护设备、建筑材料。在药物、油漆、颜料、搪瓷、杀虫剂和除草剂等生产过程中均可接触到铅。

三、吸收、分布、代谢与排泄

铅及其化合物可通过呼吸道及消化道进入机体。在生产过程中，呼吸道吸入为主要途径，消化道次之。无机铅化合物不能通过完整的皮肤，但四乙基铅可通过皮肤和黏膜吸收。

铅经呼吸道吸收较迅速，吸入的氧化铅烟约有 40% 吸收入血，其余通过呼吸道排出。消化道摄入的铅化合物约有 $5\% \sim 10\%$ 通过胃肠道吸收。缺铁、缺钙及高脂饮食可增加胃肠道对铅的吸收。环境中的无机铅及其化合物十分稳定，不易代谢和降解。

进入血循环的铅大部分与红细胞结合，其余的大部分与血浆中的血浆蛋白结合，少量形成磷酸氢铅。早期铅主要分布在肝、肾、脑、皮肤和骨骼肌中，数周后，铅由软组织转移到骨，并以难溶性的磷酸铅形式沉积下来。人体内 90%～95% 的铅稳定的贮存于骨内。当遇到骨损伤或体内酸碱平衡紊乱时，骨内的磷酸铅可转化为溶解度增大 100 倍的磷酸氢铅进入血液，引起铅中毒。血铅可通过胎盘屏障进入胎儿体内，乳汁内的铅也可影响胎儿。

体内铅排出缓慢，半衰期估计长达 5～10 年。铅主要通过肾由尿排出。尿铅可代表铅的吸收状况。另有少部分铅随粪便、唾液、汗液以及脱落的皮屑等排出。

四、毒性概述

（一）动物实验资料

1. **急性毒性**　大鼠经静脉注射 LD_{50} 为 70mg/kg。一次经口给予醋酸铅中毒剂量为 2～3g，致死量约为 50g。动物急性中毒体征主要表现为兴奋、肌肉震颤、痉挛及四肢麻痹。

2. **亚急性与慢性毒性**　大鼠吸入含有 $10\mu g/m^3$ 铅的空气 30～40 天后，红细胞胆色素原合酶（ALAD）活性减少 80%～90%，血铅浓度高达 $150～200\mu g/100ml$，出现明显中毒症状。大鼠吸入含有 $10\mu g/m^3$ 铅的空气 3～12 个月后，从肺部洗脱下来的巨噬细胞减少了 60%，并表现出多种中毒症状。

3. **致突变**　用含 1% 的醋酸铅饲料喂小鼠，其体外培养的白细胞的染色体裂隙-断裂型畸变数目增加。

4. **生殖发育毒性**　雄性大鼠染铅后，可使睾丸匀浆中某些酶活性改变，睾丸萎缩，血清睾酮水平下降。进一步研究表明，铅可破坏下丘脑对垂体激素释放的控制。孕鼠暴露铅后，其 1～3 周龄雄性仔鼠睾丸匀浆代谢睾酮能力下降；雌性仔鼠阴道开口延迟。

5. **致癌**　铅的无机化合物的动物试验表明可能引发癌症。铅能引起大鼠和小鼠的肾肿瘤，尤其是肾皮质小管上皮细胞癌。国际癌症研究所（IARC）将铅归入 2B 类，人类可能致癌物。

（二）流行病学资料

第三次美国国家健康和营养调查的结果显示，在血铅浓度 ≥ $36.3\mu g/L$ 和 < $19.3\mu g/L$ 的两组人群中，发生冠心病的相对危险度

（RR）为 1.89（95％CI＝1.04～3.43）。血铅浓度≥24.7μg/L 和＜10.3μg/L 的两组人群发生外周血管病的 RR 值为 1.92（95％CI＝1.02～3.61）。随着血铅和骨铅水平的增高，将来患缺血性心脏病的风险也相应增加。

在对 668 名孕妇进行的巢式-病例对照研究中探讨了孕妇血铅水平与自发性流产的关系。按照受试者血铅浓度将其分为四个组：＜50μg/L，50～90μg/L，100～140μg/L，＞150μg/L，将后三个高浓度组分别与最低浓度组比较，自发性流产的比值比（OR）值分别为 2.3、5.4、12.2。

Cheng Y 用 X 射线 对 775 名 48～93 岁男性胫骨铅含量测量表明：＜65 岁男性胫骨铅每上升 10mg/g 可使 QT 延长 5103ms，消除年龄、HDL 等混杂因素后，胫骨铅每上升 10mg/g，＞65 岁组发生房室内传导阻滞 OR 值为 2123，＞65 岁组发生房室传导阻滞 OR 值为 1122，提示慢性铅蓄积可抑制心肌传导。

（三）中毒临床表现及防治原则

1. 急性中毒　主要表现为恶心、呕吐、腹绞痛等胃肠道症状，少数可出现中毒性脑病。

2. 慢性中毒　长期接触铅化合物可致慢性中毒，早期表现为乏力、关节肌肉酸痛以及胃肠道症状。若接触增加，病情可进一步发展。铅侵犯神经系统后，主要表现为类神经症，外周神经炎，重者出现中毒性脑病。患者可产生腕下垂或肢端感觉障碍。铅还可累及血液及造血系统。铅对骨髓中的幼稚红细胞有较强的毒性，可致低色素正常细胞性贫血；卟啉代谢障碍，点彩红细胞、网织红细胞增多。铅可导致消化系统功能紊乱，重者有腹绞痛。另外，也可在患者齿龈与牙齿交界边缘看到暗蓝色铅线。部分患者肾受损，表现为近曲小管损伤引起的 Fanconi 综合征，伴有氨基酸尿、糖尿和磷酸盐尿。并可致暂时性高血压。

3. 防治原则　对于铅吸收和轻度铅中毒患者，应进行驱铅治疗，一般不需调离铅作业。中度及重度患者除驱铅治疗外，再予以对症支持治疗，调离铅作业。降低生产环境中的铅浓度，同时应该加强个人防护，规范卫生操作。

五、毒性表现

铅能降低机体对内毒素和病原体的抵抗力，使宿主易感性增高，机体抵抗力下降。给鸡静脉注射醋酸铅，可使鸡对内毒素易感性增加1000倍；同时注射醋酸铅和伤寒沙门菌内毒素的小鼠，死亡率远高于单纯注射内毒素组。通过饮水暴露铅，14天后接种脑炎病毒，暴露组小鼠死亡率明显高于单纯接种脑炎病毒组死亡率，并呈明显的剂量-效应关系。Bishayi和Sengupta用金黄色葡萄球菌感染经醋酸铅处理的小鼠后，发现与对照组相比，血液中细菌菌落数明显增加，脾对细菌的清除力、脾巨噬细胞的黏附力以及趋化指数明显降低，脾变形的巨噬细胞数量明显增加。TNF、IL-21和IL-26和趋化性细胞因子是启动抗菌炎症反应的关键细胞因子，它们的活性有利于抑制和排除细菌。Kocova等证实铅对前炎症细胞因子TNF-α、IL-21和IL-26的分泌起着负调控的作用。

铅对体液免疫的影响表现为抗体滴度降低、B淋巴细胞表面受体减少和免疫细胞记忆功能丧失。铅使家兔对假狂犬病病毒的抗体水平减少9倍。铅干扰分叶核白细胞的吞噬活力和降低溶解酶的活力。大鼠接触铅可引起脾淋巴细胞数量和IgG水平降低，其降低程度与暴露剂量有良好的剂量-效应关系，但能提高小鼠的IgE的水平，参与铅引发的II型变应反应。铅暴露小鼠脾淋巴细胞表面和补体结合位点明显减少，从而影响B淋巴细胞功能和机体体液免疫功能。铅能够影响免疫细胞功能，使免疫细胞的记忆能力明显减弱甚至消失。铅使免疫细胞增殖分化障碍；还可抑制II迟发型变应反应。

对铅作业工人免疫功能研究发现，铅接触、铅吸收和铅中毒工人体内IgG、IgM含量降低，且以铅中毒者最为明显，T淋巴细胞中一组具有诱导和辅助功能的细胞亚群明显受到抑制，CD3$^+$、CD4$^+$、CD4$^+$/CD8$^+$均明显低于对照组。陈嘉榆等对23例职业性慢性铅中毒患者及20例健康非职业铅接触成人采用流式细胞技术检测外周静脉血淋巴细胞CD3$^+$、CD4$^+$、CD8$^+$的表达，同时检测血浆IL-2、IL-4、IL-6、IL-10、TNF-α、IFN-γ的浓度。铅中毒患者外周静脉血CD4$^+$相对百分比（32.68%±11.54%）及 CD4/CD8 比值（0.89±0.39）与对照组相比显著下降（$P<0.05$）；血浆 IL-2 浓度为（2.00±0.68）pg/ml，与对照组相比显著上升（$P<0.05$）；血浆 IL-10 和 IFN-γ 浓度分别为（1.83±0.85）pg/ml 和（3.42±0.85）pg/ml，与对照组相比显著下降（$P<0.05$）。

　　铅引起的免疫毒性的标志之一：能够使胸腺依赖的 Th1 反应转变为 Th2 反应。铅的主要免疫毒性是出现免疫平衡（靶向性的免疫抑制和超敏反应）的改变而不是普遍的免疫抑制。McCabe 等论证了降低迟发型超敏反应（DTH）是铅免疫毒性的一个警戒性标志。铅的免疫毒性还包括：Th1 反应的细胞因子如 IFN 下降，而 Th2 反应的细胞因子如 IL-24 上升。Iavicoli I 等研究表明，低铅暴露增强了 Th2 型细胞反应，高铅暴露则导致 Th1 和 Th2 细胞的不平衡活化。Gao D 等通过体外培养的骨髓细胞，证实了铅具有使抗原特异性 T 细胞向 Th2 细胞分化的能力。

　　到目前为止有关铅对 T 淋巴细胞的增生和分化仍然存在着争议：一种观点认为铅抑制了 T 淋巴细胞的增生和分化。Mishra 等对铅作业工人（三轮车司机、蓄电池工人和银首饰制造者）外周血单核细胞在植物血凝素（PHA）诱导下进行培养，结果发现淋巴细胞活化与对照组比较明显被抑制。Shen 等体外实验证明低浓度铅对 TCR 转基因 Do. 11. 10 小鼠 CD4$^+$ T 原始细胞的增生和分化并无影响，只有在很高浓度时才有轻微的刺激作用，但在相同条件下对 Th1 克隆细胞系中的 PGL2 细胞有明显的抑制作用。另一种观点认为铅促进了 T 淋巴细胞的增殖和分化。Krocova 等认为低浓度铅在体外可激活小鼠淋巴细胞，使其 DNA 合成增加。Teijón 等用 200mg/kg 低剂量醋酸铅，采用不同途径染毒大鼠 4 周，发现经口或腹腔注射醋酸铅均可使大鼠脾淋巴细胞数量明显增加。

　　铅可使巨噬细胞数量减少，形态发生改变，表现为细胞间大小差异增加，表面突起减少，呈光滑样外观，胞质中出现大量吞噬小泡，细胞核异常、内质网肿胀等；铅除了抑制辅助淋巴细胞对 CD 抗原的免疫反应外，还能直接抑制巨噬细胞活性并影响免疫功能。铅能降低肝枯否细胞的吞噬能力，同时机体对血管内脂质和胶体碳的清除能力受损。铅暴露能使小鼠腹腔巨噬细胞数量和吞噬能力明显下降。铅不仅能抑制巨噬细胞游走抑制因子（MIF）产生，而且还阻碍已生成的MIF对巨噬细胞作用，使MIF对巨噬细胞游走能力抑制作用下降。

在体外，大鼠的脾细胞暴露于 $0.4\mu g/ml$ 和 $20\mu g/ml$ 的醋酸铅后，发现NK细胞的活性受到抑制。在没有达到细胞毒性的剂量下，IL-2的分泌也受到影响。

铅对红细胞的免疫功能也有影响，红细胞的免疫功能是通过 $CD35^+$ 来实现的。$CD35^+$ 存在于多种细胞的膜上，循环系统中 $CD35^+$ 总数的 95% 位于红细胞膜上。儿童轻度铅中毒时，红细胞 $CD35^+$ 的平均荧光强度首先下降，随着铅中毒的加深，红细胞 $CD35^+$ 阳性率下降进而使红细胞免疫功能受损。

如果给予高剂量铅，各个年龄组都会产生免疫毒性，但近年来的研究已经确定不同年龄阶段的易感性存在差异。Fischer344品系大鼠在子宫内暴露于对成年无效应浓度的铅，可在后代的一生中产生免疫毒性的改变，例如，减少DTH反应、改变细胞因子的生成量、提高血清IgE含量。值得注意的是在血铅的浓度恢复到正常范围很长一段时间后，免疫系统的变化仍可检测到。相似的发现在小鼠身上亦有报道。鸡卵一次性铅暴露也可在小鸡产生同样的结果。因而，即使体内铅负荷已降到背景值，早期铅暴露明显能产生持续的免疫毒性改变。随着成人铅暴露幅度扩大，胎儿铅暴露对Th1和Th2功能以及巨噬细胞的功能都产生了显著的变化。这样就减少DTH反应，增加总血清IgE含量，减少IFN和增加IL-24的含量。巨噬细胞的NO的含量也发生改变。总之，胎儿或新生儿长期铅暴露似乎与成人一样，产生相似的免疫改变，但引起效应的剂量水平比成人低。另外还发现发育期个体对铅的敏感性较高，3岁以下的儿童血铅的轻微变化可致血清IgA、IgG、IgM水平降低，B淋巴细胞明显的抑制，成人对此并不敏感。已有学者从3种动物（大鼠、小鼠和鸡）和大鼠的2个不同品系身上获得了相似的发育免疫毒性改变的模式。

铅的免疫毒性在生命的不同阶段产生的危险性不同，这些研究结果对考虑生命阶段相关的危险性很有价值。CD 品系的大鼠在妊娠窗口期的早期（3～6 天）和晚期（15～21 天）通过饮水摄入醋酸铅，就能观察到出生后免疫改变的显著不同。尽管出生时血铅水平相似，妊娠早期铅暴露的后代能改变巨噬细胞的功能，但并不出现 Th1/Th2 的平衡改变。相反，妊娠晚期铅暴露的大鼠能明显改变 Th2 含量并一直持续到成年期。妊娠早期铅暴露的胎体各系统中铅的残留可以保留到更加易感的妊娠晚期，但不能产生与妊娠后期铅暴露相同的 T 淋巴细胞相关的改变。这些实验中，性别差异很明显，雌性动物接触铅可产生更明显的 Th1 功能抑制。同样，发现鸡铅暴露雌、雄的免疫改变亦存在性别差异。研究认为铅的神经内分泌毒性可能在儿童铅中毒对免疫系统影响的性别差异中起一定的作用。

六、毒性机制

铅对免疫系统的毒性作用研究者甚多，但对其机制的研究尚不多见。铅产生毒性的生物基础，是由于其可与具有重要生理功能的生物大分子物质结合，干扰其正常功能。也能够与体内必需金属离子竞争结合位点，抑制酶的活性，或改变重要离子的运转。

Ramesh 等用培养的嗜铬细胞瘤做实验，观察铅对 NF-κB 和活化因子-1（AP-1）及蛋白激酶和 C-JUN 氨基端激酶（JNK）的影响，推测出铅免疫毒性作用的机制可能是激活蛋白激酶和 C-JUN 氨基端激酶（JNK），进而激活 NF-κB 和 AP-1，通过这些基因的表达调控宿主防御功能、细胞因子及其受体、主要组织相容性复合体、细胞黏附蛋白，以及应激状态下其他基因产物的表达。

（谭壮生）

第七节　镍及其化合物

一、理化特性

镍（nickel，Ni）为银白色硬金属，具有高度延展性和磁性。不溶于水，可溶于硝酸，稍溶于盐酸和硫酸。常见的镍化合物有一氧化镍（NiO）、氧化镍（Ni_2O_3）、氢氧化镍 [$Ni(OH)_2$]、硫酸镍（$NiSO_4 \cdot 7H_2O$）、氯化镍（$NiCl_2$）和硝酸镍 [$Ni(NO)_3 \cdot 6H_2O$]。硫酸镍易溶于水，溶于乙醇，微溶于酸、氨水。羰基镍 [$Ni(CO)_4$] 与其他镍化合物不同之处是常温下以气态存在。

二、来源、存在与接触机会

镍在自然界分布很广，地壳表面镍含量约 80mg/kg，海水中含镍达 2~5μg/L。镍主要来源于硫化矿和砷镍矿。职业性镍接触主要行业有镍冶炼，包括镍矿开采、焙烧、熔炼等过程，可接触到镍及其化合物的粉尘和烟雾。镀镍作业以及其他使用镍的生产过程亦可接触镍，如制造坩埚、各种镍合金、镉镍电池等。镀镍工人主要接触硫酸镍。一支香烟含有镍约 210~514μg。

三、吸收、分布、代谢与排泄

胃肠道可吸收可溶性镍盐，而基本上不吸收金属镍粉。镍及其化合物可经呼吸道吸收，但其速度缓慢，特别是金属镍粉。大鼠吸收氯化镍气溶胶 10 天后发现 80% 蓄积于肺。可溶性镍盐可通过完整的皮肤吸收，其吸收率极低，金属镍粉尘不能经皮肤吸收。食物中以绿色蔬菜含镍量最高，可达 1.5~3.0mg/kg，且以镍盐形式存在，易吸收。

镍进入血液后主要与白蛋白结合，随后分布于各组织脏器，其中以肾及肺蓄积最高，脑及肝也有相当含量。给小鼠静脉注射氯化镍，72 小时后肺中沉积的镍为总量的 38%，脑占 16.7%，肝占 8.4%，肾占 7.1%，随着时间的推移，镍在体内重新分布，5 天后以肾及肺中含量最高。

经口摄入的镍主要从粪便排出，约占摄入量的 90%，其余 10% 由尿排出。经静脉、皮下、腹腔注入吸收的的镍，主要是经尿液排出，尚可经汗液及唾液排出。有人观察汗液中镍的含量可以是尿中的 20 倍。此外，毛发和指甲中也含有镍，可随其生长和脱落排出。

四、毒性概述

镍是人体必需微量元素，镍的毒性取决于不同镍化合物的溶解度、剂量以及侵入途径等因素。可溶性镍盐，如硫化镍、氯化镍的毒性明显大于不溶性的金属镍，静脉、皮下注射镍盐的毒性明显大于口服和吸入。

(一) 动物实验资料

1. 急性毒性 镍属致敏物，豚鼠对其尤为敏感。狗一次静脉注射镍盐 10～20mg/kg 后，可发生神经和内脏损害，表现为心肌、脑、肺、肝和肾的水肿、出血和变性。硫酸镍对大鼠，经口 LD_{50} 为 2g/kg，经静脉注射 LD_{50} 为 10～20mg/kg，兔经皮下注射 LD_{50} 为 7～8mg/kg。

2. 亚急性毒性 兔在金属镍粉尘 0.5～2mg/m³ 浓度下，吸入染毒 4 周后，产生轻度肺纤维化。经用含 0.2% 硫酸镍的饮水喂饲小鼠（日平均摄入量 0.55mg/kg），持续 80 天，光镜检查发现小鼠的局部心肌纤维、肾小管上皮细胞及肝细胞有轻度浊肿，肝细胞明显萎缩。

3. 致突变 对大鼠胚胎肌肉细胞研究发现，1.0μg/ml 的硫化镍可诱发细胞染色体畸变，出现异常的有丝分裂现象。用中国仓鼠卵巢细胞研究证实，硫化镍主要诱发染色体异染质区域损伤，尤其对 X 染色体的损伤较为明显，并且姐妹染色单体交换（SCE）率升高。

4. 生殖发育毒性 在大鼠孕 8～18 天，经口给予氯化镍（相当于镍 12～16mg/kg），出生活仔鼠数减少，同时，孕 20 天胎鼠和断乳后 4 周或 8 周仔鼠体重下降。在小鼠孕 7～11 天，经腹腔注射氯化镍（1.2～6.9mg/kg 镍），仔鼠的致畸表现有无脑、脑疝、腭裂、四肢短小、肢体强硬、畸形足和骨异常等。过量 Ni^{2+} 通过血睾屏障蓄积在睾丸组织，引起各时相睾丸组织的细胞数量及细胞周期的变化，主要以 S 期细胞、二倍体（G_0、G_1 期）细胞受损为主。

5. **致癌**　给豚鼠和大鼠连续吸入直径＜4μm、浓度为 15mg/m^3 的镍尘 21 个月，发现动物的肺部、腹部、纵隔均发生良性或恶性肿瘤。

（二）流行病学资料

英国威尔士镍精炼厂，1920 年入厂的工人死于呼吸道癌的人数高于全国平均数 300～700 倍。挪威某镍精炼厂统计，20 世纪 70 年代死于鼻癌、鼻窦癌及肺癌的人数，较正常人群高出 20 多倍。

镍及其化合物对人体可致肺癌和鼻窦癌。1990 年国际癌症研究所（IARC）将镍及其化合物归入 1 类，为人类致癌物。可致肺癌。

（三）中毒临床表现及防治原则

1. **急性中毒**　急性中毒的病例甚少。

（1）吸入高浓度金属镍粉及镍化合物后，可引起急性呼吸道化学性炎症，患者可有咳嗽、胸闷、气急、发热等现象。

（2）口服可溶性镍盐可引起急性化学性胃肠炎，严重可合并肝、肾、心肌等重要脏器损伤。

2. **慢性中毒**

（1）接触性皮炎或变应性接触性皮炎和湿疹。（2）呼吸道慢性炎症。（3）长期接触者可能发生肺癌、鼻癌、鼻咽癌、鼻窦癌。

3. **防治原则**　急性吸入应立即脱离现场至空气新鲜处，清除污染物，对症处理。镍皮炎可按一般变应性接触性皮炎处理。

佩戴自吸过滤式防尘口罩和皮肤防护。保持良好的卫生习惯。定期进行职业健康体检。对镍高度敏感者，应脱离镍作业。

五、毒性表现

镍对免疫的影响有两方面：一是提高免疫应答，如接触性变应性皮炎或哮喘，二是免疫抑制。镍的主要危害是接触性过敏和变应性接触性皮炎。还可引起哮喘，但发病很少。临床斑贴试验发现高达 40％的受检者呈阳性，女性高于男性，近年有逐渐增加的趋势，普通人群女性的镍过敏在某些国家高达 10％。一旦被镍致敏，就很容易发生镍接触性变应性皮炎。如果皮肤有损伤，致敏者对镍过敏的阈值可低到 0.5mg/kg。E. Rosato 等（2009 年）研究 100 名镍过敏患者的传染性疾病的发病率。与 100 名自愿者（欧洲标准斑贴实验阴性）相比，唇疱疹、尿道感染、生殖器念珠菌感染、上呼吸道感染的患病率增高。同时给予 15 名患者一年的无镍膳食，结果发现其唇疱疹的发病人数从 6 ± 2.75 下降到 2.4 ± 1.2；对照组给予正常的镍含量膳食，其唇疱疹的发病人数从 6.1 ± 1.7 到 6 ± 1.5，差异无统计学意义。

氧化镍处理大鼠巨噬细胞引起细胞体积和胞浆包涵体体积显著变化，滑面内质网和粗面内质网数量增多，色素沉积，胞核偏心和染色质分散，浓度较高的氧化镍，除了导致细胞形态和结构改变外，还显著地降低其活性。用炼镍厂 6 个月的废料处理兔巨噬细胞其吞噬作用增强，溶酶体酶活性增大，抗体介导的玫瑰花环形成能力下降，与镍抑制 Fc 段的受体活性有关。镍的毒作用与动物种类有关。狗巨噬细胞对某些镍盐的敏感性至少比大鼠的巨噬细胞大 10 倍。

给小鼠一次性肌注氯化镍，可检测到脾 NK 细胞活性降低，并呈剂量反应关系；清除肿瘤细胞的能力下降；增加其接种 B16F10 黑色瘤细胞后引起肺癌的概率。

六、毒性机制

镍引起的变应接触性皮炎是一种 T 淋巴细胞介导的疾病。镍诱发特异的分泌 IFN-γ 的 CD4$^+$ 和 CD8$^+$ 效应 T 淋巴细胞，主要参与致敏和皮肤反应过程。同时诱发分泌 TGF-β 和 IL-10 的 CD4$^+$ 调节性 T 细胞（regulator T cells，Treg）能抑制这一过程。

皮肤接触镍金属或镍合金后，将 Ni^{2+} 转运到皮肤深层的朗格汉斯细胞（Langerhans cells，LC），Ni^{2+} 刺激 LC 成熟分化并迁移到局部淋巴结，将 HLA 抗原表位（HLA-epitopes）呈递给 T 细胞。在发病部位可检测到抗原特异的、皮肤归巢淋巴细胞相关抗原的、趋化因子受体 CCR4（Chemokine receptor4）阳性的 T 细胞。致敏的效应 T 细胞（recruited T cells）再次接触 Ni^{2+} 不需要 LC 呈递抗原。Ni^{2+}

如何从表皮转运到 LC 还不是很明确，但可以肯定 Ni^{2+} 特异的 T 淋巴细胞在 Ni^{2+} 接触部位长时间存在。Ni^{2+} 可能以络合的形式存在于皮肤的角质层。可能与组氨酸丰富的蛋白质或其反应的产物如聚丝蛋白形成络合物。将 Ni^{2+} 转运到深层皮肤需要 Ni^{2+} 与可移动蛋白或肽链相连。人血清白蛋白（human serum albumin，HSA）很可能担当该重任。人体 40% 血管外 HSA 在皮肤分布，是肌肉中的 2 倍多（重量比）。HSA 含有铜和镍的结合位点——N 基端的天冬氨酸-丙氨酸-组氨酸-赖氨酸序列。

由于 Ni^{2+} 的体积小，属半抗原，必须与内源性肽形成完全抗原。多数研究表明，Ni^{2+} 直接与抗原呈递细胞（APC）表面的主要组织相容性复合体（MHC）的肽结合形成完全抗原，而不需 APC 吸收加工再与 MHC 的肽结合形成完全抗原。复合物通常由位于中央的 Ni^{2+} 和四周的几种配体组成。这些配体可能是离子或小分子物质，以一定的几何形式在四周排列，如平面或多角形。它们以共价键结合，其中电子数较多的配体给出电子与中央的正电荷的 Ni^{2+} 共享。与肽结合的配体可能具有组氨酸或半胱氨酸残基。新的复合物可能有两种结构特性：复合物通过配体之间的相互作用形成新的抗原决定部位（新抗原）并被 T 淋巴细胞识别；Ni^{2+} 可直接与内源性肽或外源性肽直接结合。

对 Ni^{2+} 特异的 T 细胞的受体群分析，发现人对 Ni^{2+} 过敏反应与人类白细胞抗原（HLA）的种类无关。为了识别不同的抗原，T 淋巴细胞在发育过程中随机编码重组 V、D 和 J 片段，形成结构复杂多样的 TCR。TCR 与 MHC-抗原复合物的相互作用是由高度可变的互补决定区（complementarity determining region，CDR）序列决定的。CDR3 的发卡区（loops）与多肽的中央区相互作用，而 CDR1 和 CDR2 的发卡区与多肽的 N 或 C 端和（或）MHC 分子的 α-螺旋片段结合。Vollmer 等对 6 名 Ni^{2+} 过敏患者的 TCR 群在体外用 $NiSO_4$ 激发，发现 Ni^{2+} 斑贴试验强阳性的 3 名患者高度表达 TCR BV17。同时试验中发现一位患者表达 TCR AV1，是在 BV17 的 CDR3 区的第 95 位点的 N 端编码精氨酸。作者指出编码精氨酸是与多肽结合的需

要而非与 Ni^{2+} 致敏有关，因为已经确认精氨酸不参与 Ni^{2+} 复合物的形成。研究还发现在 BV17 的 CDR3 有一个独特的氨基酸序列——组氨酸-天冬氨酸-丙氨酸（HDA）。该序列与人血清白蛋白的 Ni^{2+} 复合物的 Ni^{2+} 结合部位主要结构——天冬氨酸-组氨酸-丙氨酸-赖氨酸类似。Werfel 等对 2 名 Ni^{2+} 过敏患者的 79 个血液或皮肤来源的 Ni^{2+} 特异的 $CD4^+$ T 细胞克隆的 TCR 群进行研究，发现同一患者 20％未受 $NiSO_4$ 刺激的 T 淋巴细胞和 40％以上受 $NiSO_4$ 刺激的 T 淋巴细胞表达 Vβ13.1/13.2，Vβ20，Vβ2，Vβ6.7 或 Vβ14。TCR-Vβ1 在血液来源和皮肤来源的 T 细胞的分布差异无统计学意义。

（谭壮生）

主要参考文献

1. 江泉观，纪云晶，常元勋，主编. 环境化学毒物防治手册. 北京：化学工业出版社，2004：79-87.
2. 黄吉武，周宗灿主译：毒理学　毒物的基础科学. 6 版. 北京：人民卫生出版社，2005：716-720.
3. 裴秀丛，徐兆发. 镉的慢性毒作用及其远期效应. 环境与职业医学，2003，20（1）：58-61.
4. 刘伟城，李明云. 镉毒性毒理学研究进展. 广东微量元素科学，2005，12（12）：1-5.
5. 黄宝圣. 镉的生物毒性及其防治策略. 生物学通报，2005，40（11）：26-28.
6. 陈悦，李省，石镇霞. 镉急性染毒各器官含量及致死机制研究. 中国公共卫生，2005，21（3）：327-328.
7. 朱善良，陈龙. 镉毒性损伤及其机制的研究进展. 生物学教学，2006，31（8）：2-5.
8. 崔玉静. 镉对人类健康的危害及其影响因子的研究进展. 卫生研究，2006，35（5）：656-659.
9. 王任群，赵肃，丘玉鹏，等. 镉污染区居民肾功能损害的研究. 环境与健康杂志，2006，23（3）：202-204.
10. 钟铬梅，唐振柱. 我国环境中镉、铅、砷污染及其对暴露人群健康的研究进展. 环境与健康杂志，2006，23（6）：562-565.

11. 张峻，蒋晓红，俞彬，等. 23 名镉作业工人职业危害调查分析. 职业卫生与应急救援，2007，25（1）：35-36.

12. 卢次勇，黎大明，董书云，等. 镉免疫毒性的 β-肾上腺素能受体机制研究. 中华预防医学杂志，2000，34（3）：140-143.

13. 袁伯勇，王玉珍，赵秀兰. 镉的免疫毒性及其作用机制. 2004，25（1）：75-77.

14. 韦小敏，陆继培，雷珍莲，等. 镉对体外培养淋巴细胞免疫毒性的研究. 工业卫生与职业病，2006，32（4）：209-211.

15. 胡大林，彭晓春，夏旭. 细胞凋亡、DNA 损伤与镉的免疫毒性. 医学信息，2002，15（8）：517-518.

16. 冯丰，薛彬，张铣. 镉致脾淋巴细胞功能抑制细胞凋亡的关系. 中华预防医学杂志，2001，35（1）：44-47.

17. 魏筱红，魏泽义. 镉的毒性及其危害. 公共卫生与预防医学，2007，18（4）：44-46.

18. Huff J, Lunn RM, Waalkes MP, et al. Cadmiun-induced cancers in animals and in humans. Int J Occup Environ Health, 2007, 13（2）：202-212.

19. Schoeters G, Den Hond E, Zuurbier M, et al. Cadmium and children: exposure and health effects. Acta Paediatr Suppl, 2006, 95（453）：50-54.

20. Prozialeck WC, Edwards JR, Woods JM. The vascular endothelium as a target of cadmium toxicity. Life Sci, 2006, 79（16）：1493-1506.

21. Ilyasova D, Schwartz GG. Cadmium and renal cancer. Toxicol Appl Pharmacol, 2005, 207（2）：179-86.

22. Barbier O, Jacquillet G, Tauc M, et al. Effect of heavy metals on kidney, and handling by the kidney. Nephron Physiol, 2005, 99（4）：105-110.

23. Robinson JF, Yu X, Hong S, et al. Cadmium-induced differential toxicogic response in resistant and sensitive mouse strains undergoning neurulation. Toxicol Sci, 2009, 107：206-219.

24. 常元勋主编. 金属毒理学. 北京：北京大学医学出版社，2008：381.

25. Dong Z, Xu J, Zhang Y, et al. Promotion of autophagy and inhibition of apoptosis by low concentrations of cadmium in vascular endothelial cells. Toxico In Vitro, 2009, 23：105-110.

26. 张莹，丘创逸，陈嘉斌，等. 慢性汞中毒的临床分析. 职业与健康，2008，24（9）：835-837.

27. 张莹, 丘创逸, 陈嘉斌, 等. 慢性汞中毒的临床分析. 职业与健康, 2008, 24 (9): 835-837.

28. 林雪梅, 张海英, 姜蓉, 等. 低剂量甲基汞促进鼠胚肠上皮细胞凋亡及相关机制的体内实验. 第三军医大学学报, 2007, 29 (5): 410-412.

29. 安建博, 张瑞娟. 低剂量汞毒性与人体健康. 国外医学医学地理分册, 2007, 28 (1): 39-42.

30. 文利平, 尹佳, 马东来. 汞过敏所致狒狒综合征一例. 中国皮肤科杂志, 2007, 40 (10): 604-605.

31. 潘洁, 宋辉, 潘小川. 中国职业性汞暴露对女工生殖功能影响的 Meta 分析. 中华流行病学杂志, 2007, 28 (12): 1215-1218.

32. 安建博. 低剂量汞毒性与人体健康. 国外医学医学地理分册, 2007, 28 (1): 39-42.

33. 战波, 史懋功, 李友好. 亚急性汞中毒 66 例临床分析. 中华内科杂志, 2006, 45 (12): 1028.

34. 孙少秋, 邹建芳, 刘光峰, 等. 中药偏方致汞中毒 42 例分析. 职业与健康, 2006, 22 (6): 458.

35. 程霞, 张建新. 26 例慢性汞中毒患者尿汞测定结果及临床意义. 山西职工医学院学报, 2005, 15 (2): 43-44.

36. 郑徽. 汞的毒性效应及作用机制研究进展. 卫生研究, 2006, 35 (5): 663-666.

37. 陈飞霞, 魏世强. 汞的毒理学研究进展. 云南环境科学, 2005, 24 (增刊 1): 14-17.

38. 刘颖, 孙志伟. 汞的免疫毒性研究进展. 中国公共卫生, 2005, 21 (2): 234-236.

39. 许锟. 汞对人体健康的影响及其防治. 国外医学卫生学分册, 2005, 32 (5): 278-281.

40. 张合喜, 丁宇, 卜勇军. 氯化甲基汞对大鼠行为致畸作用的影响. 实用儿科临床杂志, 2005, 2 (2): 153-155.

41. 王丽. 甲基汞的发育毒性及其研究进展. 卫生研究, 2005, 35 (5): 633-635.

42. Franko A, Budihan MV, Dodic-Fikfak M. Long-term effects of element mercury on renal function in miners of the idrija mercury mine. Ann Occup Hyg, 2005, 49 (6): 521-527.

43. Guzzi G, La-Parta CA. Molecular mechanism triggered by mercury. Toxicol, 2008, 244: 1-12.

44. Zahir F, Rizwi SJ, Haq SK, et al. Low dose mercury toxicity and human health. Environ Toxicol Pharmacol, 2005, 20: 351-360.

45. Wiggers GA, Stefanon I, Padiha AS, et al. Low nanomolar concentration of mercury chloride increases vascular reactivity to phenylephrine and local angiotensin production in rats. Comp Biochem Physiol Toxicol Pharmacol, 2008, 147: 252-260.

46. 王众. 三氯化铝对鸡脾淋巴细胞毒性的体外研究. 辽宁：东北农业大学, 2008.

47. 任锐，张旸，张晓峰，等. 铝对大鼠海马细胞内钙水平和钙通道蛋白基因表达的影响. 中国地方病学杂志, 2009, 28 (5): 501-504.

48. 刘福堂. 亚慢性铝中毒对雏鸡免疫功能的影响. 辽宁：东北农业大学, 2008

49. Cohen MD. Pulmonary immunotoxicology of select metals: aluminum, arsenic, cadmium, chromium, copper, manganese, nickel, vanadium, and zinc. J Immunotoxicol, 2004, 1 (1): 39-69.

50. Synzynys BI, Sharetskii AN, Kharlamova OV. Immunotoxicity of aluminum chloride. Gig Sanit, 2004, (4): 70-72.

51. Pauluhn J. Pulmonary toxicity and fate of agglomerated 10 and nm aluminum oxyhydroxides following 4-week inhalation exposure of rats: toxic effects are determined by agglomerated, not primary particle size. Toxicol Sci, 2009, 109: 152-167.

52. Li HF, Nookala S, Re F. Aluminum hydroxide adjuvants activate caspase-1 and induce IL-1β and IL-18 release. J Immunol, 2007, 178: 5271-5276.

53. Seubert A, Monaci E, Pizza M, et al. The adjuvants aluminum hydroxide and MF59 induce monocyte and granulocyte chemoattractants and enhance monocyte differentiation toward dendritic cells. J Immunol, 2008, 180: 5402-5412.

54. 高春生，王春秀，范光丽，等. 水体铜对黄河鲤非特异性免疫功能的影响. 安全与环境学报, 2008, 8 (4): 1-4

55. 崔恒敏. 实验性雏鸭中毒的发病机理研究. 兰州：甘肃农业大学, 2003.

56. Bennani N, Schmid-Alliana A, Lafaurie M. Immunotoxic effects of copper and cadmium in the sea bass Dicentrarchus labrax. Immunopharmacol Immu-

notoxicol，1996，18（1）：129-144.

57. Hostynek JJ，Maibach HI. Copper hypersensitivity：dermatologic aspects. Dermatol Ther，2004，17（4）：328-333.

58. Hostynek JJ，Maibach HJ. Copper hypersensitivity：dermatologic aspects-an overview. Rev Environ Health，2003，18（3）：153-183.

59. Chou YK，Edwards DM，Weinberg AD，et al. Activation pathways implicate anti-HLA-DP and anti-LFA-1 antibodies as lead candidates for Intervention in Chronic Berylliosis. J Immunol，2005，174：4316-4324.

60. 刘志宏，简旭辉，朱玲勤，等. 铍作业工人职业肿瘤的回顾性流行病学调查. 宁夏医学院学报，2005，27（3）：173-175.

61. Nikula KJ，Swafford DS，Hoover MD，et al. Chronic granulomatous pneumonia and lymphocytic responses induced by inhaled beryllium metal in A/J and C3H/HeJ mice. Toxicol Pathol，1997，25：2-12.

62. Forte G，Petrucci F，Bocca B. Metal allergens of growing significance：epidemiology，immunotoxicology，strategies for testing and prevention. Inflamm Allergy Drug Targets，2008，7（3）：145-162.

63. Sawyer RT，Fontenot AP，Barnes TA，et al. Beryllium-induced TNF-α production is transcription-dependent in chronic beryllium disease. Am. J Respir Cell Mol Biol，2007，36：191-200.

64. Sawyer RT，Day BJ，Fadok VA，et al. Beryllium-ferritin：lymphocyte proliferation and macrophage apoptosis in chronic beryllium disease. Am J Respir Cell Mol Biol，2004，31：470-477.

65. Fontenot AP，Torres M，Marshall WH，et al. Beryllium presentation to CD4$^+$ T cells underlies sease-susceptibility HLA-DP alleles in chronic beryllium disease. PNAS，2000，97：12717-12722.

66. Maier LA，Sawyer RT，Bauer RA，et al. High beryllium-stimulated TNF-α is associated with the-308 TNF-α promoter polymorphism and with clinical severity in chronic beryllium disease. Am J Respir Crit Care Med，2001，164：1192-1199.

67. Rossman MD. Recent chronic beryllium disease in residents surrounding a beryllium facility：patients information. Am. J Respir Crit Care Med，2009，179：173.

68. Fontenot AP，Keizer TS，McCleskey M，et al. Recombinant HLA-DP2

binds beryllium and tolerizes beryllium‐specific pathogenic CD4$^+$ T Cells. J Immunol, 2006, 177: 3874‐3883.

69. Mack DG, Lanham AK, Palmer BE, et al. 4‐1BB Enhances proliferation of beryllium‐specific T cells in the lung of subjects with chronic beryllium disease. J Immunol, 2008, 81: 4381‐4388.

70. Maier L, Martyny J, Mroz M, et al. Genetic and environmental risk factors in beryllium sensitization and chronic beryllium disease. Chest, 2002, 121: 81S.

71. Maier LA, McGrath DS, Sato H, et al. Influence of MHC class II in susceptibility to beryllium sensitization and chronic beryllium disease. J Immunol, 2003, 171: 6910‐6918.

72. Lombardi G, Germain C, Uren J, et al. HLA‐DP allele‐specific T cell responses to beryllium account for DP‐associated susceptibility to chronic beryllium disease. J Immunol, 2001, 166: 3549‐3555.

73. Bill JR, Mack DG, Falta MT, et al. Beryllium presentation to CD4$^+$ T cells is dependent on a single amino acid residue of the MHC class II β‐chain. J Immunol, 2005, 175: 7029‐7037.

74. Sawyer RT, Parsons CE, Fontenot AP, et al. Beryllium‐induced tumor necrosis factor‐α production by CD4$^+$ T cells is mediated by HLA‐DP. Am J Respir Cell Mol Biol, 2004, 31: 122‐130.

75. 王光俊, 刘志宏, 安晓丹, 等. 硫酸铍对人胚肺成纤维细胞的细胞毒性和遗传毒性. 癌变·畸变·突变, 2009, 21 (3): 222‐225.

76. 孙晓英, 张振军, 于燕. 铅的发育免疫毒性. 国外医学医学地理分册, 2005, 26 (1): 18‐20.

77. 乔玉峰, 蒋云生. 铅的免疫毒性研究新进展. 国外医学医学地理分册, 2004, 25 (4): 162‐164.

78. 朱平, 孙鹏. 铅免疫毒性的研究进展. 杭州师范学院学报 (医学版), 2008, 28 (1): 54‐55.

79. Iavicoli I, Marinaccio A, Castellino N, et al. Altered cytokine production in mice exposed to lead acetate. Int J Immunopathol Pharmacol, 2004, 17: 97‐102.

80. Gao D, Mondal TK, Lawrence DA. Lead effects on development and function of bonemarrow‐derived dendritic cells promote Th2 immune responses. Toxicol Appl Pharmacol, 2007, 222: 69‐79.

81. Snyder JE, Parsons PJ, Filipov NM, et al. The efficiency of maternal transfer of lead and its influence on plasma IgE and splenic cellularity of mice. Toxicol Sci, 2000, 57: 87-94.

82. Heo Y, Mondal TK, Gao DH, et al. Posttranscriptional inhibition of interferon-gamma production by lead. Toxicol Sci, 2007, 96 (1): 82-100.

83. 陈嘉榆, 余卫, 刘薇薇, 等. 职业性慢性铅中毒患者 T 细胞亚群及 Th1/Th2 细胞因子的变化. 中华劳动卫生职业病杂志, 2007, 23 (5): 279-281.

84. Dietert RR, Lee JE, Bunn TL. Developmental immunotoxicology: emerging issues. Human Experimental Toxicol, 2002, 21: 479-485.

85. Bunn TL, Parsons PJ, Kao E, et al. Exposure to lead during critical windows of embryonic development: differential Immunotoxic outcome based on stage of exposure and gender. Toxicol Sci, 2001, 64: 57-66.

86. Gao DH, Kasten-Jolly J, Lawrence DA. The paradoxical effects of lead in interferon-gamma knockout BALB/c mice. Toxicol Sci, 2006, 89: 444-453.

87. Institóris L, Siroki O, Dési I, et al. Immunotoxicological examination of repeated dose combined exposure by dimethoate and two heavy metals in rats. Human Experimental Toxicol, 1999, 18: 88-94.

88. Heo Y, Lee WT, Lawrence DA. Differential effects of lead and cAMP on development and activities of Th1-and Th2-lymphocytes. Toxicol Sci, 1998, 43: 172-185.

89. Healey N. Lead toxicity, vulnerable subpopulations and emergency preparedness. Radiat Prot Dosimetry, 2009, 134: 143-151.

90. Heo Y, Lee BK, Ahn KD, et al. Serum IgE elevation correlates with blood lead levels in battery manufacturing workers. Human Experimental Toxicol, 2004, 23: 209-213.

91. Fugere N, Brousseau P, Krzystyniak K, et al. Heavy metal-specific inhibition of phagocytosis and different in vitro sensitivity of heterogeneous coelomocytes from Lumbricus terrestris (Oligochaeta). Toxicology, 1996, 109 (2-3): 157-66.

92. Kim D, Lawrence DA. Immunotoxic effects of inorganic lead on host resistance of mice with different circling behavior preferences. Brain Behav Immun, 2000, 14 (4): 305-317.

93. Fernandez-Cabezudo MJ, Hasan MY, Mustafa N, et al. Alpha tocopherol

protects against immunosuppressive and immunotoxic effects of lead. Free Radic Res, 2003, 37 (4): 437-445.

94. Pellisso SC, Munoz MJ, Carballo M, et al. Determination of the immunotoxic potential of heavy metals on the functional activity of bottlenose dolphin leukocytes in vitro. Vet Immunol Immunopathol, 2008, 121 (3-4): 189-198.

95. 皮嵩云, 王艳, 张玉莲. 低浓度镍对人体健康影响的探讨. 实用预防医学, 2006, 13 (4): 969-970.

96. Vijayavel K, Gopalakrishnan S, Thiagarajan R, et al. Immunotoxic effects of nickel in the mud crab scylla serrata. Fish Shellfish Immunol, 2009, 26 (1): 133-139.

97. Dogra S, Khanna AK, Kaw JL, Antibody forming cell response to nickel and nickel-coated fly ash in rats. Human and Experimental Toxicol, 1999, 18: 333-337.

98. Haley PJ, Shopp GM, Benson JM, et al. The immunotoxicity of three nickel compounds following 13-week inhalation exposure in the mouse. Toxicol Sci, 1990, 15: 476-487.

99. Rosato E, Giovannetti A, Rossi C, et al. Recurrent infections in patients with nickel allergic hypersensitivity. J Biol Regul Homeost Agents, 2009, 23 (3): 173-180.

100. Ilback NG, Fohlman J, Friman G. Changed distribution and immune effects of nickel augment viral-induced inflammatory heart lesions in mice. Toxicol, 1994, 91 (2): 203-219.

101. Smialowicz RJ, Rogers RR, Rowe DG, et al. The effects of nickel on immune function in the rat. Toxicol, 1987, 44 (3): 271-281.

102. Daniels MJ, Ménache MG, Burleson GR, et al. Effects of $NiCl_2$ and $CdCl_2$ on susceptibility to murine cytomegalovirus and virus-augmented natural killer cell and interferon responses. Toxicol, 1987, 8: 443-453.

103. Antonios D, Rousseau P, Larangé A, et al. Mechanisms of IL-12 synthesis by human dendritic cells treated with the chemical sensitizer $NiSO_4$. J Immunol, 2010, 185: 89-98.

104. Ashry KM, El-Sayed YS, Khamiss RM, et al. Oxidative stress and immunotoxic effects of lead and their amelioration with myrrh (Commiphora molmol) emulsion. Food Chem Toxicol, 2010, 48 (1): 236-241.

第七章

砷及其化合物

一、理化性质

砷（arsenic，As），属类金属，有灰、黄、黑色 3 种同素异形体。在常温下缓慢地氧化，加热时迅速燃烧成三氧化二砷（As_2O_3）。不同价态的砷有不同的生物毒性，As^{3+} 的毒性远远高于 As^{5+} 的毒性。

二、来源、存在与接触机会

自然界中的砷常以化合物的形式存在于各种黑色或有色金属矿中。清洁的空气、水和土壤中浓度一般分别低于 $0.1\mu g/m^3$、$1mg/L$、$40mg/kg$。环境中的砷大部分累积于水中底泥与土壤。细菌和真菌可以将含砷化合物甲基化，这个过程有助于含砷化合物从沉积物到水体、大气的迁移。

职业接触的砷主要是通过吸入含砷的颗粒物质。如开采、冶炼砷及含砷金属，或以砷和砷化合物作为原料生产玻璃、颜料、纸张、药物等，此外，煤的燃烧也可造成砷对大气的污染。

非职业接触中，砷的主要来源是食物和饮水。如中医用雄黄、三氧化二砷作为皮肤外用药；甲壳动物和饮料（如酒）；海产品中的砷。人体对食入砷的吸收可达 90％。

三、吸收、分布、代谢与排泄

砷及其化合物可由呼吸道吸入、消化道吸收、皮肤或黏膜接触进入体内。经口摄入肠道吸收可达 80％。进入机体内的砷，95％～97％即迅速与细胞内血红蛋白的珠蛋白结合，于 24 小时内随血液分布到全身各组织和器官，并沉积于肝、肾、肌肉、骨、皮肤、指甲和毛发。进入机体内的五价砷多数被还原成三价砷，三价砷极易与巯基结合，故砷可在毛发、指甲、皮肤中与巯基结合而长期蓄积；五价砷则主要蓄积在骨中，有机砷在体内也会逐渐转化为三价砷。

三价砷主要经肝进行甲基化，通过甲基转移酶两次甲基化生成单甲基胂酸和二甲基胂酸从尿液中排出，少量砷可经粪便、皮肤、毛发、指甲、汗腺、乳腺及肺排出。砷对血脑屏障的通透力不强，但可通过胎盘屏障。在体内半衰期为 10 小时。过去一直认为砷在体内的甲基化是一种解毒过程，但近年来有证据表明，甲基胂酸（MMA）具有比无机砷更强的毒性。

四、毒性概述

（一）动物实验资料

1. **急性毒性** 砷化合物的毒性与其化合价和形态有关。三氧化二砷（As_2O_3）对小鼠（雄）经口 LD_{50} 为 $26\sim48mg/kg$。动物急性中毒后表现为兴奋、黏膜充血、流涎、呕吐、腹泻、水样便、喘息、呼吸变慢、侧卧，一般在震颤、痉挛中死亡。

2. **慢性毒性** 豚鼠、兔、猫及狗吸入巴黎绿 $[Cu(CH_3COO)_3 \cdot 3Cu(AsO_2)_2]$ $40\sim60mg/m^3$，$6h/d$，共 7 个月，可引起实验动物死亡，病理解剖见肝、肾、脾、心等脏器有脂肪变性和出血、坏死等。

3. **致突变** 应用哺乳动物淋巴细胞和中国仓鼠卵巢细胞，以及人的淋巴细胞进行染色体分析、姐妹染色单体交换（SCE）和微核检测，均获阳性结果。极低浓度的砷化合物可促进 DNA 的合成和损伤的修复，但高浓度的砷却抑制 DNA 的合成和损伤的修复。

砷可以在实验动物体内诱导 p53 点突变，突变位置在其外显子 5 的 148 密码子和外显子 7 的第 233 密码子。

4. **生殖发育毒性** 中毒剂量的砷能使雌鼠受孕率明显下降，并可通过胎盘屏障及哺乳过程影响仔代的生长发育。以 $25mg/kg$ 的砷酸钠给受孕 8 天的仓鼠染毒，可诱发胎鼠露脑畸形、唇腭裂、泌尿生殖系统畸形，同时注射硒可防止畸形的发生。

5. **致癌性** 动物实验表明，三氧化二砷直接与皮肤接触，可造成皮肤急性炎症，坏死，甚至癌变。

（二）流行病学资料

1955年日本一带突发一种症状为呕吐下痢、皮肤色素沉着的流行病。经过深入调查，始知位于德岛的奶粉生产厂为保持奶粉酸度，在奶粉中添加了含氧化砷（样品分析 As_2O_3 最高者达 $5\sim6mg/100g$）的工业级次磷酸钠，这起事件引起1.2万人中毒，约130人死亡。

已证明中国台湾地区村民"黑足病"患病率随饮水含砷量增加而呈线性的增加。接触砷多年，砷总摄入量约为20g时，"黑足病"的患病率为3%左右。

已有充分的流行病学证据表明，接触无机砷与发生肺癌与皮肤癌有关。据估计，空气中砷浓度约为 $50\mu g/m^3$（主要是三价砷）并接触25年以上时，会使年龄在65岁以上死于肺癌的死亡率增加近3倍。一项在中国台湾地区经饮水接触砷的调查研究证明，一生中摄入砷总量为20g左右时，所引起皮肤癌的患病率为6%左右。

国际癌症研究所（IARC）将砷及其化合物归入1类，人类致癌物。可致肺癌、皮肤癌。

（三）中毒临床表现及防治原则

1. 急性中毒

（1）经呼吸道吸入　砷化氢中毒的临床表现主要是急性溶血，吸入气体后3~7小时，患者畏寒、发热、恶心、呕吐和腰痛，随后出现血红蛋白尿和贫血症状，1~2天后出现黄疸、肝、脾肿大，2~3天后可发生急性肾衰竭。

（2）经口摄入　As_2O_3 人经口中毒剂量为5~50mg，致死剂量为100~300mg。敏感者20mg亦可致死。开始有口腔内金属味、胸骨后不适感，继之恶心、呕吐、腹痛、腹泻，大便呈"米泔"水样，有时混有血。患者极度衰弱、脱水、腓肠肌痉挛、体温下降。严重者出现昏迷，可因呼吸中枢麻痹而死亡。急性中毒恢复后可有迟发性末梢神经炎，数周后表现出对称性远端感觉障碍，个别可有中毒性肝炎、心肌炎，以及皮肤损害。

（3）皮肤接触　砷对皮肤的原发刺激可引起皮肤的多样损害，发生丘疹、疱疹、脓疱样皮疹，如不处理还可形成难愈性溃疡。

2. 慢性中毒　长期吸入较高浓度含砷化合物粉尘和气体，可发生慢性职业性砷中毒；长期饮用含砷化合物的水可引起慢性地方性砷中毒。慢性砷中毒表现为机体多器官系统的病变。

除有神经衰弱症状外，多见皮肤黏膜病变和多发性神经炎，胃肠道症状较轻，并可引起刺激性皮炎，尤其在胸背部、皮肤皱褶或湿润处，如口角、眼睑、腋窝、阴囊、腰部、腹股沟和指（趾）间。

慢性中毒可发展为 Bowen 病、基底细胞癌和鳞状细胞癌（肺癌和皮肤癌）。砷会破坏末梢微血管的管壁结构，进而影响末梢的血液循环，导致组织的坏死，发生"黑足病"。

3. 防治原则　急性中毒患者应立即脱离现场，冲洗毒物，并辅以对症治疗。职业性慢性砷中毒患者应暂时脱离接触砷工作，皮肤改变和多发性神经炎按一般对症处理，同时促进砷的排泄。

生产过程密闭化、自动化，加强通风。加强个体防护和健康监护，对于患有砷作业职业禁忌证的人员，禁止从事砷作业。

五、毒性表现

流行病学和众多整体、体外实验证实，砷及其化合物可以对机体免疫系统造成诸多损伤，包括对免疫器官、免疫细胞、免疫分子以及单核吞噬细胞系统功能和基因表达水平的影响。急性砷中毒患者机体细胞和体液免疫功能同时受到损害，主要特征为 T 淋巴细胞亚群 CD3、CD4，免疫球蛋白 IgA，补体 C3 下降。在亚急性免疫毒性实验中，当三氧化二砷染毒剂量达 $0.74\sim1.00mg/kg$ 时，小鼠的免疫器官、体液免疫功能、细胞免疫功能以及单核巨噬细胞系统均有不同程度损伤；在亚慢性免疫毒性试验中，当三氧化二砷染毒剂量达 $1mg/kg$ 时，小鼠的体液免疫功能、单核巨噬细胞系统均有不同程度损伤。

1. 对免疫器官的影响　动物实验表明，砷中毒可以影响免疫器官的发育，表现为砷中毒后的胸腺脏器指数显著降低，胸腺皮质萎缩变薄，淋巴细胞减少；另有实验发现三氧化二砷可导致小鼠的脾脏器系数明显降低。此外，砷中毒还可以影响实验动物骨髓的造血功能，从而干扰各种免疫细胞的生成。

2. 对免疫细胞的影响   砷中毒对免疫细胞的影响，首先归因于其对免疫器官的作用，使各种血细胞的数目降低，同时影响了进行免疫应答的微环境。

砷及其化合物中毒时，对红细胞的免疫功能的影响表现为：可以使红细胞受损，结构改变，C3b 受体数量减少，直接影响红细胞的免疫黏附功能，造成机体消除免疫复合物和有毒物质的能力减弱。砷染毒对 T 淋巴细胞的数量及其功能影响明显，也可对中性白细胞、巨噬细胞及树突状细胞造成影响。砷染毒实验动物的中性白细胞吞噬能力显著降低。

3. 对免疫分子的影响   实验证明，砷可以引起动物血清抗体水平下降，而且 IgM 的活力受到抑制，且抑制程度与组织中的砷含量呈正相关。其原因一方面由于砷影响了骨髓的造血功能，造成 B 淋巴细胞数目减少，另一方面还可能由于砷对辅助性 T 细胞及相关抗原呈递细胞的影响，干扰了正常的体液免疫功能。而干扰丙球蛋白的合成和抑制含巯基酶的活性可能也是砷化物抑制抗体分泌细胞活性的重要途径。

砷可以影响实验动物的补体水平，使总补体溶血活性、血清补体 C3 的活性降低，补体的自稳状态遭到破坏，而失去控制的补体激活，导致在自身组织细胞表面形成膜攻击复合体或产生过多的炎症介质，造成组织细胞的损伤，这一变化或许对解释砷致全身损伤的机制有一定的意义。

4. 对单核-吞噬细胞功能的影响   砷中毒可以对中性白细胞、巨噬细胞及树突状细胞造成影响。有关小鼠炭粒廓清实验表明，随砷染毒浓度的增大，中、高剂量小鼠对炭粒的清除功能呈下降趋势，提示砷对巨噬细胞本身有损伤作用。另外，砷可以影响局部细胞分泌抑菌、杀菌物质，使血清溶血素及溶菌酶的含量下降，活性降毒。有人用比色法测定砷染毒小鼠体内溶血素的含量，结果也发现，各剂量组与对照组相比，溶血素及抗体均显著降低（$P < 0.01$）。孕鼠染砷后

可致仔鼠血清溶血素水平显著下降，表明砷可经母体作用于胚胎，影响胎儿出生后免疫功能。

六、毒性机制

尽管砷及其化合物对免疫系统的影响已有较多的研究，细胞免疫、体液免疫、非特异性免疫方面均有报道，然而相关的作用机制仍不十分清楚。可能的机制如下。

砷可诱导脂质过氧化（LPO）反应，使体内脂质过氧化产物增加。此外，砷在机体内代谢的过程中也可产生有机砷自由基。另有研究证实，砷还可与清除自由基的酶结合，如谷胱甘肽过氧化物酶（GSH-Px）、超氧化物歧化酶（SOD），影响它们的空间结构和构象，使其活性降低。砷诱导产生的大量自由基使生物膜的脂质成分发生改变，生物膜的通透性增加，引起免疫细胞的结构遭到破坏，功能紊乱；也可能与砷诱导产生的自由基穿透、扩散进入免疫细胞核，直接攻击 DNA 和 RNA，与碱基反应，干扰 DNA 的复制，影响免疫细胞的功能所致。

另有研究证实，砷可降低线粒体上 ATP 酶、乳酸脱氢酶等活性，阻断三羧酸循环中的某些反应，干扰细胞的呼吸作用，影响呼吸链的电子传递和氧化磷酸化过程，抑制线粒体的生物氧化和 ATP 的形成，影响细胞能量的供应和物质代谢，这可能也是免疫细胞功能降低的原因之一。

（聂燕敏　宋玉果）

主要参考文献

1. 李艳红，王晓君，荀黎红. 砷中毒对免疫系统的影响. 国外医学医学地理分册，2003，24：97-99.
2. 刘佳，俞红，吴克枫，等. 亚急性和亚慢性染砷小鼠的免疫毒性试验研究. 中国地方病学杂志，2005，24：146-148.
3. 张春华，佟建冬. 无机砷对机体损害的研究进展. 中国实用医药. 2007，36：

165-167.

4. 吴春香，王俊东. 砷中毒对免疫功能的影响. 广东微量元素科学，2005，12：7-10.

5. Tchounwou PB, Patlolla AK, Centeno JA. Carcinogenic and systemic health effects associated with arsenic exposure - a critical review. Toxicol Pathol, 2003, 31 (6): 575-588.

6. Ahlborn GJ, Nelson GM, Grindstaff RD, et al. Impact of life stage and duration of exposure on arsenuc - induced proliferative lesions and neoplasia in C3H mice. Toxicology, 2009, 262 (2): 106-113.

第八章

石　棉

一、理化性质

石棉（asbestos）是一类纤维状的硅酸盐类矿物，可劈裂成纤细而柔韧的纤维。石棉种类很多，依其晶体结构和化学组成不同，可分为蛇纹石类石棉（serpentine）和闪石类石棉（amphibole）两类。石棉多为白色、灰色或浅绿色，耐高温、耐酸碱，对热和电的绝缘性好。

二、来源、存在与接触机会

环境的石棉污染主要来自土壤和岩石的侵蚀风化和火山爆发等自然过程，以及石棉矿的开采、加工、运输和石棉制品的生产和使用等人为过程。

建筑和装潢材料中的石棉造成建筑物内部的空气污染，机动车上的制动器（闸瓦）和离合器的衬片中含有 50% 的石棉，它们的磨损也造成石棉对环境的污染。此外，用含石棉的滤料过滤饮料和药物，以及用石棉水泥管作为自来水的地下输水管，都可造成石棉污染。

三、吸入与转归

石棉粉尘主要经呼吸道进入机体。经呼吸道吸入后，可沿气管、支气管进入肺部深处，到达肺泡。吸入到肺泡腔的纤维多数被巨噬细胞吞噬，小于 $5\mu m$ 的纤维可被完全吞噬。吞噬后大部分可经呼吸道黏膜纤毛装置排出，部分进入肺间质经淋巴系统廓清，少部分滞留在呼吸性细支气管和肺泡内。还有少部分直而硬的纤维可穿过肺组织到达胸膜，损伤肺细胞和胸膜间皮细胞，也可进入血液循环移行到全身各组织中。

四、毒性概述

(一) 动物实验资料

石棉粉尘对呼吸系统的损伤表现主要是石棉肺、肺癌和间皮瘤。

1. 对动物毒性　动物试验表明，石棉可能引起动物肺癌和间皮瘤。

2. 致突变　最近 Faux 等报道，青石棉可引起 TA102 菌株的回变率增加，并呈明显的剂量-反应关系。Hei 等利用可以探测基因内多位点突变的人鼠杂交细胞系监测温石棉的致突变性，结果发现温石棉对此细胞具有较强的致突变作用，而且通过 Southern 分析发现，其所致突变含有较多的碱基对缺失，缺失范围为几千到几百万个碱基对。石棉能引起多种哺乳类动物细胞，例如中国仓鼠卵巢细胞、肺上皮细胞染色体畸变与姐妹染色单体交换率升高。

3. 生殖发育毒性　Osgood 报道了温石棉和铁石棉致黑腹果蝇的生殖细胞出现非整倍体畸变。其中温石棉不仅可致染色体获得，也可致染色体丢失，而铁石棉只有致染色体丢失能力。王红兵等试验表明：平均每只温石棉染毒组雌蝇生产仔代的数目少于对照组雌蝇生产的仔代数，仅青石棉染毒组雌蝇生产的仔代数与对照组雌蝇产仔数相比差异有统计学意义 ($P < 0.05$)，说明石棉染毒对雌蝇的生育能力有一定影响。

4. 致癌　有学者报道，石棉在啮齿类动物支气管上皮细胞培养中，可引起一些与肿瘤促进剂 TPA 所诱导的相似的生化和增殖改变。

罗素琼等实验表明，分别用青石棉和苯并 [a] 芘注入大鼠气管其肺癌诱发率分别为 6.4% 和 10.3%；当石棉和苯并 [a] 芘联合诱发时其肺癌诱发率高达 46.3%，与单独注入青石棉或苯并 [a] 芘相比差异有统计学意义 ($P < 0.01$)，提示青石棉与苯并 [a] 芘等致癌物有协同致癌作用。

胸膜间皮瘤可通过向动物胸膜腔注入石棉而诱发。罗素琼等采用西南 4 个产区的青石棉进行大鼠胸膜间皮瘤实验（分 4 个组），结果表明各组间皮瘤诱发率在 56.0%～68.8%。

（二）流行病学资料

1. 石棉与石棉肺　玄春山等对某石棉厂工人石棉肺的流行病学调查，到 1995 年底共检查了 1473 名接触石棉粉尘工人，查出 170 例石棉肺和 171 例 0^+ 者。

国外曾调查接触石棉 20 年以上的造船工人其妻子石棉肺患病率为 11.3%，女儿、儿子患病率分别为 2.1% 和 7.6%。揭示石棉尘接触者家庭污染不容忽视。

2. 石棉与肿瘤　Doll 于 1955 年在严格统计分析的基础上，对 105 例从事石棉作业工人的死因进行了研究，发现 18 例是因肺癌死亡的，发病率大大高于普通人群。加拿大对 17 800 名男性接触石棉工人进行了癌症流行病学调查，显示 1967—1976 年间共死亡了 227 人，其中 21% 死于肺癌，8% 死于胸膜、腹膜间皮瘤。

朱惠兰等 1987 年对国内 9 个石棉厂进行了回顾性队列调查研究，发现恶性肿瘤占全部死因的第一位，标化死亡比（SMR）为 2.19（$P<0.01$）；其中，肺癌占恶性肿瘤的首位，相对危险为 8.24，标化死亡比为 6.33（$P<0.01$）。一般认为青石棉致癌能力最强，其次是温石棉、铁石棉。

国际癌症研究所（IARC）1987 年将石棉归入 1 类，人类致癌物可致肺癌和胸膜间皮瘤。

（三）中毒临床表现及防治原则

1. 中毒临床表现　石棉肺一般进展缓慢，早期无自觉症状或症状很轻，一旦出现症状时已接触石棉多年了。石棉肺最主要的症状是咳嗽和呼吸困难。

石棉肺特征性的体征是双下肺区出现捻发音，只在吸气期间闻及，在病变期较早出现，随病情加重而逐渐增多，可在肺中区甚至肺上区闻及，由细小声变为粗糙声。

石棉肺的 X 线胸片表现主要是不规则小阴影和胸膜改变。石棉肺的 X 线表现可总结为：胸膜增厚、胸膜钙化、肺间质纤维性变，通常称之为石棉肺三联症。

石棉肺肺功能改变为典型的肺容量减少和弥散功能受损,气体交换异常。

2. 防治原则　石棉肺的治疗主要是根据病情需要采取药物(如克矽平、柠檬酸铝、SOD、维生素 E 和维生素 C 等)、营养、适当体育锻炼等综合医疗保健措施,积极预防和治疗并发症,以延缓病情进展。在预防措施方面,主要采取管理和技术措施从源头上消除石棉粉尘的危害。对石棉作业工人进行职业卫生教育和培训,做好个人防护。

五、毒性表现与机制

石棉对肺巨噬细胞的损伤是其对肺毒性的起始点。肺巨噬细胞包括气道巨噬细胞、肺泡巨噬细胞(AM)、间质巨噬细胞(IAM)、血管外巨噬细胞和胸膜巨噬细胞,均是肺防御外源性因子致肺损伤的重要细胞。研究认为,石棉纤维的机械刺激作用及表面电荷能影响膜的通透性,致细胞死亡。石棉对巨噬细胞的作用主要是刺激巨噬细胞释放活性氧(ROS)和细胞因子如白细胞介素(IL)、肿瘤坏死因子(TNF)、血小板源性生长因子(PDGF)等。ROS 作用于生物膜不饱和脂肪酸导致膜的脂质过氧化(LPO),从而使生物膜氧化性损伤;同时,还可作用于 DNA,造成 DNA 氧化性损伤。细胞因子作用于成纤维细胞,促使细胞增生、胶原蛋白合成增加,导致肺纤维化。石棉纤维诱导的活性氧和活性氮形成途径见图 8-1。

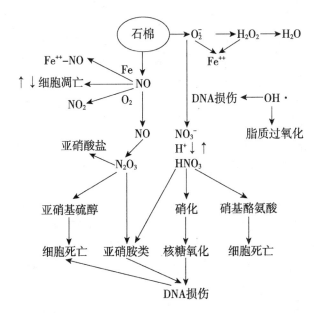

图 8-1 石棉纤维诱导的活性氧和活性氮形成途径

O_2^-：超氧阴离子；$OH\cdot$：羟自由基；H_2O_2：过氧化氢；NO：
一氧化氮；NO_3^-：过氧亚硝酸盐阴离子；HNO_3：过氧亚硝酸；
↑：增加；↓：减少。

资料来源：Kinnula VL. Oxidant and antioxidant mechanisms of lung disease caused by asbestos fibres. Eur Respir J，1999，14：706-716

石棉引起的炎性细胞以自分泌和旁分泌产生的细胞因子，目前认为主要有：转化生长因子 α、$β_1$（TGF-α、$β_1$）、血小板衍生生长因子（PDGF-AA/A B/ BB）、肿瘤坏死因子-α（TNF-α）、白细胞介素-1、6、8（IL-1、6、8）、干扰素-α、β、γ（IFN-α、β、γ）、成纤维细胞生长因子（FGF）、集落刺激因子（CSF）、趋化因子（chemokine：AMCF、MCP-1、MIP-1（α）、前列腺素 E_2（PGE_2）、白三烯 B4（LTB4）等。这些物质均能特异地作用于肺内细胞，促使大量中性粒细胞、淋巴细胞、单核/巨噬细胞移出形成肺泡炎。而且巨噬细胞可产生活性氮（RNS）、活性氧（ROS）和释放溶酶体酶而引起肺组织损伤。自由基不仅损伤细胞膜的结构和功能，同时又刺激细胞分泌各种细胞因子，包括生长因子、巨噬细胞源性纤维化因子、IL-1 等。

石棉引起的 DNA 损伤较难修复，一方面可能是由于石棉引起的 DNA 损伤中双链断裂较多，另一方面可能是石棉在某种程度上抑制了 DNA 的修复功能。将吸附苯并［a］芘（B［a］P）的石棉纤维加入培养的支气管上皮细胞中 5 天，烷基化的量即显著增加，而单独加入 B［a］P 则不能引起烷基化的增加，这意味着细胞清除 B［a］P-DNA 加合物的功能受到损害，提示石棉可抑制 DNA 的自身修复功能。

许多 DNA 修复基因如 TP53 和 GADD153 参与了石棉介导的 DNA 损伤修复机制。研究表明 TP53 和 GADD153 在石棉染毒的细胞中表达上调。然而石棉纤维在肺中的沉积和 ROS 与 RNS 的持续产生导致 DNA 反复损伤，引起遗传不稳定性。DNA 损伤和遗传不稳定性能够引起 DNA 修复基因的异常表达。p53 的过表达有助于 DNA 修复过程。p53 能够黏附和调节增殖细胞核抗原（PCNA）基因，此基因与 DNA 修复有关。激活的 PCNA 基因与生长因子一起促使 DNA 损伤细胞发生增殖。研究表明，在石棉暴露的大鼠肺中 PCNA 基因与 p53 共同表达，石棉处理的肺上皮细胞也能诱导产生 PCNA 基因。

（谭壮生　王德军　贾　光）

主要参考文献

1. 常元勋主编. 靶器官与环境有害因素. 北京：化学工业出版社，2008.

2. 鲍含诚，范雪云主编. 尘肺肺癌. 北京：化学工业出版社，2007.

3. 鲍含诚，李庆主编. 矿山粉尘与相关疾病. 2 版. 北京：煤炭工业出版社，2004.

4. 金泰廙主编. 职业卫生与职业病学. 6 版. 北京：人民卫生出版社，2007.

5. 陈卫红，邢景才，史廷明编著. 粉尘的危害与控制. 北京：化学工业出版社，2005.

6. Chris Winder, Neill Stacey eds. Occupational Toxicology. 2nd ed. Florida,

USA：CRC Press LLC，2004.

7. 孙义敏，田梅，李章. 石棉尘对大鼠肺泡巨噬细胞体外毒性的研究. 白求恩医科大学学报，1998，24（3）：257-258.

8. 马忠森，刘文烈，杨俊玲，等. 石棉微粒大鼠肺纤维化模型的制作及其意义. 白求恩医科大学学报，1999，25（3）：244-245.

9. 董发勤，罗素琼. 大鼠体内青石棉纤维变化特征的谱学研究. 四川大学学报（医学版），2004，35（1）：83-86.

10. 樊晶光，王起恩. 石棉诱癌和促癌机理研究近况. 劳动医学，1996，13（3）：173-175.

11. 王红兵，黄建权，张幼辰，等. 透闪石石棉致果蝇生殖细胞非整倍体改变研究. 卫生毒理学杂志，1996，10（1）：43-44.

12. 罗素琼，刘学泽，王朝俊，等. 青石棉，苯并［a］芘联合诱发大鼠肺癌的研究. 华西医科大学学报，1995，26（2）：202-205.

13. 韩丹，巫北海，杨鸿生，等. 诱发性大鼠恶性胸膜间皮瘤动物模型的研究. 临床放射学杂志，2005，24（3）：260-263.

14. 罗素琼，刘学泽，王朝俊，等. 青石棉诱发大鼠胸膜间皮瘤的实验研究. 华西医科大学学报，1999，30（3）：286-288.

15. 赵龙，贾凤云. 石棉肺死因分析. 吉林预防医学，2004，7（1-2）：10-11.

16. 玄春山，赵玉洁，杨维荣，等. 某石棉厂工人石棉肺的流行病学调查. 中国工业医学杂志，1999，12（1）：45-46.

17. Pohlabeln H，Boffetta P. Occupational risks for lung cancer among nonsmokers. Epidemio，2000，11（S）：532-538.

18. 李宝平，周云芝，杨德昌，等. 尘肺肺癌的流行病学. 职业与健康，2007，23（8）：644-647.

19. 全国石棉职业肿瘤调查组. 1982年全国石棉职业肿瘤调查组报道：关于石棉职业肿瘤的调查. 中华劳动卫生职业病杂志，1986，4：26-28.

20. 朱惠兰，王治明. 石棉厂职业肿瘤回顾性队列调查. 中华劳动卫生职业病杂志，1987，5（1）：31-34.

21. 沈国安，陈兴华，王用民，等. 四川省石棉肺流行病学调查研究. 职业卫生与病伤，1991，6（2）：65-68.

22. 王治明，王绵珍，兰亚佳. 温石棉与肺癌 二十七年追踪研究. 中华劳动卫生职业病杂志，2001，19（2）：105-107.

23. 王起恩，韩春华，刘世杰，等. 石棉纤维间接作用的细胞毒性及遗传毒性.

卫生毒理学杂志，2002，16（4）：200-203.

24. 周建华. 石棉致肺损伤的细胞和分子机制. 工业卫生与职业病，1998，24（2）：111-114.

25. 肖国兵. 石棉致纤维化机制研究新进展. 职业卫生与病伤，1997，12（1）：51-53.

26. Kinnula VL. Oxidant and antioxidant mechanisms of lung disease caused by asbestos fibres. Eur Respir J，1999，14（3）：706-716.

27. Shukla A，Gulumian M，Hei MK，et al. Multiple roles of oxidants in the pathogenesis of asbestos-induced diseases. Free Radi Biol Med，2003，34（9）：1117-1129.

28. Upadhyay D，Kamp DW. Asbestos-induced pulmonary toxicity：role of damage and apoptosis. Exp Biol Med，2003，228（6）：650-659.

29. Nymark P，Wikman H，Hienonen-Kempas T，et al. Molecular and genetic changes in asbestos-related lung cancer. Cancer Lett，2008，265（1）：1-15.

30. 詹显全. 细胞因子在石棉致肺纤维化中的作用. 国外医学卫生学分册，1999，26（3）：129-137.

31. 王起恩，樊晶光，赵修南，等. 石棉与烟雾溶液对人胚肺细胞 DNA 的损伤作用. 中华预防医学杂志，1998，32（1）：31-33.

32. 王起恩，柳德米拉·曲路，韩春华，等. 温石棉与烟溶液作用后人肺泡上皮细胞 DNA 的损伤及修复. 中华预防医学杂志，2000，34（1）：25-27.

33. 刘秉慈，黄笙辉，许增禄，等. 石棉诱导细胞凋亡改变的研究. 中华劳动卫生职业病杂志，1999，17（3）：145-147.

34. Hwang DL. Programmed cell death and cancer. Ann Acad Med（Singapore），1996，25：259-264.

35. Misao J，Hayakawa Y，Ohno M，et al. Expression of bcl-2 protein，an inhibitor of apoptosis，and bax，an accelerator of apoptosis，in ventricular myocytes of human heart with myocardial infarction. Circulation，1996，94（7）：1506-1512.

36. 许力，徐茗. 石棉诱导细胞增殖的研究进展. 中华劳动卫生职业病杂志，2000，18（4）：250-251.

37. 樊晶光，王起恩. 石棉的理化特性与其致癌性关系的概况. 工业卫生与职业病，1996，22（6）：374-376.

38. 袁素波. 癌基因、抑癌基因与石棉致癌的分子机制. 癌变·畸变·突变, 1998, 10 (5): 325-340.

39. Ebert R, Barrett JC, Wiseman RW, et al. Activation of cellular oncogenes by chemical carcinogens in syrian hamster embryo fibroblasts. Envi-ron Health Perspec, 1990, 98: 175-178.

40. Janssen YM, Heintz NH, Mossman BT. Induction of c-fos and c-jun proto-oncogene expression by asbestos is ameliorated by N-Acety-L-cysteine in mesothelioma cells. Cancer Res, 1995, 55 (10): 2085-2089.

41. Heitz NH, Janssen YM, Mossman BT. Persistent induction of c-fos and c-jun experession by asbestos. Proc Natl Acad Sci USA, 1993, 90 (8): 3299-3303.

42. Janssen YM, Heintz NH, Marsh JP, et al. Induction of c-fos and c-jun pro-to-oncogenes in the target cells of the lung and pleura by carcinogenic fibers. Am J Respir Cell Mol Bio, 1994, 11 (5): 522-530.

43. Timblin CR, Janssen YW, Mossman BT. Transcriptional cativation of the proto-oncogene c-jun by asbestos and H_2O_2 is directly related to increased pro-liferation and transformation of tracheal epithelial cells. Canc Res, 1995, 55 (13): 2723-2726.

44. 王新朝, 徐玉宝, 吴逸明, 等. SOD 对青石棉诱导 BEAS-2B 细胞产生超氧化物岐化酶的作用. 郑州大学学报（医学版）, 2005, 40 (4): 628-630.

45. 刘秉慈, 付德辰, 缪庆, 等. 石棉相关肿瘤 p53 基因突变的免疫组化及 PCR-SSCP 研究. 中华劳动卫生职业病杂志, 1997, 15 (3): 150-153.

46. 刘秉慈, 黄筚辉, 许增禄, 等. 石棉诱导细胞凋亡改变的研究. 中华劳动卫生职业病杂志, 1999, 17 (3): 145-147.

47. 杨青. 石棉致癌机理的研究. 中国工业医学杂志, 1996, 9 (2): 112-114.

48. 袁素波. 石棉致癌与抑癌基因突变. 中国工业医学杂志, 1998, 11 (6): 363-366.

49. 詹显全, 王治明, 杨青. 温石棉对兔肺泡巨噬细胞合成一氧化氮及抗氧化酶活性的影响. 华西医大学报, 2000, 31 (1): 58-61.

50. 刘秉慈. 石英和石棉的致癌、致纤维化及其机制研究. 中华劳动卫生职业病杂志, 1998, 16 (5): 266-268.

51. 麻懿馨. 纳米级与微米级二氧化硅粉尘对小鼠免疫毒性的比较研究. 沈阳: 中国医科大学, 2005.

第九章

有机磷农药

一、理化性质

有机磷农药（Organophosphorous pesticides，OPs）大多呈油状或结晶状，有蒜臭味，挥发性强，微溶于水，易溶于多种有机溶剂，在碱作用下迅速水解。

二、来源、存在与接触机会

OPs 主要用于农、林、牧业有害生物（病、虫、草、鼠）的防治，生产和使用中均有机会接触本品。职业接触机会：在生产使用过程中，运输、装卸、贮存、供销与保管中，均可造成由呼吸道吸入或经皮肤吸收。非职业接触机会：误食被 OPs 严重污染的食品、水、饮料，滥用 OPs 防治害虫，以及自杀、投毒等。

三、吸收、分布、代谢与排泄

OPs 可经呼吸道、胃肠道、皮肤及黏膜吸收。被吸收后的 OPs 可通过血液、淋巴迅速分布至全身各组织器官，其中肝中含量最高，其次为肾、肺和脑等。

OPs 在机体内的代谢、转化主要通过微粒体酶系统发生两种相关变化。一是通过代谢引起化合物结构的改变，使代谢产物的毒性发生变化；二是代谢产物极性增大，水溶性增强，从而容易从体内排出。经过代谢转化后，其代谢产物有的毒性减低，有的毒性增强。

OPs 在体内经过机体代谢生成多种代谢物，大致可以分为两类：代谢产物 I——二烷基磷酸酯类（DAP）。大多数 OPs 可在体内代谢成为一种或一种以上的 DAP，DAP 有 6 种：磷酸二甲酯（DMP）、磷酸二乙酯（DEP）、二甲基硫代磷酸酯（DMTP）、二乙基硫代磷酸酯（DETP）、二甲基二硫代磷酸醋（DMDTP）和二乙基二硫代磷酸醋（DEDTP）。这些产物通常可在接触 24～48 小时内在尿中出现；代谢产物Ⅱ——特殊代谢产物（special metabolite，SM）。这些代谢产物与 DAP 不同，因为每一种特定的代谢产物来自一种或少数几种 OPs。例如，对一硝基酚是对硫磷类农药的代谢产物，马拉硫磷代谢为马拉硫磷二羟基酸。OPs 及其代谢产物大部分从肾由尿液排出，少部分从消化道经粪便排出。

四、毒性概述

（一）动物实验资料

1. 急性毒性　几乎所有的 OPs 都可引发急性中毒，其急性中毒的发病机制为 OPs 使体内胆碱酯酶（cholinesterase，ChE）磷酸化，丧失水解乙酰胆碱（acetylcholine，Ach）的能力，导致 Ach 在胆碱能神经突触中蓄积，引起毒蕈碱样、烟碱样和中枢神经系统症状。急性中毒的潜伏期因 OPs 品种、浓度、吸收途径及机体状况而异。除抑制乙酰胆碱酯酶（acetylcholinesterase，AChE）活性外，OPs 还可抑制乙酰胆碱受体（acetylcholine receptor，AChR）功能。伍一军等研究发现，急性乐果染毒后，大鼠的 M1、M2 受体密度有下降趋势，减轻了胆碱能亢进的症状。

2. 亚急性与慢性毒性　乐果亚急性染毒诱导大鼠耐受实验中，发现用小剂量（25mg/kg）诱导后，再用大剂量染毒（最高剂量100mg/kg），血中 ChE 有轻度下降，脑中 ChE 轻度抑制，未出现中毒症状。但电镜发现神经元已坏死，受体检测发现 M1 和 M2 密度均下降，也可能动物形成耐受的同时掩盖了某些潜在的危害。有研究表明，用含三唑磷（3、100mg/kg）的饲料喂饲大鼠连续 6 个月后，各剂量组大鼠 6 个月内均无死亡，体重增重、脏器系数均无明显差异。第 4 周时，各剂量组全血胆碱酯酶（BChE）和血浆胆碱酯酶（PChE）的活性被显著抑制。病理组织学检查发现 100mg/kg 剂量组肝细胞浊肿及空泡变性；脾有淤血、见色素沉着。

3. 致突变　OPs 的 Ames 试验，小鼠骨髓嗜多染红细胞微核试验、染色体畸变试验、姐妹染色单体交换（SCE）试验，动物肝细胞的 DNA 损伤等均为阳性结果。

4. 生殖发育毒性

(1) 对雌性生殖系统的毒性

①对卵巢、卵泡及卵母细胞的损害　乐果和久效磷低剂量长期作用可引起大鼠卵巢显明衰退，还可显著减少小鼠正常卵泡数目，并增加闭锁卵泡数目，对生殖功能产生不良影响。

②对性周期和性行为的影响　研究显示，乐果能干扰小鼠的动情周期，显著减少动情前期、动情期和动情后期的持续时间，延长动情间期的持续时间。久效磷也能干扰小鼠动情周期。

③对生殖结局的毒性影响　研究发现，乐果染毒 7 天后导致小鼠 100% 着床前胚胎丢失。Farag 等研究结果显示，25mg/kg 毒死蜱可引起大多数母鼠毒性反应，并可导致胎体死亡、早期吸收胎和出生畸形显著增多；近期有研究显示，雌雄小鼠交配前经口给予不同浓度的 OPs，导致吸收胎数量，胎鼠宫内发育迟滞率，仔鼠多种器官发育畸形率均显著增多。还有研究表明，在胚胎器官形成期，母鼠敌百虫的暴露可影响母鼠的生殖功能，导致仔代生长发育迟缓和畸形的发生。但 Farag 等研究还发现，28mg/kg 乐果可引起母鼠震颤、腹泻、虚弱等胆碱能神经兴奋症状，母鼠和胎鼠乙酰胆碱酯酶显著被抑制，但对胚胎无任何致畸作用。上述研究结果不一致可能与农药种类、动物品系及农药暴露时期不同有关。

(2) 对雄性生殖系统的毒性

①对生殖器官和生殖细胞的损害。磷胺可通过直接毒性作用和间接毒性作用损伤附睾尾部亮细胞和附睾主细胞。

②对精液质量的影响。乙酰甲胺磷、大剂量辛硫磷对雄性大鼠有生殖毒性，主要引起精子生成量减少和精子运动能力降低，导致不同程度的生殖功能障碍。

③对生殖内分泌的影响。辛硫磷可显著降低大鼠睾丸生物标志酶活性，并影响血清及睾丸性激素水平，导致精子生成障碍。

④对生殖结局的影响。长期摄入小剂量乐果雄性大鼠，除了明显抑制其睾丸性激素分泌及睾丸生物标志酶活性外，胎鼠体重亦明显减

小，并有短肢畸形和吸收胎，可能与长期摄入小剂量乐果后对精子的质量产生不利影响所致。

5. 致癌 倍硫磷 1730mg/kg 喂饲小鼠 103 周，可引起皮肤癌。对硫磷 1.26mg/kg 喂饲大鼠 80 周，看到肾上腺皮质瘤发生率高于对照组。另外乐果的慢性毒性试验中看到，大鼠肌内注射每日 176mg/kg，连续染毒 6 周后发生肝肿瘤及白血病；杀虫畏以每日 692mg/kg 的剂量喂饲小鼠 2 年和以 1057mg/(kg·d) 的剂量喂饲 80 周，均发生肝肿瘤。马国云等探讨三唑磷农药对大鼠的致癌作用，认为大鼠在长期摄入较高剂量三唑磷农药后，影响其机体激素代谢，有促进致癌效应。国外研究显示低浓度 OPs，如 $0.2\mu mol/L$ 的久效磷和 $0.4\mu mol/L$ 的氧化乐果有促进乳腺癌 MCF-7 细胞的显著增殖作用。但是大部分有机磷农药品种的致癌试验为阴性。

2004 年国际癌症研究所（IARC）在对 900 种外源化学物致癌性的综合评价中，将敌敌畏归入 2B 类，人类可能致癌物；将马拉硫磷、甲基对硫磷、对硫磷、杀虫畏、敌百虫归入 3 类，现有证据不能对人类致癌性进行分类。

（二）流行病学资料

近期一项对南墨西哥长期暴露于 OPs 的农民的研究结果显示，OPs 可作用于精子发生过程的所有细胞，并且 OPs 暴露产生的效应与基因多态性有关，有 192 名 RR 基因型特征的农民暴露于 OPs 后更易引起生殖毒性损害。张霜红等对 601 名 OPs 作业女工（主要在生产乐果、氧化乐果、甲胺磷的供料车间、合成车间和包装车间工作）的生殖功能及其子代的健康进行了调查，发现长期接触有机磷农药的一线女工的异常生殖结局（早产、过期产、自然流产、出生低体重和新生儿出生缺陷）和妊娠并发症（妊高症、妊娠贫血）的发生率明显高于对照组。

采用前瞻性队列研究方法，对 257 例急性 OPs 中毒患者在出院后进行神经系统的检查和随访。中毒后 2 个月内迟发性周围神经病发病率为 3.5%，中毒 2 个月后，随访患者中枢神经症状和精神症状阳性率仍高于中毒前。

(三)中毒临床表现与防治原则

1. 急性中毒 经口者早期症状常见恶心、呕吐,而后进入昏迷;吸入者为呼吸道刺激症状,呼吸困难、视力模糊,进而出现全身症状;皮肤吸收有头晕、烦躁、出汗、肌张力减低及共济失调。OPs中毒还可引起心、肺、肝、肾等脏器损害,致消化道出血及血液系统损害等。

2. 慢性毒性 长期接触有机磷农药后,血中胆碱酯酶活性明显抑制,但症状、体征较轻。症状多为神经衰弱综合征,头痛、头昏、恶心、食欲不振、乏力、容易出汗。部分患者可出现毒蕈碱样或烟碱样症状,如瞳孔缩小、肌肉纤维颤动等。

3. 防治原则 中毒后及时清除 OPs,防止继续吸收;对症和支持治疗;同时必须应用解毒药物。

生产环境应有通风、局部排气和呼吸保护用具。同时加强个人防护和职业健康教育。

五、毒性表现

(一)对免疫器官的毒作用

免疫器官(脾脏和胸腺等)检测是评价免疫机能状态的重要指标。以往研究表明,乐果、甲基对硫磷、对硫磷、马拉硫磷、二嗪农及毒死蜱等有机磷农药,都可对哺乳动物免疫器官产生影响。在这方面研究较多的是对硫磷和马拉硫磷。徐德祥等研究发现,暴露于甲基对硫磷 7 天后,0.6 和 3.0mg/kg 组的甲基对硫磷可引起昆明种小鼠胸腺重量和胸腺脏器指数明显降低;3.0mg/kg 组脾重量和脾脏脏器指数显著低于对照组。家兔暴露于 1.5mg/(kg·d)马拉硫磷后胸腺萎缩,脾生发中心细胞减小。Day 等曾用陆生动物环颈雉(Phasianus colchicus)进行试验,该类动物常集中栖息于一些农业区,易暴露于应用在谷类作物的一些 OPs 中。结果发现 8 周龄的环颈雉经 230mg/kg 的马拉硫磷染毒 3 天后,其淋巴器官重量明显降低,胸腺和脾中均有明显的组织损害,这些定量的和定性的变化在较低剂量 92mg/kg,相当于半致死剂量的 40% 时同样可以被测出,表明马拉硫磷在半致死剂量以下就会对免疫器官产生影响。

(二) 对体液免疫的毒性作用

动物实验发现，OPs 急性、亚慢性和慢性暴露均可抑制体液免疫功能。乐果、马拉硫磷、对硫磷及草甘磷会使小鼠基础抗体应答减弱，空斑形成细胞数量减少。

Casale 等研究结果表明，经口给予啮齿类动物对硫磷（16mg/kg）、马拉硫磷（720mg/kg）或敌敌畏（120mg/kg）可抑制初级体液免疫反应。马拉硫磷亚急性染毒使小鼠脾体外空斑形成细胞（PFC）和血清溶血素（HC50）水平明显降低，并有明显的剂量-效应关系。大鼠经口给予 $1/10LD_{50}$ 剂量的马拉硫磷，连续灌胃 20 天，发现染毒大鼠和绵羊红细胞（SRBC）刺激的初次免疫反应 HC50 水平高于对照组，而再次免疫反应 HC50 则明显低于对照组，分析这种变化是马拉硫磷抑制乙酰胆碱酯酶后，乙酰胆碱积聚刺激了淋巴细胞膜上的胆碱能受体而产生的综合效应，也可能与 PFC 的直接损伤有关。马拉硫磷亚慢性染毒可降低小鼠、大鼠和兔血清中对卵清蛋白和（或）破伤风类毒素的抗体（IgM 和 IgG）滴度。Institoris 等研究表明，一次给予 $1/2LD_{50}$ 剂量的甲基对硫磷，小鼠脾 PFC 升高 40%；$1/40LD_{50}$ 剂量的甲基对硫磷，连续染毒 4 周，小鼠脾 PFC 升高 100%。徐德祥等报道，经口灌胃给予 0.6mg/kg（$1/20LD_{50}$）和 3.0mg/kg（$1/4LD_{50}$）的甲基对硫磷，连续染毒 7 天后，小鼠经腹腔注射 2%SRBC 0.2 毫升/只，并继续经口灌胃给予甲基对硫磷，连续染毒 5 天后，小鼠 HC50 水平显著下降，并有明显剂量-效应关系。

对水生动物试验结果表明，OPs 对鱼类体液免疫应答具有免疫抑制作用。Beaman 等将青鱼在 0.2～0.8mg/L 的马拉硫磷中暴露 7～14天后，其 PEC 数量显著下降。

OPs 暴露同样也可抑制人群的体液免疫功能。OPs 急性中毒患者的 IgG、IgA、C3、C4 浓度降低；有机磷喷洒人员血清中 IgM 滴度显著降低；OPs 车间工人的 SIgA 滴度下降；在对敌敌畏生产和包装车间的 100 名工人进行调查时，发现敌敌畏可以引起血清 IgG、IgA 浓度显著下降；马拉硫磷作业工人血清 IgG、IgM 滴度显著低于对照组。

（三）对细胞免疫的毒性作用

观察农药对细胞免疫毒作用通常采用外周血淋巴细胞酸性 α- 醋酸萘酯酶（ANAE）测定、淋巴细胞转化试验、细胞毒 T 淋巴细胞（cytotoxic T lymphocyte，CTL）亚群测定、淋巴细胞抑制试验和迟发型超敏反应（DTH）试验等。

据报道，经口喂饲小鼠 1/500 LD_{50} 剂量的甲基毒死蜱，连续染毒 1 个月，小鼠外周血 T 淋巴细胞 ANAE 阳性率明显降低。徐德祥等研究发现，经口灌胃给予 0.6mg/kg（1/20LD_{50}）和 3.0mg/kg（1/4LD_{50}）的甲基对硫磷，连续染毒 7 天，与对照组比较，小鼠外周血 T 淋巴细胞 ANAE 的阳性率显著降低，并有明显的剂量-效应关系，说明亚急性经口给予 1/20LD_{50} 和 1/4LD_{50} 剂量的甲基对硫磷对小鼠细胞免疫有一定的抑制作用。

Blakley 等用 Fisher 344 大鼠对毒死蜱进行免疫毒性研究，发现以 5.0mg/kg 剂量，每周 2 次，经口给予毒死蜱 28 天后，刀豆蛋白 A（ConA）和植物血凝素（PHA）诱导的细胞毒性 T 淋巴细胞（CTL）细胞增殖反应明显减弱，而脂多糖（LPS）诱导的 B 淋巴细胞增殖反应没有改变。Navarro 等用 1mg/kg 的毒死蜱每天给新生大鼠染毒，连续 4 天，立即测定由 ConA 刺激的 CTL 细胞增殖反应，无明显变化，但是，当动物成年后，其 CTL 细胞增殖功能明显下降，胆碱酯酶活性受到抑制，表明毒死蜱对发育期大鼠免疫系统会产生持久性的抑制作用，从而引发相应的免疫功能持久性缺陷。

Suke 等选用对磷胺对雌性白化种大鼠进行淋巴细胞抑制试验、巨噬细胞抑制试验及迟发型超敏反应（DTH）试验，结果发现受试动物较长期接触磷胺后上述三项细胞免疫功能指标均受到明显的抑制。另有研究表明，$10\sim100\mu mol/L$ 的甲基毒死蜱、甲基对硫磷、甲基异硫磷，加与不加 S9，对人外周血淋巴细胞转化均有明显的抑制作用，且有明显的剂量-效应关系，随剂量增加，抑制作用显著增强。

OPs 暴露同样也可抑制人群的细胞免疫功能。有研究发现农药厂马拉硫磷作业工人接触组与对照组 CTL 亚群比较，$CD8^+$ 含量，$CD4^+/CD8^+$ 比值，明显低于或高于对照组，差异存在着统计学意义；通过检查长期接触马拉硫磷的 31 名工人，发现其外周血 E 玫瑰花环率明显下降，以上研究结果提示长期接触马拉硫磷的作业工人细胞免疫功能发生改变。李强等对 52 例急性 OPs（氧乐果、1059、1605、敌敌畏）中毒患者的 T 淋巴细胞亚群进行了动态检测，发现与对照组比较，中、重度 OPs 中毒患者 $CD3^+$、$CD4^+$、$CD8^+$ 水平显著下降，表明其 T 淋巴细胞亚群明显受损。

（四）对非特异性免疫功能的影响

1. 对吞噬细胞的作用 OPs 可通过减少单核和吞噬细胞产生的自由基及减弱它们的趋化功能来抑制非特异性免疫功能。吞噬细胞产生的超氧阴离子自由基在杀灭外源微生物中具有重要作用，研究发现，鱼暴露在含 0.8mg/L 马拉硫磷的水中 14 天后，其吞噬细胞产生的超氧阴离子自由基含量显著降低。人中性粒细胞与 70、$100\mu mol/L$ 的敌敌畏培养 2 小时后，硝基蓝四氮唑（NBT）阳性的吞噬细胞明显减少，提示敌敌畏抑制或损坏了中性粒细胞杀灭微生物的氧化作用。Queiroz 等研究了 40 名 OPs 职业暴露工人中性粒细胞的吞噬作用和细胞内杀伤作用，结果表明，即使在接触工人胆碱酯酶未受影响的情况下，OPs 已可以引起中性粒细胞功能改变。有人研究了 OPs 对体外人外周血中性粒细胞趋化功能（PMNL）的影响，结果表明，$10\mu mol/L$、$35\mu mol/L$ 的甲基对硫磷、马拉硫磷连续作用该细胞 3 天后，可分别使 PMNL 下降了 42%、50%。

2. 对自然杀伤细胞（natural killer cell，NK 细胞）的作用 Qing LI 等将不同剂量的敌敌畏、美曲膦酯、乐果、高灭磷和甲基内吸磷等 5 种 OPs 加入体外培养的人类 NK 细胞，发现这 5 种 OPs 都可显著降低人类 NK 细胞活性，其效果呈剂量依赖性。敌敌畏对小鼠 NK 细胞、CTL 和淋巴因子激活的杀伤细胞活性也同样具有抑制作用。另有研究表明，皮下注射 20% 和 80% 半数致死量的敌敌畏可显著抑制大鼠 NK 细胞活性和抗体依赖的细胞毒性作用。

（五）过敏性疾病和自身免疫性疾病

流行病学调查发现，接触 OPs 可引起哮喘和过敏性皮肤病增加。Thrasher 等曾分别对 12 名和 29 名长期暴露于毒死蜱的个体进行免疫功能研究，发现接触 1～4.5 年后，个体遗传性过敏症和抗生素过敏症发病率较高。测定其外周血淋巴细胞表达、自身抗体以及对 PHA 和 ConA 刺激的有丝分裂反应，结果表明，CD26 增高，CD5 减少，对 PHA 和 ConA 刺激的有丝分裂反应降低，自身抗体产生率增加，说明慢性接触毒死蜱可引起免疫功能变化。Garry 对 60 名 OPs 使用者进行流行病学研究，发现采用熏蒸操作方式的群体乙酰胆碱酯酶活性抑制率超过 20%，同时慢性哮喘发生率也明显增加。

六、毒性机制

关于 OPs 引起免疫毒性的机制报道很少，其主要机制为直接作用和间接作用，此外，近年来有学者对 OPs 免疫毒性机制提出了一些新观点。

1. 直接作用　OPs 可直接抑制免疫系统的丝氨酸水解酶活性，改变免疫功能。也可通过抑制淋巴细胞神经靶酯酶导致淋巴细胞结构和功能的改变。OPs 还可通过磷酸化、氧化损伤及神经功能改变引起淋巴组织病理损伤，继而干扰淋巴细胞增殖和发育。

2. 间接作用　OPs 可通过神经-内分泌-免疫调节通道间接影响免疫功能。如急性 OPs 中毒后体内的乙酰胆碱大量集聚导致胆碱能神经功能亢进，呼吸道及消化道等黏膜腺体分泌增多，胃肠等淋巴样组织分泌 IgA 增多，使血中 IgA 含量增高。毒虫畏对大鼠的免疫调节作用与大鼠血清肾上腺素显著增加有关。马拉硫磷、甲基对硫磷、对硫磷可通过影响脂质膜理化性质损伤细胞膜结构，间接改变免疫细胞功能。还有研究报道，OPs 能诱发人类淋巴细胞姐妹染色单体交换，间接影响淋巴细胞功能。

3. OPs 对 T 辅助淋巴细胞（T helper cell，Th）Th1/Th2 细胞因子比值的影响　最近几年，随着对 T 辅助细胞（Th）功能的逐步认识，哮喘发病机制的 Th1/Th2 失衡学说已占主导地位。Th2 在免疫应答中主导 B 淋巴细胞介导的体液免疫及 I 型变应反应，诱导 B 淋巴细胞产生 IgE 抗体，相反 Th1 则分泌干扰素-γ（IFN-γ）抵抗由 Th2 细胞因子诱发的哮喘，过敏和哮喘患者体内 Th2 细胞因子（IL-4、IL-5）含量升高，而 Th1 细胞因子（IFN-γ）和肿瘤坏死因子-β（TNF-β）降低。少量流行病学资料表明职业或生活环境中接触有机磷后，可以影响 Th1/Th2 细胞因子比值。如 Duramad 等报道，生活在加利福尼亚州农业区的 2 岁儿童由于早期暴露于有机磷农药，其细胞内 Th1/Th2 比值受到影响。

4. OPs 对杀伤细胞的毒性机制　关于 OPs 抑制杀伤细胞活性的机制研究很少。Qing LI 等研究了 OPs 对 NK 细胞和 CTL 细胞的免疫毒性作用，认为 OPs 对上述两种细胞的毒性作用至少由下列 3 种机制介导：

（1）OPs 抑制杀伤细胞颗粒胞吐途径　NK 细胞和 CTL 细胞导致肿瘤细胞或病毒感染靶细胞死亡的主要机制是直接释放溶细胞颗粒，该颗粒中含有穿孔素、颗粒酶（几种丝氨酸蛋白酶）和通过胞吐作用产生的杀伤靶细胞的颗粒溶素。OPs 是丝氨酸酯酶强效抑制剂，为证明 NK 和 CTL 细胞的活性降低是否与 OP 抑制颗粒酶的活性有关，Qing LI 等通过体外试验用敌敌畏处理 NK 细胞，结果显示，OPs 可显著降低穿孔素、颗粒酶和颗粒溶素这 3 种免疫效应分子在 NK 细胞中的表达，其机制可能与 NK 细胞脱颗粒有关。另外，敌敌畏对穿孔素、颗粒酶和颗粒溶素的 mRNA 转录也有显著抑制作用。以上结果表明，OPs 对 NK 细胞和 CTL 细胞活性抑制作用，至少部分是通过抑制杀伤细胞颗粒的胞吐作用引起的。

（2）有机磷干扰杀伤细胞 FasL/Fas 途径　FasL（CD95 L）是一种杀伤细胞表面膜配体，可与靶细胞表面死亡受体 Fas（CD95）交联，导致靶细胞凋亡。关于 OP 影响杀伤细胞 FasL/Fas 途径，相关文献报道甚少。有研究利用穿孔素基因敲除（PKO）小鼠研究了敌敌畏对 FasL/Fas 途径的作用。PKO 小鼠由于其颗粒胞吐途径缺失，该小鼠的 NK 细胞和 CTL 细胞仅能通过 FasL/Fas 途径杀伤靶细胞。结果表明，敌敌畏可显著抑制 PKO 小鼠的 CTL 细胞活性，并与一种抗 FasL 的抗体对 PKO 小鼠 CTL 细胞活性的抑制效果很接近，说明两者作用机制相似或相同。所以敌敌畏对杀伤细胞活性抑制与 FasL/Fas 途径损伤有关。

（3）有机磷引起免疫细胞凋亡　据报道，OPs 可诱导大鼠原代皮层神经元、SH-SY5Y 人成神经细胞瘤细胞、啮齿类早期胚胎细胞凋亡，也可诱导免疫细胞凋亡。Saleh 等证明对硫磷及其代谢产物均可引起啮齿类动物 T 淋巴细胞、白血病细胞株 EL4 细胞凋亡，此过程是由于 caspase-3 被活化引起的。OPs 引起人类免疫细胞凋亡机制也有研究。用毒死蜱处理人单核细胞样细胞系 U937，发现毒死蜱诱导该细胞凋亡的作用呈剂量和时间依赖性，用一种 caspase-3 抑制物 Z-DEVD-FMK，可显著抑制毒死蜱诱导的细胞凋亡，从反面也证明了毒死蜱引起人单核细胞（U937）凋亡与细胞内活化 caspase-3 水平增加有关。

一些人群长期亚慢性或慢性暴露于许多广泛使用的 OPs 中，给健康带来了严重的危害，虽然目前许多试验研究获得了一些 OPs 免疫毒性作用的证据，但由于农药对免疫机能的影响是多方面的，多种作用机制间也可相互联系、相互制约，因此 OPs 免疫毒性机制还远未阐明，今后关于 OPs 低浓度暴露对人类免疫功能的影响仍需做更全面的研究。

（杜宏举）

主要参考文献

1. 伍一军，杨琳，李薇. 有机磷农药的多毒性作用. 环境与职业医学，2005，22（4）：367-370.
2. Hreljac I, Zajc I, Lah T, et al. Effects of model organophosphorous pesticides on DNA damage and proliferation of HepG2 cells. Environ Mol Mutagen, 2008, 49 (5)：360-367.
3. Gomes J, Lloyd OL, Hong Z. Oral exposure of male and female mice to formulations of organophosphorous pesticides：congenital malformations. Hum Exp Toxicol, 2008, 27 (3)：231-240.

4. 戴斐，田英，沈莉，等. 敌百虫暴露对小鼠及胎鼠生殖发育影响. 中国公共卫生，2007，23（5）：595-596.

5. Perez-Herrera N, Polanco-Minaya H, Salazar-Arredondo E, et al. PON1 Q192R genetic polymorphism modifies organophosphorous pesticide effects on semen quality and DNA integrity in agricultural workers from southern Mexico. Toxicol Appl Pharmacol，2008，230（2）：261-268.

6. 胡静熠，王心如. 辛硫磷对大鼠生殖内分泌系统的影响. 江苏医药，2008，34（12）：1258-1261.

7. 马国云，董竞武，金耀球. 三唑磷农药对大鼠的致癌性实验病理观察. 环境与职业医学，2007，24（6）：592-595.

8. 丁新志. 机械通气联合血液灌流治疗急性重度有机磷中毒34例. 中国危重病急救医学，2006，18（7）：448.

9. Zhao XL, Zhu ZP, Zhang TL. Tri-ortho-cersyl phosphate（TOCP）decreases the levels of cytoskeletal proteins in hen sciatic nerve. Toxicol Lett，2004，152：139-147.

10. 董竞武，肖萍，潘喜华，等. 喂饲三唑磷6个月对大鼠效应生物标志物的影响. 环境与职业医学，2003，20（5）：369-373.

11. 沈宏，宋立荣，周培疆，等. 有机磷农药对滇池微囊藻生长和摄磷效应的影响. 水生生物学报，2007，31（6）：863-867.

12. 马小董，詹佩娟，陆瑾如. 急性有机磷中毒致迟发性周围神经病31例临床分析. 中国实用神经疾病杂志，2007，10（2）：99.

13. John M, Oommen A, Zacharian A. Muscle injury in organophosphorous poisoning and its role in the development of in terminal syndrome. Neurotoxicology，2003，24（1）：43-53.

14. 张根平，闫磊. 急性有机磷中毒后迟发性神经病30例临床观察分析. 医学临床研究，2008，25（1）：184-185.

15. 李纪新. 急性有机磷中毒的反跳现象. 现代医药卫生，2004，20（14）：1371.

16. 陆娴婷，赵美蓉，刘维屏. 农药的免疫毒性研究. 生态毒理学报，2007，2（1）：10-17.

17. Thrasher J D, Heuser G, Broughton A. Immunological abnormalities in humans chronically exposed to chlorpyrifos：Arch Environ health，2002，57（3）：181-187.

18. 舒静波，高峰，孙莉，等. 接触马拉硫磷对免疫功能的影响. 中国公共卫生，2004，20（8）：914.

19. Kim HS，Eom JH，Cho HY. Evaluation of immunotoxicity induced by pirimiphos-methyl in male Balb/c mice following exposure for 28 days. J Toxicol Environ Health，2007，70（15-16）：1278-1287.

20. Li Q. New mechanism of organophosphorus pesticide-induced immunotoxicity. J Nippon Med Sch，2007，74（2）：92-105.

第十章

氨基甲酸酯类农药

第一节 西维因

一、理化性质

西维因（Carbaryl）又称甲萘威、胺甲萘，为白色或灰色固体，无气味。难溶于水，可溶于苯、乙醇等有机溶剂中。西维因在紫外线照射和高温下是稳定的，在碱性介质中迅速水解为1-萘酚。

二、来源、存在与接触机会

西维因为人工合成的氨基甲酸酯类广谱杀虫剂，具有触杀、胃毒和一定熏蒸作用，主要用于棉花、水稻、麦类、蔬菜及果树等害虫的防治。本品可通过各种途径进入机体。职业接触：生产、加工、包装、贮存、配制及农业使用过程中均可接触。生活接触：多为经口所致，如误服污染的蔬菜、水果及被毒死的畜、鱼或虾等。

三、吸收、分布、代谢与排泄

西维因在动物体内的主要代谢方式有水解、甲基羟基化、环上羟基化、水解与结合等，形成代谢产物15种以上，其中部分是与葡萄糖醛酸、硫酸和半胱氨酸的结合物。西维因无论经何种途径进入体内，一般在48～72小时即从体内排出。

西维因在人和动物体内主要代谢物是1-萘酚，工人长期接触2～3mg/m³西维因，尿中可发现大量游离和结合的1-萘酚；动物暴露于西维因后一般不蓄积，西维因主要经肾由尿排泄。

四、毒性概述

(一) 动物实验资料

1. 急性毒性　西维因经口 LD_{50} 小鼠为 438mg/kg 体重。大鼠经口 LD_{50} 为 500~850mg/kg，经皮 LD_{50} 大于 4000mg/kg；对 18 种鱼的 LC_{50} 范围在 0.8~20mg/kg。

动物急性中毒主要出现胆碱酯酶抑制症状，表现为口鼻与呼吸道分泌物增多、四肢无力、瞳孔缩小、肌肉震颤、抽搐、肺水肿、呼吸衰竭等。静脉注射致死剂量立即出现深度麻痹和呼吸停止。

2. 亚急性与慢性毒性　幼猪每天喂饲含西维因 150mg/kg 的饲料 1~2 个月，剂量达到 324~389g 时，呈现进行性肌无力、共济失调、运动性震颤、阵挛性抽搐、截瘫、不能站立、厌食、烦渴，脊髓反射消失。狗每天喂饲含西维因 100mg/kg 的饲料 45 天，可见肠内多种酶活性增加，尸检发现肠黏膜改变，肝淤血肿大，肝细胞胞浆内糖原堆积。大鼠每天经口给予 0.7~70mg/kg，6~12 个月，发现内分泌腺包括脑下垂体、性腺、肾上腺和甲状腺等受到损害。

王会平等对西维因进行大鼠亚急性毒性实验，结果表明西维因对大鼠能量代谢和脂质代谢均有影响。

3. 致突变　西维因与亚硝酸钠生成的 N-亚硝基西维因对大肠杆菌和嗜血性流感杆菌有致突变作用。在人胚胎纤维母细胞培养中加入西维因可抑制有丝分裂和纺锤丝的形成。孙英等应用紫外光谱法发现西维因有可能对 ctDNA 产生诱变作用。

4. 生殖发育毒性　狗在全部妊娠期每日摄入超过 3125mg/kg 的西维因可导致畸胎。大鼠经口给予西维因 2~5mg/kg，在繁殖试验中，经 5 代观察，可引起睾丸、卵巢及垂体的促性腺功能紊乱且逐代加重，雌鼠生育机能下降，雌性的动情期延长，雄性精母细胞数减少，精子活动能力降低等。

5. 致癌　经口给大鼠大剂量西维因可引起肉瘤，西维因可引起小鼠及大鼠的多种恶性肿瘤等。

（二）流行病学资料

曾有报道，某农药厂储运站仓库搬运工在徒手卸运纸装西维因原粉（纯度 98%）的过程中，发生一起西维因急性中毒事件，发病人数占当天参加搬药工总数的 46%，到医院就诊的 18 例患者均有明显的西维因接触史，均于接触毒物后 2～15 小时内发病。临床表现主要是出现头晕、头痛、恶心、呕吐、乏力、腹痛、流涎、多汗症，部分病例有视物模糊、口异味感、胸闷症等。

（三）中毒临床表现及防治原则

1. 急性中毒　轻度中毒时有较轻的中枢神经系统和毒蕈碱样症状；重度中毒表现为癫痫、昏迷、肺水肿或呼吸衰竭等。生产性中毒多表现为轻度，重度中毒一般为口服中毒。

2. 慢性中毒　动物实验发现引起中枢神经系统及肌肉病变，但无人群资料报道。

3. 防治原则　对西维因中毒的治疗原则是：（1）清除毒物、阻止其继续吸收。（2）使用特效解毒剂。（3）对症与支持疗法。

应积极开展农药污染的宣传教育，加强食品运输、保存及农药使用的管理，减少对环境造成污染。生产及使用人员应加强个人防护。

五、毒性表现

（一）对免疫器官的毒作用

西维因可引起小鼠胸腺和脾重量的明显减轻，降低脾的生发中心及淋巴细胞数，引起胸腺皮质和外周淋巴结的萎缩性改变。

（二）对体液免疫的毒性作用

George 等曾报道西维因在体外对人群血清补体系统活性产生抑制作用。在测定补体活性前 2 小时，在血清中加入浓度为 0.5～3.0mmol/L 的西维因可使总补体下降，并有明显剂量-反应关系。浓度为 1.0 与 3.0mmol/L 的西维因，分别抑制补体活性 15%～25% 与 26%～45%。

Wiltrout 等报道，西维因一次大剂量灌胃，可引起家兔脾空斑形成细胞（PFC）数量的显著减少。大鼠吸入西维因，每天 6 小时，2

周后，注射绵羊红细胞（SRBC），用酶联免疫法测定抗-SRBC IgM
抗体，发现血清抗-SRBC IgM 抗体明显减少，且与剂量相关。

也有研究结果显示，西维因在以 100 倍的 ADI（每日允许摄入
量）单独染毒时，不引起观察指标的变化。而与乐果、硫丹联合染毒
时引起动物 IgG、IgM 滴度和白细胞、淋巴细胞计数均显著地减少。

GS Ladics 等采用不同染毒途径研究了西维因对大鼠体液免疫功
能的影响，结果发现仅经呼吸道染毒组动物体液免疫功能受到抑制，
胸腺重量、脾细胞数目、空斑形成细胞（PFC）数及血清抗体
（IgM）水平降低，且有剂量-反应关系。在 $335mg/m^3$ 暴露组脾细胞
数目、PFC 数及胸腺重量分别减少 33、57 和 22％。但皮肤和经口暴
露未见其对体液免疫指标影响。表明评价农药的免疫毒性需考虑相关
暴露途径和染毒剂量，以便确定其适当的危险度评价程序和暴露
限值。

（三）对细胞免疫的毒性作用

浓度为 $0.5\mu mol/L$ 的西维因，在体外与外周血淋巴细胞作用 72
小时，可使植物血凝素（PHA）刺激的淋巴细胞增殖较对照组下降
50％。西维因对人外周血单核细胞（PBMC）趋化功能也有影响，浓
度为 $0.5\mu mol/L$ 的西维因在体外作用 72 小时，可使 PBMC 趋化功
能下降 50％。

Singh 等在西维因对巨噬细胞功能、淋巴细胞增殖及迟发型超敏
反应影响的研究中，用 20mg/kg 西维因（该浓度为未观察到有损害
作用剂量，NOAEL）喂养成年鸡 3 个月后，测定其细胞免疫功能，
结果发现西维因使巨噬细胞吞噬能力明显降低，其淋巴细胞对刀豆蛋
白（ConA）和脂多糖（LPS）刺激的增殖反应分别降低 23％ 和
28％。对结核菌素的迟发型超敏反应降低到对照值的 77％，表明西
维因可抑制细胞介导的免疫反应。本研究表明西维因在 NOAEL 已
对鸡产生免疫抑制效应。MT Akay 等研究表明，经口给予大鼠 1000
倍 ADI 剂量的西维因，淋巴细胞计数减少。

（四）对非特异性免疫功能的影响

Casale 等研究西维因在体外对自然杀伤（NK）细胞、白细胞介

素-2（IL-2）的影响。用放射性核^{51}Cr测定法，以K562淋巴瘤细胞为靶细胞，纯化的人淋巴细胞为效应细胞，发现当西维因的浓度为0.5、5.0、50mmol/L时，NK细胞活性分别下降了6％～20％、17％～35％和53％～73％。说明随着农药浓度增加，NK细胞活性下降也增加。作者又对8种抗胆碱酯酶杀虫剂（西维因、敌敌畏、灭虫威、克百威、对硝苯磷酯、速灭磷、涕灭威和久效磷）进一步实验，发现它们均可抑制IL-2依赖的小鼠细胞毒性T淋巴细胞的增殖，但西维因的毒作用最强。西维因抑制IL-2刺激NK细胞对靶细胞杀伤作用的机制还不清楚，但是西维因损伤IL-2信号传递是肯定的。

在对鸟类的研究中也有报道，R Wojcik等测定了西维因染毒鸟的生物化学参数及特异性和非特异性免疫指标，以研究西维因因对免疫系统的作用。结果表明，在染毒鸟组除总蛋白水平和T淋巴细胞对非特异性有丝分裂原反应轻微升高外，西维因几乎对所有被测定的生物化学参数及非特异性和特异性免疫指标均有明显抑制作用。

（五）对机体抵抗力的影响

西维因对机体抵抗力影响的研究报道较少。Davidson等在研究环境污染物对两栖类动物免疫防御功能的影响中，进行了丘陵黄腿蛙变应试验，以确定暴露于亚致死剂量西维因农药后是否增加其对致病壶菌的易感性，结果发现，壶菌感染使两栖类动物生长数目大约减少1/2，这是两栖类动物由于感染壶菌生长受抑制的首次报道。说明在暴露西维因后丘陵黄腿蛙皮多肽防御作用被有效的降低，西维因可以抑制先天免疫防御功能和增加其对感染（壶菌）疾病的易感性。

（六）过敏性疾病和自身免疫性疾病

有关观察资料表明，在施用广谱杀虫剂的温室中工作的菜农，可患职业性湿疹和皮炎。有报道用于土豆作物的西维因可引起接触者患严重变应性接触性皮炎。有学者认为西维因的致变应性作用，由于吞噬西维因的巨噬细胞移动明显受抑制有关。流行病学调查证明，使用包括西维因在内的所有氨基甲酸酯类杀虫剂与农民过敏性哮喘发病率增加有一定关系。

经口给予雌性Brown Norway大鼠西维因后观察大鼠对尘螨

（HDM）超敏反应的变化，将西维因以 0、2、10 或 50mg/kg 经口灌胃给予大鼠两周，在开始暴露西维因后 3 天，给动物皮下注射HDM，佐剂为氢氧化铝，并在最后一次染毒后经气管给予抗原激发。激发后 2 天，50mg/kg 组大鼠肺淋巴结内抗原特异性细胞增殖显著高于对照组，支气管肺泡灌洗液（BAL）总蛋白和淋巴细胞数目也升高。到激发后第 7 天，50mg/kg 组免疫介导的肺部炎症、血清中抗原-特异性免疫球蛋白（IgE）水平、以及支气管肺泡灌洗液（BAL）中的抗原-特异性 IgE 和 IgA 水平均显著提高，表明西维因可增强对尘螨抗原的肺部超敏反应。

六、毒性机制

关于西维因对免疫系统毒性反应机制的报道很少，一般认为抗胆碱酯酶（antiChE）杀虫剂可通过在催化位点，对丝氨酸残基的氨基甲酰化或磷酸化来抑制丝氨酸酶活性。这些杀虫剂被认为是丝氨酸水解酶-依赖免疫功能的潜在抑制剂，包括对白细胞介素-2（IL-2）信号传导系统的抑制。在以往研究中已证实西维因（一种抗胆碱酯酶杀虫剂）对 IL-2 诱导的几种增殖反应可产生明显的抑制作用，且有剂量-反应性关系，包括：（1）小鼠 IL-2 依赖细胞毒性 T 淋巴细胞（CTL）细胞增殖。（2）人自然杀伤（NK）细胞的增殖。（3）人 NK 细胞对靶细胞杀伤力的增强作用。GP Casale 等检测了 4 种氨基甲酸酯类农药抑制小鼠 CTL 细胞对 IL-2 依赖的增殖作用。对 T 淋巴细胞的抑制力顺序是西维因＞灭虫威＞呋喃丹（克百威）＞涕灭威。在对西维因的 3 种代谢物和 5 种同系物试验中发现，西维因对 CTL 增殖具有相对高的抑制力，对 T 淋巴细胞增殖的抑制效应中，1-萘酚基团起重要作用，与 IL-2 依赖增殖抑制效应中所观察到的丝氨酸水解酶抑制作用机制是一致的。

白细胞介素-2（IL-2）是淋巴细胞生长因子，在 T 淋巴、B 淋巴细胞及 NK 细胞增殖过程中起到重要作用，而淋巴细胞 IL-2 信号通路与丝氨酸蛋白酶活性有关，当抗胆碱酯酶（antiChE）杀虫剂西维因抑制丝氨酸水解酶（酯酶和蛋白酶）活性时，可引起淋巴细胞增殖率下降。NK 细胞是对 IL-2 产生反应的正常细胞，通过增殖可增强其抗肿瘤活性。有学者曾用［³H］胸腺嘧啶核苷参入法研究了西维因对 IL-2 诱导人类外周血大颗粒淋巴细胞增殖的调节作用，结果发现，西维因体外处理大颗粒淋巴细胞可引起其增殖功能抑制及 IL-2 对 NK 细胞诱导作用减弱，推测西维因引起免疫抑制的机制与其抑制丝氨酸水解酶及 IL-2 有关。

（马　玲）

第二节　其他氨基甲酸酯类农药

一、理化性质

氨基甲酸酯类农药多为白色或淡黄色结晶，易溶于有机溶剂，微溶于水，有一定的脂溶性。在大气中易被光解、水解或被空气氧化。对酸性物质稳定，遇碱性物质易分解失效。

二、来源、存在与接触机会

氨基甲酸酯类农药施用后对环境的污染主要表现为对土壤、大气和水体的污染，可通过各种途径进入机体。生产、运输、贮存、使用本品的从业人员均有机会接触。在住宅内外使用本品均可经呼吸道或皮肤接触本品。食品中的农药残留污染和误食可造成中毒。

三、吸收、分布、代谢与排泄

氨基甲酸酯类农药可经消化道、呼吸道及皮肤吸收。吸收后主要分布在血、肝、肾和脂肪组织。进入体内的氨基甲酸酯类农药可经水解、氧化和结合反应转化，在体内易分解，排泄较快。一部分经水解、氧化或与葡萄糖醛酸结合而生成葡萄糖醛酸苷，一部分以原形或代谢产物形式迅速经肾由尿排出。代谢产物的毒性一般较母体化合物小。动物给予一定剂量的氨基甲酸酯类农药，24 小时内有70％～80％可经代谢转化后由尿排出。各种氨基甲酸酯类农药由于其化学结构的不同，在各种动物体内的分解速率也有所不同。

四、毒性概述

（一）动物实验资料

1. **急性毒性** 常见的氨基甲酸酯类农药有克百威、速灭威、涕灭威、残杀威、抗蚜威、灭多威、甲萘威等。其中克百威对大鼠吸入 2 小时 LC_{50} 为 $85mg/m^3$；经口 LD_{50} 为 $5.3mg/kg$；经皮 LD_{50} 为 $120mg/kg$。动物急性中毒主要出现胆碱酯酶抑制症状，表现为口鼻与呼吸道分泌物增多、四肢无力、瞳孔缩小、肌肉震颤、抽搐，甚至发生肺水肿与呼吸衰竭等。对皮肤、眼结膜有轻度刺激作用。

2. **亚急性与慢性毒性** 许莲英等对异灭威进行亚慢性毒性试验，发现 $100mg/kg$ 组大鼠在每天染毒约 $15\sim20$ 分钟后，近 80％出现流涎、震颤、小便失禁等症状，持续约 $1\sim2$ 小时后消失。$50mg/kg$ 组的大鼠也有约 10％出现类似症状，但很轻微。染毒 20 天后，$50mg/kg$ 组和 $100mg/kg$ 组大鼠体重增长缓慢，尤以 $100mg/kg$ 组为显著。所有受试组动物的 Hb、WBC、血糖、AST、脏器/体重系数等指标无明显异常。病理学镜检，可见各染毒组均有不同程度的肝浊肿，其检出率为 62％～75％。另外，慢性毒性试验研究结果也表明，异丙威慢性毒作用的靶器官是肝、肾，尤以对肝的影响更明显。

甲萘威和涕灭威亚急性染毒（7 天）对鸡的运动活性有影响，并可持续 6 周。染毒小鸡步态异常，步子短，两足站姿较宽，表现出共济失调。处理后 40 天，仍可见到一些麻痹作用。

给大鼠一次皮下注射甲萘威 $8.0mg/kg$，30 分钟后，受试大鼠对电击逃避率下降 50％。在一次取食研究中，受试大鼠饲料中甲萘威和残杀威的含量为 $10mg/kg$ 和 $20mg/kg$，实验时间 50 天，结果发现大鼠执行取食任务的困难增大，忘记了已经学会的技术。

Institoris 等经口给予雄性大鼠残杀威 6 周，剂量为 0.851 和 $8.51mg/kg$，测定其神经行为指标：如旷场实验（OFT）听觉震惊反应（ASR）、前脉冲抑制（PPI）、体感和听觉皮层诱发电位及外周神经传导速率等，发现上述指标均有不同程度的改变。

3. 致突变　氨基甲酸酯类农药在生物体内或体外可被亚硝化成为亚硝基类化合物，后者酷似亚硝胺，具有诱变性。刘宝峰等采用微核试验和单细胞凝胶电泳技术，研究了呋喃丹（克百威）及其4种主要代谢物的遗传毒性，剂量为0.1、0.2和0.4mg/kg，结果发现，虽然克百威在两种方法中均显示阴性结果，但其代谢产物亚硝基呋喃丹可诱发微核率升高，而3-酮基呋喃丹可引起细胞DNA单链断裂。也有学者报道亚硝基呋喃丹Ames试验中对TA98和TA100菌株有致突变性，在中国仓鼠淋巴细胞（CHL）可引起染色体畸变和姐妹染色单体交换率升高，还可引起CHL细胞凋亡及细胞周期阻滞。提示克百威的主要代谢产物可能具有突变效应。

4. 生殖发育毒性　氨基甲酸酯类农药是否都会引起动物后代畸形尚有争论。

5. 致癌　据报道，经口给大鼠大剂量西维因可引起骨肉瘤，甲萘威可引起小鼠及大鼠的肝、肾恶性肿瘤等。

（二）流行病学资料

某县925人在施药中将3‰呋喃丹颗粒剂用手充分搓洗、加水浸泡、配成1：1500药液给棉田喷雾，其中112人发生中毒，中毒发生率12.10%。

陈绍芳对1986—1995年收治的152例氨基甲酸酯类农药中毒患者进行分析，结果为：通过消化道进入体内者占84.21%，包括口服自杀和进食被农药污染的食物；呼吸道、皮肤中毒占15.79%，主要是农药喷洒不当引起。大多数氨基甲酸酯类农药中毒的患者症状轻，病程短，1～10天，平均为4天。中毒者往往只有恶心、呕吐、腹痛、出汗、瞳孔缩小等毒蕈碱样症状（占75%），少数患者有肌颤、抽搐等烟碱样症状（占18.42%），重度患者可出现肺水肿、脑水肿、昏迷等（占6.58%）。

另外儿童的血脑屏障发育尚未完善，因此产生的中枢神经系统中毒症状较成人明显，死亡率也明显增高。某医院曾对2000—2003年收治的氨基甲酸酯类农药急性中毒患儿分析，发现小儿急性中毒的特点是：发病突然，病情危重，重度患儿可占 68.7%，常可出现呼吸心跳骤停或呼吸衰竭，危及患儿生命。

此外，Tongzhang 等曾报道，使用氨基甲酸酯类农药的农民患非霍奇金淋巴瘤的危险性增加。在对 985 名接触人群和 2895 名对照者进行无条件 logistic 回归分析后，发现曾经使用氨基甲酸酯类农药的农民患非霍奇金淋巴瘤的危险性增加 30%~50%。

（三）中毒临床表现及防治原则

1. 急性中毒　轻度中毒患者有较轻的毒蕈碱样症状，如头晕、头痛、乏力、恶心、呕吐、腹痛、腹泻、流涎、多汗、瞳孔缩小等；部分患者可伴有肌束震颤等烟碱样表现。重度中毒患者表现为癫痫、昏迷、肺水肿、脑水肿或呼吸衰竭。生产性中毒多表现为轻度中毒，重度中毒一般为口服患者。

2. 慢性中毒　未见相关报道。

3. 防治原则　对氨基甲酸酯中毒的治疗原则同西维因。预防措施同西维因。

五、毒性表现

（一）对免疫器官的毒作用

研究发现雄性 Wistar 大鼠亚急性经口给予 8.51mg/kg 残杀威可引起胸腺重量下降。

甲萘威可引起小鼠胸腺和脾重量的明显减轻，脾的生发中心变小及淋巴细胞数下降，引起胸腺皮质和外周淋巴结的萎缩性改变。

（二）对特异性免疫功能的影响

阚秀荣等对 83 名从事氨基甲酸酯杀虫剂（克百威）生产的工人进行体液和细胞免疫水平的观察，车间暴露平均浓度 0.19mg/m³，平均职业工龄 16.2 年，结果发现，长期接触氨基甲酸酯杀虫剂（克百威）的职业人群体液免疫和细胞免疫水平均下降，尤其对细胞免疫水平影响更显著。同时还发现，暴露人群体液免疫中免疫球蛋白以 IgM、补体 C3 和 C4 水平下降明显，且随工龄的延长呈下降趋势，细胞免疫水平亦随工龄延长而有所下降。说明该农药具有免疫毒性，引起免疫功能抑制，该结果与国外流行病学调查及动物实验结果基本一致。

Suke 等研究残杀威对大鼠体液免疫和细胞免疫功能的影响，发现经口给予大鼠残杀威（10mg/kg）28 天后，其体液免疫反应和细胞免疫反应均受到明显抑制，抗体滴度下降、空斑形成细胞（PFC）减少和迟发型超敏反应（DTH）减弱、淋巴细胞和巨噬细胞移动抑制（LMI 和 MMI）反应增强、肿瘤坏死因子- α（TNF-α）和干扰素-γ（IFN-γ）水平均明显降低，同时血清超氧化物歧化酶、过氧化氢酶活性和谷胱甘肽水平也有改变，说明残杀威对动物体液免疫和细胞免疫毒性可能与氧化应激的作用有关。

美国威斯康星州一地下水曾被被氨基甲酸酯农药（涕灭威）污染，Fiore 等对居住在该地区的妇女进行免疫功能检测，以评价长期接触低浓度涕灭威（小于 $61\mu g/kg$）污染的地下水对人类免疫功能的影响，结果发现，暴露组妇女中辅助性 T 细胞（Th）和效应 T 细胞（TE）的比率下降，对 Th 细胞计数较低的妇女一年后复查，仍见该农药对 T 淋巴细胞有慢性影响。

关于涕灭威对动物免疫功能影响也有不同的报道。Thomas 的研究结果显示，$0.1\sim 1000\mu g/L$ 浓度的涕灭威给予成年雌性 Swiss Webster 和 B6C3F1 小鼠，连续 34 天，测定其对病毒的抵抗力，脾抗体细胞形成数，T 淋巴细胞和 B 淋巴细胞增殖能力，以及免疫器官病理组织学检查，均未发现涕灭威对这两种动物免疫系统产生明显毒性作用。

（三）对非特异性免疫功能的影响

福美锌、代森锰和代森锌是农业上使用的氨基甲酸酯类农药，已证明在较高浓度下，具有降低人 NK 细胞功能的作用。Wilson 等检测了代锰森和福美锌对人类 NK 细胞功能的影响。试验在两种细胞体系中进行，一种是纯 NK 细胞，另一种是含有 T 淋巴细胞和 NK 细胞混合液，这两种农药处理细胞的时间为 1 小时到 6 天。结果发现，纯 NK 细胞经 10mmol/L 代森锰处理后，杀伤 K_{562} 肿瘤细胞的能力被

抑制 70%～95%；经福美锌 10mmol/L 处理 NK 细胞后其杀伤能力
的抑制率为 96%～99%。可是，当混合细胞经 10 mmol/L 代森锰处
理仅引起杀伤功能减少 38%；经 10mmol/L 福美锌处理后杀伤功能
仅降低 41%或未显示抑制作用。该项研究结果显示 T 淋巴细胞和
NK 细胞具有免疫调节效应。

Casale 等研究甲萘威在体外对 NK 细胞活力的影响。用放射性
核素[51]Cr 测定法，经甲萘威处理后，发现当甲萘威的浓度为 0.5、
5.0、50mmol/L 时，NK 细胞对 K_{562} 淋巴瘤细胞杀伤力分别下降了
6%～20%、17%～35% 和 53%～73%。说明随着甲萘威浓度增
加，NK 细胞活性下降明显增加。

（四）过敏性疾病和自身免疫性疾病

流行病学调查证明，使用包括西维因在内的氨基甲酸酯类农药与
农民过敏性哮喘发病率增加有一定关系。

Senthilselvan 等曾分析了 1939 名男性农民哮喘发病与农药使用
的相关性。发现哮喘发病率与氨基甲酸酯类农药的使用有明显的相关
性〔相对危险度（RR）为 1.8，95%CI 为 1.1～3.1，P＝0.02〕。提
示农业化学品的暴露与农民肺功能损伤有一定关系。

环境和职业接触外源化学物可能与某些自身免疫疾病及抗核抗体
的产生有一定关系。Rosenberg 等研究发现在乡村人口中抗核抗体
（ANA）阳性与明确暴露于氨基甲酸酯类、有机氯类和拟除虫菊酯类
农药以及苯氧乙酸除草剂有显著关系。

六、毒性机制

关于氨基甲酸酯类农药对免疫系统毒性反应机制的报道很少，一
般认为抗胆碱酯酶（antiChE）杀虫剂，可通过在催化位点，对丝氨
酸残基的氨基甲酰化或磷酸化，抑制丝氨酸酶活性。这些杀虫剂被认
为是丝氨酸水解酶-依赖免疫功能的潜在抑制剂，包括对白细胞介
素-2（IL-2)信号传导系统的抑制。

氨基甲酸酯类农药还可通过氧化应激反应抑制免疫系统功能，而
抗氧化剂可拮抗此种抑制作用。农药中毒可导致不同组织某些抗氧化

功能紊乱，包括抗氧化酶和谷胱甘肽还原系统的改变。Banerjee 分析了残杀威、林丹中毒患者淋巴细胞中抗氧化指标，结果表明过氧化氢酶、谷胱甘肽过氧化物酶、谷胱甘肽-S-转移酶和 γ-谷氨酰转肽酶活性（γ-GT）升高，GSH 水平降低。推测氨基甲酸酯类杀虫剂对免疫系统毒性反应机制与氧化应激反应有关。

氨基甲酸酯类农药也可通过神经-内分泌-免疫调节通道间接影响免疫功能。Porter 等研究了低浓度氨基甲酸酯类农药涕灭威、灭多威和三嗪类嗪草酮，对大白鼠甲状腺素和促生长素的交互影响，证明相同浓度三种农药的混合物，可引起大鼠学习障碍、某些神经功能和免疫学指标，以及内分泌功能变化。这些发现支持神经-内分泌-免疫系统之间相互关联的观点，如果其中一个系统受到损害，将提高其他两个系统受影响的可能性。

（马　玲）

主要参考文献

1. 邱阳，陈建锋，宋玲. 甲萘威对雌性大鼠血清雌激素水平及抗氧化系统功能的影响. 中华劳动卫生职业病杂志，2005，23（4）：290-293.

2. 孙英，张立金，闫顺耕. 三种氨基甲酸酯类农药化合物对 DNA 的潜在损伤作用. 农业环境科学学报，2004，23（3）：464-466.

3. 林星，薛彬. 农药对人类免疫系统的影响. 国外医学卫生学分册，1997，24（6）：337-340.

4. 李云波，乔赐彬，祝红. 农药对人类免疫系统的影响. 职业医学，1988，15（6）：33-35.

5. 李茂进，张宏，刘永霞. 东港区农药中毒情况的流行病学调查和分析. 职业与健康，2003，19（5）：56-58.

6. 胡宗连. 杀虫剂和聚合物引起变应性的现代卫生学观点. 国外医学卫生学分册，1990，5：289-291.

7. 李冰燕，童建. 农药的免疫毒性及机制. 工业卫生与职业病，2002，28（2）：121-124.

8. Bavari S，Casale GP. Modulation of lnterleukin-2-driven proliferation of hu-

man large granular lymphocytes by carbaryl, an anticholinesterase insecticide. Toxicol Sci, 1991, 17: 61-74.

9. Singh BP, Singhal L, Chauhan RS. Immunotoxicity of carbaryl in chicken. J Exp Biol, 2007, 45 (10): 890-895.

10. Wu D, Gilmour MI, Amy L. Enhanced allergic responses to house dust mite by oral exposure to carbaryl in rats. Toxicol Sci, 1998, 44: 63-69.

11. Ladics GS, Smith C, Heaps K. Evaluation of the humoral immune response of CD rats following a 2-week exposure to the pesticide carbaryl by the oral, dermal, or inhalation routes. J Toxicol Environ Health, 1994, 42 (2): 143-156.

12. Casale GP, Vennerstrom JL, Bavari S, et al. Inhibition of interleukin-2-driven proliferation of mouse CTLL2 cells, by selected carbamate and organophosphate insecticides and congeners of carbaryl. Immunopharmacol Immunotoxicol, 1993, 15 (2-3): 199-215.

13. Davidson C, Benard MF, Shaffer HB. Effects of chytrid and carbaryl exposure on survival, growth and skin peptide defenses in foothill yellow-legged frogs. Environ Sci Technol, 2007, 41 (5): 1771-1776.

14. Wojcik R, Swiecicka-Grabowska G. Reactivity of the immunological system of turkeys vaccinated with the Newcastle virus after intoxication with carbaryl. Pol J Vet Sci, 2004, 7 (1): 9-13.

15. Akay MT, Ozmen G, Elcuman EA. Effects of combinations of endosulfan, dimethoate and carbaryl on immune and hematological parameters of rats. Vet Hum Toxicol, 1999, 41 (5): 296-299.

16. Casale GP, Bavari S, Gold RE. Inhibition of interleukin-2-stimulated enhancement of human natural killer (NK) cell activity by carbaryl, an anticholinesterase insecticide. Toxicol Lett, 1992, 63 (3): 299-311.

17. 陈明. 高纯度甲萘威的合成与生产. 江西化工, 2001, 4: 48-51.

18. 谈立峰, 孙雪照, 李燕南. 甲萘威农药生产职业暴露对男工精子和精液质量的影响. 中华劳动卫生职业病杂志, 2005, 23 (2): 87-90.

19. Institoris L, Papp A, Siroki O. Immuno- and neurotoxicological investigation of combined subacute exposure with the carbamate pesticide propoxur and cadmium in rats. Toxicology, 2002, 178 (2): 161-173.

20. Wilson S, Dzon L, Reed A. Effects of in vitro exposure to low levels of orga-

notin and carbamate pesticides on human natural killer cell cytotoxic function. Environ Toxicol, 2004, 19 (6): 554-563.

21. Whalen MM, Loganathan BG, Yamashita N. Immunomodulation of human natural killer cell cytotoxic function by triazine and carbamate pesticides. Chem Biol Interact, 2003, 145 (3): 311-319.

22. Liesivuori BJ, Tarkowski M. Immune effects and exposure to ethylenebisdithiocarbamate pesticides in re-entry workers in the Netherlands. Hum Exp Toxicol, 2008, 27 (9): 693-699.

23. Porter WP, Green SM, Debbink NL. Groundwater pesticides: interactive effects of low concentrations of carbamates aldicarb and methomyl and the triazine metribuzin on thyroxine and somatotropin levels in white rats. J Toxicol Environ Health, 1993, 40 (1): 15-34.

24. Jeong TC, Cha SW, Park JL. Role of metabolism in ethyl carbamate-induced suppression of antibody response to sheep erythrocytes in female Balb/C mice. Int J Immunopharmacol, 1995, 17 (2): 1035-1044.

25. Banerjee BD. The influence of various factors on immune toxicity assessment of pesticide chemicals. Toxicol Lett, 1999, 107 (1-3): 21-31.

26. Senthilselvan A, McDuffie HH, Dosman JA. Association of asthma with use of pesticides. results of a cross-sectional survey of farmers. Am Rev Respir Dis, 1992, 146 (4): 884-887.

27. Rosenberg AM, Semchuk KM, McDuffie HH. Prevalence of antinuclear antibodies in a rural population. J Toxicol Environ Health A, 1999, 57 (4): 225-236.

28. Suke SG, Pathak R, Ahmed RS. Melatonin treatment prevents modulation of cell-mediated immune response induced by propoxur in rats, Indian J Biochem Biophys, 2008, 45 (4): 278-281.

29. Suke SG, Kumar A, Ahmed RS. Protective effect of melatonin against propoxur-induced oxidative stress and suppression of humoral immune response in rats. Indian J Exp Biol, 2006, 44 (4): 312-315.

30. Institoris L, Papp A, Siroki O. Comparative investigation of behavioral, neurotoxicological, and immunotoxicological indices in detection of subacute combined exposure with methyl parathion and propoxur in rats. Ecotoxicol Environ Saf, 2004, 57 (3): 270-277.

31. Zheng T, Zahm SH, Cantor KP, et al. Agricultural exposure to carbamate pesticides and risk of non-hodgkin lymphoma. J Occup Environ Med, 2001, 43 (7): 641-649.

32. Ma J, Lu N, Qin W. Differential responses of eight cyanobacterial and green algal species, to carbamate insecticides. to carbamate insecticides. Ecotoxicol Environ Saf, 2006, 63 (2): 268-274.

33. Caldas ED, Boon PE, Tressou J. Probabilistic assessment of the cumulative acute exposure to organophosphorous and carbamate insecticides in the Brazilian diet. Toxicology, 2006, 222 (1-2): 132-142.

34. Gordon CJ, Herr DW, Gennings C, et al. Thermoregulatory response to an organophosphate and carbamate insecticide mixture: Testing the assumption of dose-additivity. Toxicology, 2006, 217 (1): 1-13.

35. 邱阳, 陈建锋, 宋玲. 甲萘威对雌性大鼠血清雌激素水平及抗氧化系统功能的影响. 中华劳动卫生职业病杂志, 2005, 23 (4): 290-293.

36. 孙英, 张立金, 闵顺耕. 三种氨基甲酸酯类农药化合物对 DNA 的潜在损伤作用. 农业环境科学学报, 2004, 23 (3): 464-466.

37. 许莲英, 刘蔼成, 伏景堂. 异丙威的毒性研究. 实用预防医学, 2002, 9 (6): 675-678.

38. 阚秀荣, 王致峰, 陈连生. 氨基甲酸酯杀虫剂对生产工人免疫水平的影响. 实用预防医学, 2003, 16 (3): 180-181.

39. 段志文, 张玉敏, 李海山. 呋喃丹对雄性大鼠急性生殖损伤的研究. 工业卫生与职业病, 2002, 28 (5): 267-270.

40. 刘宝峰, 周培, 陆贻通. 克百威及其代谢产物对小鼠 DNA 损伤的研究. 农业环境科学学报, 2003, 22 (5): 609-613.

41. 秦卫华, 单正军, 王智. 克百威农药对我国湿地鸟类的威胁及其对策. 生态与农村环境学报, 2007, 23 (1): 85-87.

第十一章

硫与氧化合物

第一节 二氧化硫

一、理化性质

二氧化硫（sulfur dioxide，SO_2）常温下为无色气体，有辛辣和窒息性臭味。易溶于甲醇和乙醇，溶于硫酸、乙酸、氯仿和乙醚等。

二、来源、存在与接触机会

SO_2是大气中最常见的污染物，主要来自熔炼硫化矿石及含硫燃料（石煤、焦炭、页岩、硫化石油）的燃烧。大气中约70％的SO_2来自火力发电厂等的污染，另外约26％来自有色金属冶炼、化工、炼油、钢铁和硫酸厂等的生产过程。地面低空SO_2的主要来源是民用煤炉和小型取暖锅炉的使用。

三、吸收、分布、代谢与排泄

SO_2主要由上呼吸道特别是鼻黏膜吸收，易被黏膜的湿润表面吸收而生成亚硫酸及其盐类，约85％被吸收，15％呼出体外，不易进入肺部，仅有不到1％进入呼吸道深部，但SO_2可吸附于大气颗粒物的表面而进入呼吸道深部。

进入呼吸道深部的SO_2，部分进入毛细血管随血流分布全身各器官，而导致全身性损害，部分则沉积在肺泡内或黏附于肺泡壁。

SO_2与颗粒物常共存于大气中，SO_2可随颗粒物进入肺部较敏感的部位（细支气管和肺泡），由于颗粒物常含有锰、铁等金属氧化物，可以催化SO_2生成SO_3并形成硫酸，硫酸的刺激和腐蚀作用比SO_2大4～20倍。

SO$_2$在体液中以其衍生物——亚硫酸根离子以及亚硫酸氢根离子动态平衡的形式存在，在中性溶液中两者的物质的量之比为 3∶1。该离子容易与血浆蛋白结合，但在较低浓度一般不以游离态形式存在，因此难以被红细胞吸收。SO$_2$衍生物在气管、肺、肺门淋巴结和食管中含量最高，其次为肝、肾、脾等器官。SO$_2$衍生物在体内被氧化为硫酸及其盐类排出体外。

四、毒性概述

（一）动物实验资料

1. **急性毒性**　SO$_2$属中等毒性物质。小鼠和豚鼠吸入 4 小时和 20 小时 LC$_{50}$分别为 1000mg/m^3 和 1000mg/m^3。SO$_2$急性暴露对呼吸道及眼有强烈刺激作用。

2. **亚急性与慢性毒性**　狗在吸入 SO$_2$ 5mg/m^3 225 天，大鼠吸入 SO$_2$ 350mg/m^3 30 天，显示气道黏液分泌、杯状细胞结构或者肺功能的改变。

3. **致突变**　吸入 SO$_2$或腹腔注射其衍生物能够引起小鼠脑、肺、肝、脾、肾、小肠、骨髓、胸腺、海马各类细胞的 DNA 损伤，表现单体断裂或交联。

4. **生殖发育毒性**　未见相关报道。

5. **致癌**　SO$_2$吸入对苯并［a］芘（B［a］P）诱发大鼠肺癌有促进作用。

（二）流行病学资料

轰动世界的伦敦烟雾事件中，由于严重的大气 SO$_2$污染使上万人致病，几千人死亡。大气 SO$_2$污染与慢性咽炎和慢性支气管炎的发生有关，大气 SO$_2$浓度每增加 60μg/m^3，慢性咽炎和慢性支气管炎的发生率增加 30％和 32％。

高浓度 SO$_2$可剂量依赖性地引起孕妇早产，SO$_2$浓度每增加 100mg/m^3，可使孕期缩短约 0.75 周（12.6 小时），提示 SO$_2$污染可能是孕妇早产的危险因素。此外 SO$_2$污染还可引起新生儿出生体重低下。

（三）中毒临床表现及防治原则

1. **急性中毒** 较高浓度长时间暴露可引起呼吸困难、发绀、呕吐，甚至意识障碍与昏迷；高浓度吸入，可引起喉头痉挛、水肿而窒息，出现缺氧，可致心跳加快，气短等。大量吸入时，由于 SO_2 窒息作用导致呼吸、循环衰竭而死亡。

2. **慢性中毒** 若长期接触 SO_2，特别是职业接触者可致慢性气管-支气管炎，出现胸闷、剧咳、痰多、呼吸困难等，并有气促、轻度发绀、两肺有明显湿性啰音等体征。胸部 X 射线检查征象异常，并伴有肺水肿发生。此外，对皮肤刺激可致接触性皮炎；对眼的刺激可致慢性结膜炎。

3. **防治原则** SO_2 中毒者立即脱离中毒现场，静卧、保暖、吸氧. 中和或清洗毒物并对症治疗，防止并发症。工艺改造和技术革新，加强个人防护。

五、毒性表现

（一）脾脏

SO_2 能够损害脾细胞，主要引起细胞超微结构的改变和细胞凋亡。脾细胞的过度凋亡能导致机体的免疫功能低下，使机体清除病原体的能力下降而易发生感染或者感染后不易控制，也可使机体对潜在肿瘤细胞清除不利而易发生肿瘤。

当 SO_2 的暴露剂量较小时（28mg/m³），脾白髓区和红髓区有少量淋巴细胞凋亡，许多淋巴细胞出现核间隙增宽，并伴有线粒体肿胀或空泡变等现象。随着暴露剂量的增加，核碎裂细胞明显增多；脾边缘区核变形淋巴细胞大量增加，此外细胞内核糖体明显减少，粗面内质网增生并伴有脱颗粒现象，有的粗面内质网扩张，线粒体肿胀。除了淋巴细胞之外，巨噬细胞、网状内皮细胞和毛细血管内皮细胞也可发生超微结构改变和凋亡，如线粒体空泡化、次级溶酶体以及粗面内质网明显增多等现象。

（二）肺脏

SO_2 主要表现为对肺泡巨噬细胞的影响。肺泡巨噬细胞具有较强的吞噬和杀伤能力,它参与非特异性免疫这一重要生理过程,能够呈递抗原,产生细胞因子,是肺部组织重要的免疫细胞。SO_2可引起肺泡巨噬细胞 DNA 的损伤,且随着 SO_2 吸入浓度的增加而加剧,呈明显的剂量-反应关系。巨噬细胞被破坏后,将导致其一系列的功能紊乱,造成机体免疫力下降,甚至发生肺部疾病。

六、毒性机制

(一)脾脏

对于 SO_2 引起脾细胞超微结构的改变和细胞凋亡的毒性作用机制,目前为止还没有定论,有学者提出两种毒性作用机制假说:(1)氧化应激与脂质过氧化;(2)线粒体的改变与机体缺氧。

研究表明当吸入 SO_2 的浓度达到 $168mg/m^3$ 时,体内主要的抗氧化物质 GSH 含量减少,抗氧化酶 SOD 以及 GSH-Px 活性下降,这说明吸入大量的 SO_2 后产生的自由基和活性氧严重削弱了脾的抗氧化能力,扰乱了氧化与抗氧化的平衡状态,导致了脂质过氧化的产生。由于 SO_2 吸入体内形成亚硫酸氢盐,后者极易通过一电子氧化作用形成三氧化硫阴离子自由基,该自由基可迅速与氧反应生成过氧自由基,继而攻击生物膜使不饱和脂肪酸分子发生过氧化,从而导致细胞膜及其他膜系统损伤,导致膜受体、膜免疫功能失常,细胞器之间及细胞内不同隔室之间的酶、激酶以及金属离子等活性物质相互渗透而导致分布异常,从而改变细胞内的渗透压,使水分及溶质渗入细胞并进入某些细胞器引起肿胀,同时也引起核的改变。

有研究表明当 SO_2 的暴露剂量很低时($28mg/m^3$),体内 GSH 的浓度反而会增高,既可防止脂质过氧化,又可维持 SOD 和 GSH-Px 的活性。但吸入此浓度的 SO_2 也会导致脾细胞超微结构改变和细胞凋亡。现在还没有实验证明 GSH 浓度的升高和细胞凋亡与氧化应激有关。有学者指出,脾细胞超微结构改变和细胞凋亡可能与细胞线粒体结构的改变以及吸入 SO_2 导致的机体缺氧有关。由于吸入 SO_2 造成气管和支气管狭窄而氧气吸入减少,而且肺部的病理改变也可造成机体换气功能、红细胞携氧能力下降,这些都可能造成机体各组织缺氧,从而使得线粒体的 ATP 形成减少，细胞膜 Na^+-K^+ 泵运转失灵，使细胞内 Na^+ 增多而 K^+ 减少，进而细胞内渗透压增加，水分子进入细胞内，从而引起细胞体积增大，基质密度降低等水肿表现，同时细胞核也呈现明显的水肿改变，核间隙明显增宽，核染色质凝聚边集。

（二）肺脏

研究表明，SO_2 激活了血淋巴细胞和肺泡淋巴细胞等免疫细胞，使之产生大量的炎症因子白细胞介素-6（IL-6）和肿瘤坏死因子-α（TNF-α）等。而在这一过程中，能够抑制促炎症细胞因子产生的抗炎症细胞因子——转化生长因子-β1（TGF-β1）分泌量升高却不显著。在总体上表现为，在 SO_2 的吸入染毒过程中，炎症反应始终占据主导地位，抗炎反应较弱，而致炎反应过强可导致组织细胞损伤。同时也有实验表明核因子-κB（NF-κB）在 SO_2 染毒的过程中表达水平增高，从而使肺中炎症介质、细胞因子、趋化因子和蛋白分解酶类的转录表达水平升高，这也可能是 SO_2 致炎机制之一。

（丛 泽 唐 萌 马文军）

第二节 臭 氧

一、理化性质

臭氧（ozone，O_3）为无色气体，有特殊的气味。短波光辐射能使空气中的氧转变成臭氧。

二、来源、存在与接触机会

臭氧是大气层上部平流层的一种天然组分，正常空气中含有极微量臭氧。在生产活动中，如高压电器放电过程、强大的紫外光灯、炭精棒电弧、电火花、复印机工作、光谱分析发光等都有微量臭氧生成。焊接切割过程也产生臭氧。另外，用臭氧消毒饮水、处理工业废水、漂白纸张及"净化居民室内空气"等过程中也接触到臭氧。

三、吸收、分布、代谢与排泄

一般认为吸入的臭氧进入血液的量很少，能迅速转化为活性很强的超氧阴离子自由基（O_2^-），绝大部分 O_3 经肺排出，无蓄积作用。

四、毒性概述

（一）动物实验资料

1. 急性毒性　大鼠吸入 O_3 4 小时 LC_{50} 为 4.8mg/m³。暴露于臭氧 0.6～0.8mg/m³ 60 分钟，将会引起呼吸道阻力增大以及神经系统症状。当暴露于臭氧的动物运动时，则咳嗽、呼吸急促，如果延长暴露时间，则受试动物肺部的形态和功能都会发生变化。O_3 可损伤实验动物呼吸道的各个部位。

Gordon 等报道，将豚鼠于 0.2mg/m³ 和 1.6mg/m³ 的 O_3 中染毒，肺乙酰胆碱酯酶活性分别降低 17％和 16％。

2. 亚急性毒性　用 0.4～1mg/m³ O_3 给小鼠染毒 7 天（8 h/d），可见肺纤毛细胞明显受损。O_3 损伤部位明显局限于中央肺泡区，并不扩展到外周肺泡。低浓度（<2mg/m³）O_3 的肺损伤一般局限于肺泡和细支气管的结合部。

大鼠、兔、豚鼠等每天暴露于 1mg/m³ 以上的臭氧时，可观察到慢性支气管炎、细支气管炎、肺气肿和肺组织纤维化等。受试兔肺部的动脉管壁加厚，内腔更加狭窄，对照组中，壁厚与内腔的平均比率是 1：49，而受试动物的比率是 1：1.7。

经对大鼠肺作原位呼吸功能测定，发现染毒组呼吸道阻力（RL）增加。

用 0.4～1.6mg/m³ 的 O_3 给大鼠染毒 7 天后，其肺组织琥珀酸氧化酶、琥珀酸细胞色素 C 还原酶、NADPH 细胞色素还原酶、6-磷酸葡萄糖脱氢酶和谷胱甘肽过氧化物酶活性均随浓度的升高而增加。

3. 慢性毒性　用 0.2mg/m³ 的 O_3 给小鼠染毒 90 天（5 小时/天，每周 5 天），可引起全身免疫功能下降。

4. 致突变 用 $60mg/m^3$ 的 O_3 给雄性果蝇染毒 3 小时，发现染毒组蝇卵的孵化率比对照组明显降低，表明 O_3 可导致果蝇的显性致死。

Zelac 等用 $0.48mg/m^3$ 或 $0.6mg/m^3$ 的 O_3 给中国地鼠吸入染毒 5 小时，并于染毒后 0、6 及 15 天采集外周血淋巴细胞，检测细胞的染色体畸变。结果发现，染毒后 6 及 15 天的染色体断裂率显著高于对照组。

5. 生殖发育毒性 小鼠在围产期接触 $0.4mg/m^3$ 的 O_3 可降低仔鼠的成活率，并增加非限制性切牙生长的发生率。妊娠中期的大鼠接触 $2.98mg/m^3$ 的 O_3 可引起胚胎吸收数增加。妊娠后期的大鼠接触 $2mg/m^3$ 的 O_3，其仔代的生长速度减慢，早期反射、清洁行为及抚养后代行为开始的时间延迟。小鼠在 15W 紫外灯照射产生的低浓度 $(0.09\sim0.18mg/m^3)$ 臭氧环境下和正常环境下连续饲养 7 周，之后进行交配实验，发现实验组雌鼠受孕率和体重发生改变，胎鼠体重、外观、内脏和骨骼情况等与对照组比较无异常改变。

6. 致癌 Stokinger 曾报道将敏感小鼠暴露于 $2mg/m^3$ 的 O_3 中，15 个月后诱导出肺腺瘤。Hassett 等用雌性小鼠进行了 O_3 的诱癌试验，结果提示 O_3 是一种促癌剂。

（二）流行病学资料

Kulle 等对 20 名患有慢性支气管炎的吸烟志愿者进行试验，于 $0.41mg/m^3$ O_3 吸入的第一天，发现 FVC 和 FEV_3 明显下降。对 21 名非吸烟健康青年志愿者的试验表明，于 $0.5mg/m^3$ O_3 吸入 2 小时，其 FVC 和 FEV_3 显著下降。

李国君等对 9 个复印室的室内臭氧浓度进行了检测，试验组复印室内臭氧浓度为 (0.0154 ± 0.0022) mg/m^3，低于国家标准，但高于对照室内 (0.0125 ± 0.0005) mg/m^3。在神经行为功能核心测验组合中，试验组情感状态中的疲倦-惰性得分显著高于对照组，行为功能中数学跨度项目和目标追踪项目中的错误打点数得分高于对照组。

有人研究 10 名暴露于 $0.6mg/m^3$ O_3 工龄在 $1\sim3$ 年的塑料包厂工人及 10 名非暴露对照者外周血淋巴细胞的变化，发现暴露组淋巴细胞染色单体裂隙的发生率比对照组明显升高。

（三）中毒临床表现及防治原则

1. 急性中毒   短时间吸入低浓度臭氧，主要引起口腔、咽喉干燥、胸骨下紧束感、胸闷、咳嗽、咳黏痰等症状，胸痛可持续 2 天，并出现嗜睡或失眠、头痛、思想不集中、分析能力减退，味觉异常、食欲减退、疲劳无力等，肺功能改变，肺中多种酶活性升高，代谢增强，还原性物质增多。

短时间吸入高浓度臭氧，可立即产生黏膜刺激症状，继而可逐渐出现肺水肿，肺内多种酶的活性下降，以巯基酶最为明显。

2. 慢性中毒   长期吸入低浓度的臭氧可引起支气管炎、细支气管炎、肺气肿和肺硬化。

3. 防治原则   臭氧中毒重点是防治肺水肿。现场处理立即脱离接触，严密医学观察，并予以对症治疗．改革工艺过程，如采用自动焊接；在生产工作场所要全面通风和局部排气装置。加强个人防护如戴防毒面具等。

五、毒性表现与机制

臭氧暴露可导致淋巴器官的重量减轻。BALB/C 小鼠分别持续暴露于 0.4 和 0.8mg/m³ 的臭氧 1、3、7 和 14 天，臭氧暴露 3、7 和 14 天后，肺重量增加，与对照相比，暴露 1 天和 3 天后，脾的重量降低，但暴露 7 天和 14 天后脾重量无明显差异。所有暴露于臭氧的小鼠，胸腺重量均降低，暴露于 0.8mg/m³ 臭氧的小鼠，其对绵羊红细胞的初次抗体应答受到抑制。Menzel 于 1976 年的一项研究表明，脂肪酸的臭氧化物或者类似的反应产物形成后由肺部循环至体内其他器官，如脾和胸腺，从而导致相应的器官损伤。

臭氧暴露可影响人体先天性免疫和获得性免疫系统。8 名健康男性暴露于 0.4mg/m³ 的臭氧 4 小时，在暴露后 72 小时和 2 周分别取其外周血，分别测定其 T 淋巴细胞和 B 淋巴细胞玫瑰花结形成的比例。结果发现，暴露于臭氧后 B 淋巴细胞形成玫瑰花结的能力受到了抑制，而 T 淋巴细胞未受影响。这可能是由于与 T 淋巴细胞相比，B 淋巴细胞无法识别兔抗人红细胞血清和鼠补体，并且由于自由基的形成导致 B 淋巴细胞的细胞膜发生变化，从而导致 B 淋巴细胞形成玫瑰花结的能力减弱或消失。

短期反复臭氧暴露，通过改变 T 淋巴细胞亚群和 B 淋巴细胞因子以及胸腺细胞的早期发育，可同时破坏先天性免疫和获得性免疫。臭氧暴露能够损伤天然杀伤细胞活性以及胸腺 T 淋巴细胞的增殖。免疫功能测定表明，臭氧暴露减弱了刀豆蛋白 A 诱导的胸腺单核细胞增殖，减少了胸腺中 $CD4^+$ 和 $CD28^+$ 淋巴细胞的数量，而使用抗氧化剂对脾细胞的增殖可产生保护作用。同时，臭氧暴露导致脾细胞丝裂原诱导的 IL-2 生成减少，显著增加了小鼠 IL-7 激活的 $CD4^-$ 和 $CD8^-$ 胸腺细胞的增殖。

臭氧导致的氧化损伤是造成免疫功能受损的关键因素。臭氧暴露所产生的氧化产物可能损伤天然杀伤细胞对 YAC-1 细胞的黏合性，影响颗粒释放。另外，IL-2 可以增加天然杀伤细胞的活性，而暴露于臭氧的大鼠体内 IL-2 表达受到抑制，因而也会导致天然杀伤细胞的活性降低。臭氧暴露可导致 T 淋巴细胞对外源性抗原的反应活性降低，在 T 淋巴细胞的活化过程中，主要组织相容性复合体 T 淋巴细胞抗原受体和次级的协同刺激信号起着非常重要的作用，因此臭氧暴露导致 T 细胞活性降低可能是对上述受体或过程阻断而产生的。

暴露于臭氧后，脾单核细胞中 $CD28^+$ 和 $CD4^+$ 的 T 淋巴细胞比例下降，而 $CD8^+$ 的 T 淋巴细胞比例没有变化，同时 T 淋巴细胞较脾其他单核细胞（如 B 淋巴细胞）对臭氧更加敏感，因此易受到损伤。在缺少 CD28 共同刺激的情况下，仅触发 T 淋巴细胞受体尚不能使 T 淋巴细胞活化，$CD28^+$ 的 T 淋巴细胞比例下降可能会导致 T 淋巴细胞无反应性或耐受。IL-2 是一种特殊的 T 淋巴细胞生长因子，主要由 $CD4^+$ 的 T 淋巴细胞产生。臭氧暴露后，IL-2 的产生下降，可能会导致抗原特异性 T 细胞无反应性。

IL-7 参与胸腺细胞早期发育，尤其是 DN 胸腺细胞增殖的一种关键的细胞因子。有实验表明，臭氧暴露促进了 IL-7 诱导的 DN 胸腺细胞的增殖，但胸腺却发生了萎缩。这可能是由于，臭氧暴露阻断了胸腺内细胞发育的某个阶段，如 DN 胸腺细胞向 DP 胸腺细胞增殖，从而导致产生上述结果。

（一）肺

肺中参与先天性免疫反应的有巨噬细胞、中性粒细胞以及内皮组织和气道上皮组织。臭氧暴露可以破坏气道上皮的完整性，急性臭氧暴露可以破坏上皮细胞和肺泡，增加气道上皮的通透性。研究表明，暴露于 $0.12mg/m^3$ 或以上的臭氧就可导致肺炎症和气道上皮通透性增加。除此之外，臭氧暴露还可导致气道上皮细胞发生功能性改变。一项体外试验发现，臭氧暴露可诱导许多致炎因子的释放。在鼠类中进行的研究发现，臭氧暴露可以减弱 IL-1 mRNA 的转录。最新的研究还发现，臭氧暴露能够损伤针对 T 淋巴细胞受体（TLR）配体的反应。

与气道上皮相比，肺泡巨噬细胞更易受到臭氧损伤。臭氧暴露可以直接改变肺泡巨噬细胞的功能。体外试验发现，臭氧暴露引起巨噬细胞损伤，导致过氧化物产生以及细胞因子分泌增多，直接促进肿瘤坏死因子和干扰素-γ 的生成。

臭氧暴露可导致呼吸道损伤和中性粒细胞增多，从而产生致炎因子和活性氧自由基，导致肺损伤。早期 Peterson 等的研究发现，暴露于低水平的臭氧可损伤中性粒细胞的噬菌作用和胞内杀伤作用。最近的一项体外研究发现，臭氧暴露可损伤人中性粒细胞产生超氧自由基的能力。

肺泡灌洗液分析发现，臭氧可导致许多分泌因子水平升高，包括纤连蛋白、弹性蛋白酶、纤维蛋白溶酶原活化剂、组织因子、因子Ⅷ、C3a 补体片段、前列腺素类、IL-1，TNF-α，IL-6，IL-8 以及粒细胞-白细胞集落刺激因子，而这些分泌因子许多是先天性免疫系统激活的产物。大鼠暴露于臭氧后，肺部出现中性粒细胞炎症趋化因子、杀伤细胞以及巨噬细胞炎性蛋白质-2 表达。另有研究发现，臭氧暴露后表面受体表达增多。

（二）皮肤

臭氧暴露后，深层皮肤中环氧化酶-2（COX-2）水平升高，并伴有热休克蛋白质 32（HSP32）水平的升高。G. Valacchi 等的研究发现，鼠类在暴露于 $8.0\mu g/g$ 的臭氧 2 小时后，热休克蛋白 27、32 和 70 的水平均升高。由于 HSP 在细胞的增殖、凋亡和炎症反应中发挥作用，因而臭氧介导的 HSP 水平升高可能会影响皮肤正常的生理功能。同时，臭氧暴露会导致金属蛋白酶-9 水平升高，而金属蛋白酶-9 与皮肤基底膜的降解、伤口愈合以及肿块形成有密切关系。臭氧暴露还能够改变皮肤细胞的增殖和分化，有研究发现，臭氧暴露后角蛋白 10 的产生增加，这表明臭氧诱导了角质细胞的增殖和分化。另外，臭氧暴露时氧化还原状态的变化会活化核因子-κB（NF-κB）胞内信号通路，而 NF-κB 的激活在 COX-2 基因激活中具有重要作用，表明臭氧在皮肤促炎症反应以及适应性炎症反应中具有重要作用。

（三）鼻上皮

O_3 刺激鼻上皮，中性粒细胞和嗜酸性粒细胞补充，局限于鼻前区；O_3 诱发炎症细胞激活时，嗜酸性粒细胞阳离子蛋白（ECP）以及类胰蛋白酶产生；上皮细胞产生的细胞因子（IL-1β，IL-6，IL-8，GM-CSF，TNF-α）增多，环加氧酶和脂氧合酶活性增强；自由基生成增加，NF-κB 激活，继而多种炎症蛋白基因转录发生。

（丛　泽　马文军）

主要参考文献

1. 江泉观，纪云晶，常元勋，主编. 环境化学毒物防治手册. 北京：化学工业出版社，2004：132.

2. 孟紫强主编. 环境毒理学基础. 北京：高等教育出版社，2003：160-166.

3. 常元勋主编. 靶器官与环境有害因素. 北京：化学工业出版社，2008：180-181.

4. 徐军. 苏州市空气中 SO_2、NO_2 的人群健康危险度评价. 苏州：苏州大学，2005.

5. Nyberg F，Gustavsson P，Järup L. Urban air pollution and lung cancer in Stockholm. Epidemiologic，2000，1（5）：487-495.

6. 邹建芳，闫永建. 刺激性化学物//金锡鹏，夏昭林，汪严华主编. 化学物急性中毒救治与监控. 上海：复旦大学出版社，2005：280-281.

7. Daniel L Costa. Air pollution. //Curtis D Klaassen. Casarett and Doull's toxicology：the basic science of poisons. 7th ed. New York：McGraw‐Hill，Medical Publishing Div，2008：1119-1156.

8. 姜华，吴新炜，陆国才，等. 呼吸系统药物与毒物//陆国才，袁伯俊主编. 呼吸系统毒理学基础与临床. 上海：第二军医大学出版社，2008：210.

9. Meng ZQ, Zhang H. The vasodilator effect and its mechanism of sulfur dioxide‐derivatives on isolated aortic rings of rats. Inhal Toxicol，2007，19：979-986.

10. Yargicoglu P, Sahin E, Gümüşlü S, et al. The effect of sulfur dioxide inhalation on active avoidance learning，antioxidant status and lipid peroxidation during aging. Neurotoxicol Teratol，2007，29：211-218.

11. Meng Z, Liu Y, Wu D. Effect of sulfur dioxide inhalation on cytokine levels in lungs and serum of mice. Inhal Toxicol，2005，17：303-307.

12. Meng Z, Bai W. Oxidation damage of sulfur dioxide on testicles of mice. Environ Res，2004，96：298-304.

13. Xie J, Fan R, Meng Z. Protein oxidation and DNA‐protein crosslink induced by sulfur dioxide in lungs，livers，and hearts from mice. Inhal Toxicol，2007，19：759-765.

14. 白剑英，孟紫强. 短期二氧化硫吸入对小鼠免疫器官的损伤作用. 中国工业医学杂志，2002，15（6）：325-327.

15. 孟紫强，白巨利. 二氧化硫对大鼠肺泡巨噬细胞的损伤作用. 上海环境科学，2004，23（1）：42-43.

16. 孟紫强，刘玉香，武冬梅. 二氧化硫对小鼠肺及血清中细胞因子的影响. 中国公共卫生，2004，20（9）：1050-1051.

17. 白剑英. 二氧化硫吸入对小鼠脾细胞凋亡的诱导作用. 解剖学杂志，2007，30（3）：287-290.

18. 孟紫强，耿红，秦国华，等. 二氧化硫吸入对小鼠脾脏的氧化应激作用. 卫生毒理学杂志，2004，18（1）：1-3.

19. Meng Z, Liu Y. Cell morphological ultrastructural changes in various organs from mice exposed by inhalation to sulfur dioxide. Inhal Toxicol，2007，19（6-7）：543-551.

20. Qin G, Meng Z. Effect of sulfur dioxide inhalation on CYP2B1/2 and

CYP2E1 in rat liver and lung. Inhal Toxicol，2006. 18（8）：581-588.

21. 周智君，周正适，汤百争. 低浓度臭氧的一般生殖毒性试验. 中南大学学报
（医学版），2006，31（3）：450-452.

22. 周正适，周智君，汤百争. 低浓度臭氧对小鼠生长发育的影响. 中国实验动
物学报，2008，16（3）：217-219.

23. 李国君，肖忠新，褚金花，等. 复印室内臭氧污染调查及其对复印工人神经
行为的影响. 中国现代医学杂志，2001，11（5）：25-28.

24. 周启星，孔繁翔，朱琳主编. 生态毒理学. 北京：科学出版社，2004：403-406.

25. Schmelzer KR，Wheelock AM，Dettmer K，et al. The role of inflanimatory
mediators in the synergistic toxicitg of ozone and 1-nitronaphthalene in rat air-
ways. Environ Health Perspect，2006，114（9）：1354-1360.

26. Lang JE，Williams ES，Mizgerd JP，et al. Effect of obesity on pulmonary
inflammation induced by acute ozone exposure：role of interleukin-6. Am J
Physiol Lung Cell Mol Physiol，2008，294（5）：L1013-1020.

27. Savov JD，Whitehead GS，Wang J，et al. Ozone-induced acute pulmonary injury
in inbred mouse strains. Am J Respir Cell Mol Biol，2004，31（1）：69-77.

28. Nadadur SS，Costa DL，Slade R，et al. Acute ozone-induced differential
gene expression profiles in rat lung. Environ Health Perspect，2005，113
（12）：1717-1722.

29. Ghio AJ，Turi JL，Madden MC，et al. Lung injury after ozone exposure is
iron dependent. Am J Physiol Lung Cell Mol Physiol，2007，292（1）：L134
-143.

30. Dohm MR，Mautz WJ，Andrade JA，et al. Effects of ozone exposure on
nonspecific phagocytic capacity of pulmonary macrophages from an amphibian，
Bufo marinus. Environ Toxicol Chem，2005，24（1）：205-210.

31. Bhalla DK. Ozone-induced lung inflammation and mucosal barrier disruption：
toxicology，mechanisms，and implications. J Toxicol Environ Health B Crit
Rev，1999，2（1）：31-86.

32. Hollingsworth JW，Maruoka S，Li Z，et al. Ambient ozone primes pulmo-
nary innate immunity in mice. J Immunol，2007，179（7）：4367-4375.

33. Nikasinovic L，Momas I，Seta N. Nasal epithelial and inflammatory response
to ozone exposure：a review of laboratory-based studies published since 1985.
J Toxicol Environ Health B Crit Rev，2003，6（5）：521-568.

34. Hollingsworth JW, Kleeberger SR, Foster WM, Ozone and pulmonary innate immunity. Proc Am Thorac Soc, 2007, 4 (3): 240-246.

35. Feng R, He W, Ochi H, et al. Ozone exposure impairs antigen-specific immunity but activates IL-7-induced proliferation of CD4-CD8-thymocytes in BALB/c mice. J Toxicol Environ Health A, 2006, 69 (16): 1511-1526.

第十二章

氯代烷烃与环氧化物

第一节　四氯化碳

一、理化性质

四氯化碳（carbon tetrachloride，CCl_4）是无色的液体，有特殊气味，在火焰中释放出刺激性或有毒烟雾（或气体），与热表面或火焰接触时，分解生成氯化氢、氯气和光气，与某些金属如铝、镁、锌发生反应，有着火和爆炸的危险，不可燃，不聚合。

二、来源、存在与接触机会

自然界无天然的四氯化碳。本品是有机溶剂，工业上用作溶媒、清洗工件油垢、杀虫剂、干洗剂、萃取剂、灭火剂、金属加工切削的润滑液和制造氟里昂等，某些家用清洁剂也含有较多的四氯化碳。常因生产或生活过程中经皮肤直接接触或呼吸道吸入其气体；生活中多为口服，常见于误服或自杀。

三、吸收、分布、代谢与排泄

（一）吸收、分布、排泄

四氯化碳可经呼吸道、胃肠道和皮肤三个途径吸收。本品是低水溶性化合物，肺的吸收率随着吸入时间的延长而下降，在血液中浓度与肺泡中浓度之比（分配系数）为 $3.6\sim5.2$（20℃）和 $1.8\sim2.5$（37℃）。四氯化碳在脂肪存在时，延缓了肠道吸收的速度，同时又促使四氯化碳吸收后更多地进入淋巴系统，避免了首先进入肝，降低了血循环中大量未经代谢的四氯化碳。

四氯化碳的吸收受许多因素的影响，如胃肠道内食物的存在量和种类。乙醇和异丙醇都有增毒作用。

四氯化碳在体内代谢迅速，吸入后 48 小时即不能在血液中检出。在体内分布较广泛，接触高浓度四氯化碳后，一般在组织中的含量比血液中高，脑、肺、心、肾和脾中含量最多，肝、肌肉和皮肤次之。也有报告给狗口服本品后，以骨髓中含量最高，约为脑、脾和肝的 5 倍。又有以 ^{14}C 标记的四氯化碳 $289mg/m^3$ 给猴吸入，研究其在体内的吸收和分布，发现吸收率为 $1.34mg/(kg \cdot h)$。分布比例（以血中含量为 1）：脂肪组织为 7.86，肝 3.0，骨髓 2.97，骨、肺、肌肉、脾、心、肾和脑 $0.14 \sim 0.96$。

肺是四氯化碳的主要排泄途径，吸收量的 50% 左右是以原形经呼吸道排出的，少量经尿和粪便中排出。20% 在体内氧化，部分代谢为二氧化碳呼出，组织中的四氯化碳排泄缓慢，这可能是反复吸入本品引起中毒反应的原因。

（二）代谢

四氯化碳最初的代谢（图 12-1）起始于细胞色素 P450（CYP450）介导的将一个电子转移到 C-Cl 键上形成阴离子自由基并消除掉氯原子，这样就形成了三氯甲基自由基。三氯甲基自由基可进行氧化和还原的生物转化。

消除三氯甲基自由基的最重要途径是与分子氧反应产生三氯甲基过氧化物自由基（$CCl_3OO^{\cdot}$），该中间产物比三氯甲基自由基更活泼，可以同脂质反应引起脂质过氧化并产生 4-羟基烯醛（4-hydroxyalkenals）。

推测三氯甲基过氧化物自由基可进一步反应生成碳酰氯（phosgene），碳酰氯可进一步与组织大分子或水反应最终生成氯化氢和二氧化碳。碳酰氯可与半胱氨酸缩合生成 2-氧代噻唑烷-4-羧酸（2-oxothiazolidine-4-carboxylic acid），也可与谷胱甘肽缩合生成二谷胱甘肽二硫代碳酸盐（diglutathionyl dithiocarbonate）。

四氯化碳在缺氧环境下可生成氯仿和 CCl_2-碳烯（CCl_2-carbene），但在体内情况下 CCl_2-碳烯作为中间产物的重要性较小。

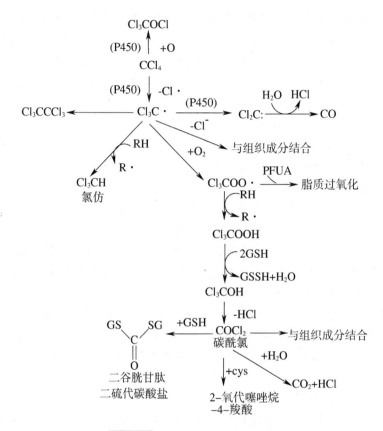

图 12-1 四氯化碳的生物转化图

（自 Harris & Anders，1981；Anders & Jakobson，1985；MacGregor & Lang，1996）

四、毒性概述

（一）动物实验资料

1. 急性毒性 四氯化碳是卤代烃类有机化合物，属低急毒类。

动物急性吸入四氯化碳后，起初有黏膜刺激症状，表现流泪、闭目、前爪搔鼻，呼吸音粗，随后出现神经系统症状，先出现兴奋、多动，后出现步态蹒跚等麻醉症状，严重时抽搐、昏迷，甚至死亡。

2. 慢性毒性　用大鼠、豚鼠、兔和猴进行慢性染毒实验，每天给动物吸入，7小时/天，每周5天。随四氯化碳浓度增加和染毒时间的延长，豚鼠、大鼠、兔出现肝重量增加，伴有脂肪变性，肝病变；在最大剂量组（2.52 g/m³），半数以上的大鼠和豚鼠在第127次染毒前死亡。

3. 致突变　大量实验证明：四氯化碳 Ames 试验阴性。一项试验证明可引起大肠杆菌 DNA 损伤和突变。四氯化碳可引起真菌的染色体有丝分裂重组。哺乳动物整体实验中，仅一项实验表明四氯化碳可诱发肝 DNA 链断裂。

4. 生殖发育毒性　Schwetz 等对 SD 大鼠孕 6～15 天，每天 7 小时吸入染毒，四氯化碳剂量为 214 或 6435mg/m³，孕鼠进食量和体重增重均下降且有剂量-效应关系。仔鼠体重及顶臀长均显著降低，两剂量组仔鼠皮下水肿发生率均增加。高剂量组仔鼠骨骼畸形（双骨化点及骨化迟缓）发生率明显增加。

5. 致癌　经口、吸入及皮下注射均可引起肝肿瘤。Nagano 等的研究表明 F-344 大鼠高剂量组（800mg/m³吸入每周 5 天，共 104 周）肝细胞腺瘤和肝细胞癌的发生率明显增加（$P<0.01$）。国际癌症研究所（IARC，1987 年）将四氯化碳归入 2B 类，人类可能致癌物。

（二）流行病学资料

国内对某化工厂生产使用四氯化碳的 191 名工人进行了 6 年动态观察，所有工序的作业环境四氯化碳浓度超标 2.2～14.32 倍。健康检查发现患者有头痛、头昏、失眠、食欲不振、心悸、四肢麻木、咽喉充血、鼻炎、齿龈炎、肝大及肝区疼痛等。生化检查发现，患者转氨酶的异常率随年限增加而增加，第 1 年异常率为 1.3%，第 5 年异常率为 18.8%。随着四氯化碳接触浓度的增高，转氨酶的异常率也增加，浓度最低的供气工序异常率为 0，浓度最高的后处理工序异常率达到 23.3%。接触人群的甘油三酯高于正常人群；尿浓缩试验的异常率达到 20.68%；心电图的异常率为 34.7%，主要表现为不完全性右束支传导阻滞和窦性心率过缓；眼底检查异常者为 13.7%，有少数患者视力下降，视野缩小。

（三）中毒临床表现及防治原则

1. 急性中毒　短期内暴露于大量四氯化碳可发生急性中毒。急性中毒的潜伏期在数十分钟到几天不等，一般为1～3天。

接触其蒸气可引起眼结膜和呼吸道刺激，如眼结膜充血、咽部干痒、咳嗽、胸闷和肺部啰音等，严重时出现肺水肿。

四氯化碳吸入中毒主要表现为中枢神经麻醉，甚至中枢麻痹而猝死。

不论何种途径摄入四氯化碳，多数患者于摄入后数小时至数天，出现胃肠道刺激症状和肝损伤症状等，严重时可出现急性肝衰竭。

肾损害在急性四氯化碳中毒中相当常见。

2. 慢性中毒　常表现为进行性的神经衰弱综合征，如头昏、眩晕、倦怠无力、记忆力减退；胃肠功能紊乱，常伴有肝、肾损害，严重者可发展到肝硬化。肾受损害时有蛋白尿、血尿和管型尿出现。

四氯化碳有强烈的脱脂作用，皮肤接触后可有粗糙、脱屑和皲裂。国外文献报道有视力下降、视野缩小、再生障碍性贫血以及耳蜗前庭系统功能障碍等的报道。

3. 防治原则　生产过程中要求严格密闭和使用时注意通风。应避免本品与火焰或高热表面接触。工人应定期体检，勿饮酒。患慢性心、肝、肾疾病者不宜接触本品。

急性中毒者应立即移离现场，按一般急救常规处理。应密切观察肝、肾功能的变化，并积极采取各种保护肝、肾的措施。慢性中毒一般做对症处理。

五、毒性表现与机制

一般认为，四氯化碳引发机体产生自由基后，对肝细胞产生了初步攻击，而后引发细胞因子的产生，刺激枯否细胞（Kupfer cells），释放炎性介质并活化中性粒细胞，从而进一步加重肝的损伤。肝纤维化的形成是一个多因素涉及、多细胞参与的复杂病理过程，其中细胞因子网络始终是人们的研究热点。从肝星状细胞（hepatic stellate cells，HSC）的瀑布样激活效应开始，涉及多种细胞、细胞因子及细胞外基质（extracellular matrix，ECM）的变化等，各种因素间相互促进、相互制约，共同参与了肝纤维化的发生及发展。肝纤维化反应的主要效应细胞 HSC 的增殖、活化。被认为是纤维性肝损伤的关键事件。肝损伤发生后 HSC 被激活，由正常静止型向具有增生性、产纤维性和收缩性等特征的成肌纤维细胞（myofibroblasts，MFB）转化并生成大量细胞外基质（ECM），导致肝纤维化。另一方面 HSC 还通过细胞收缩而使肝窦内压升高。这两类变化最终奠定了肝纤维化、门静脉高压症发病的病理学基础。

1. **转化生长因子-β_1**（transforming growth factor-β_1，TGF-β_1）TGF-β_1 具有广泛的生物学作用。四氯化碳引发机体产生的脂质过氧化产物，如丙二醛（malondialdehyde，MDA）和 4-羟基壬醛，可引发 TGF-β_1、TNF-α、白细胞介素等细胞因子的高表达，后者在四氯化碳诱导的肝纤维化的过程中发挥着重要作用。TGF-β_1 是促肝纤维化的关键细胞因子，四氯化碳诱导大鼠慢性肝纤维化时 TGF-β_1 以自分泌和旁分泌两种形式促进 HSC 活化。另外，四氯化碳诱导产生的 TGF-β_1 能抑制胶原酶和蛋白酶的产生，同时能通过减少 HSC 表面 FasL 基因和促凋亡因子 p53 的表达，增加抑制凋亡因子核因子-κB（NF-κB）、bcl-xL、p21^{WAFI} 的表达，抑制活化的 HSC 的凋亡，从而促进肝纤维化的形成。

2. **白细胞介素**（interleukin，IL） 四氯化碳及其代谢产物作用于肝细胞后，肝内 IL 主要由肝细胞、枯否细胞和 HSC 等产生。庞奕晖等运用组织芯片技术研究四氯化碳所致肝纤维化大鼠肝组织中白细胞介素-1β（IL-1β）及白细胞介素-1β 受体（IL-1βR）的表达，结果表明 2 周模型组肝组织细胞 IL-1β 及 IL-1βR 表达较对照组明显增强。还有报道，四氯化碳慢性染毒的 IL-6 敲除小鼠肝损伤分数降低，血清转氨酶、肝细胞凋亡率、核因子-κB 活性降低。Zhang 等报道，四氯化碳诱导大鼠肝纤维化可引起血清中 IL-6、IL-18 水平升高，而 IL-10 水平降低。IL-6 在 IL-2 和 IFN-γ 存在条件下，促进细胞毒性 T 细胞（CTC）的分化，诱导纤维蛋白原分泌，刺激肝细胞产生急性蛋白（如 C 反应蛋白）；IL-18 可强烈诱导细胞因子 IFN-γ、

TFN-α、IL-2 等的释放，而 IFN-γ、TFN-α 具有促炎症活动及细胞毒性作用，以及单核-巨噬细胞和淋巴细胞浸润，增强 NK 细胞的细胞毒作用，使肝细胞凋亡加剧而导致肝损伤；而 IL-10 则与抑制肝纤维化有关，它具有抑制巨噬细胞的抗原呈递功能，抑制单核-巨噬细胞依赖的抗原特异的小鼠辅助性 T 细胞 Th1 和人类 Th0、Th1、Th2 类细胞的增殖，抑制枯否细胞活化，降低 TNF-α 及 NF-κβ 的产生，减轻肝损伤，抑制胶原合成，刺激胶原酶的产生。

3. **肿瘤坏死因子-α（TNF-α）** TNF-α 是一种能使肿瘤发生出血坏死的物质，可分为 TNF-α 和 TNF-β 2 种。其中，TNF-α 和四氯化碳的肝毒性的关系比较密切，TNF-α 的高表达是促使 HSC 初始阶段活化的重要原因之一。有研究表明，TNF-α 受体基因敲除小鼠对四氯化碳引发的肝炎症和纤维化较正常小鼠不敏感。

4. **结缔组织生长因子（connective tissue growth factor，CTGF）** CTGF 是 TGF-β1 的下游高效反应元件，CTGF 仅介导着 TGF-β1 的部分生物学效应，即刺激成纤维细胞增生，促进组织器官纤维化形成，这已在肾纤维化、硬皮病等多种纤维化疾患的研究中得到证实。CTGF 通过激活 Ras/Raf/ERK 等信号通路促进成纤维细胞的增殖、活化，通过前胶原 α_2 基因上的应答元件刺激 I、III 型胶原合成，参与细胞外基质产生、积聚，促进纤维化疾病的发生和发展。梁增文等报道，在四氯化碳诱导后各阶段，大鼠纤维化肝组织中 CTGF 的表达较正常对照明显增多、增强，且随着诱导时间的延长，CTGF 的表达强度随着肝纤维化程度的加重而明显增强。Weng 等报道，在四氯化碳处理的小鼠肝细胞中，有 CTGF 的表达和分泌，同时发现 TGF-β1 通过活化素受体样激酶 5（activin receptor-like kinase 5，ALK5）/Smad3 通路可促进 CTGF 表达，而 TGF-β1 的拮抗剂 Smad7 可抑制 CTGF 表达。

5. **血小板活化因子（platelet activating factor，PAF）** Lu YY 研究发现，四氯化碳引起的大鼠肝硬化时，枯否细胞增加了血小板活化因子（PAF）的合成和释放。作为一种强有力的缩血管物质，内皮素-1（Endothelin-1，ET-1）通过与枯否细胞表面受体结合，进一步促进枯否细胞生成并释放 PAF。Yang 等的研究证实，肝硬化时 HSC 表面 PAF 受体数目明显增加，而 HSC 为肝中 PAF 受体分布的主要部位，活化和增殖的 HSC 是肝纤维化及门脉高压形成的主要效应细胞。由此推测 PAF 引起门脉高压的可能机制为：肝硬化时枯否细胞受内皮素-1 及其他炎性细胞因子刺激合成 PAF 增加，在肝内与 HSC 表面增多的 PAF 受体结合引起 HSC 收缩而增加门脉血管阻力，引起门脉高压。

6. 神经生长因子（nerve growth factor，NGF） Oakley 等报道用四氯化碳注射大鼠后观察到受损的肝细胞分泌 NGF 的能力增强，并且在 NGF 分泌的峰值时发现 HSC 的凋亡率达到最大，NGF 通过与低亲和力受体 p75 蛋白结合上调 caspase 的活性，且增加了 caspase-1 和 caspase-3 表达，这些都可能与活化的 HSC 凋亡有关。陈新也证实肝纤维化患者和四氧化碳造成的肝纤维化大鼠的 HSC 细胞膜和肝细胞膜均表达 p75，而健康人和正常对照大鼠 HSC 细胞膜则不表达 p75。NGF 通过与 p75 蛋白结合诱导 HSC 凋亡，可减轻肝纤维化程度。

（李　煜　赵超英　常元勋）

第二节　环氧乙烷

一、理化特性

环氧乙烷（epoxyethane），又名 1，2-环氧乙烷、氧化乙烯；属低分子氧化物；常温下为气态，4℃以下为无色液体；低浓度时有醚样气味，高浓度时有甜味感；蒸气浓度超过 3%～5% 时易发生燃烧和爆炸。环氧乙烷气态时具有高度化学活性，但液态时比较稳定；易溶于水和有机溶剂。

二、来源、存在与接触机会

环氧乙烷是用途广泛的合成中间体。环氧乙烷由乙烯催化和氧化反应而生成。是生产乙二醇及其衍生物、乙醇胺、表面活性剂、丙烯腈等的化工原料，与二氧化碳混合用作熏蒸剂或杀虫剂，并可用作医用消毒剂。

三、吸收、分布、代谢与排泄

环氧乙烷溶于血，可迅速通过呼吸道被吸收。Ehrenberg 估计小鼠吸入染毒平均浓度 $2\sim55mg/m^3$ ^{14}C 标记的环氧乙烷 $1\sim2$ 小时，吸入的环氧乙烷接近 100% 可被吸收，并且在体内分布迅速，最大放射活性出现在肝、肾和肺，其次在脾、睾丸和脑。大鼠吸入染毒 18.3、183、$1830mg/m^3$ ^{14}C 标记的环氧乙烷 6 小时（估计平均吸收剂量各为 2.7、20.2、106.8mg/kg），最大放射活性在膀胱、肝、红细胞和肾上腺，最低在脂肪。

Ehrenberg 报道吸入剂量的大部分在 24 小时排出，78% 在 48 小时内随尿排出。Tyler 和 McKelvey 观察到大鼠吸入 ^{14}C 标记的环氧乙烷，59% 的放射活性出现在尿中，12% 以二氧化碳和 1% 以环氧乙烷呼出，4.5% 通过粪便排出。

环氧乙烷的分解代谢有两个途径，均被认为是解毒途径。第一个途径是环氧乙烷的水解，并进一步转化为草酸、甲酸和二氧化碳。第二个途径是与谷胱甘肽结合，进一步产生 S-（2-羟乙基）-半胱氨酸、S-（2-羧甲基）-半胱氨酸和 N-乙酰基衍生物——N-乙酰基-S-（2-羟乙基）-半胱氨酸和 N-乙酰基-S-（2-羧甲基）-半胱氨酸。第二个途径主要存在于大、小鼠；第一个途径主要存在于兔、狗等大型动物中。

四、毒性概述

（一）动物实验资料

1. **急性毒性**　环氧乙烷单次吸入染毒为低毒，大鼠、小鼠和狗在染毒 4 小时后 LC_{50} 分别为 2700、1500、1800mg/m³；雄性大鼠、雌性小鼠、雄性小鼠及豚鼠（两性别）急性经口染毒（环氧乙烷溶于水）LD_{50} 分别为 330、280、365、270mg/kg。吸入染毒后，肺出现水肿、充血、出血，以及抽搐、俯卧体征。

2. 慢性毒性　大鼠慢性吸入染毒 2 年，在 60.4mg/m³ 剂量组即出现体重增重显著减少；92mg/m³ 剂量组出现存活时间缩短，并且血清中 AST 活性升高，肾及肾上腺重量减轻，肺、鼻腔、气管、内耳感染发生率增加，肾上腺皮质出现增生和退行性病变，骨髓外造血增加，眼脉络膜/巩膜后层多病灶矿物化增多；183mg/m³ 剂量组出现骨骼肌萎缩。猴于 92mg/m³ 环氧乙烷染毒 2 年，脑延髓薄束核发生轴索变性，薄束末梢部位出现脱髓鞘；183mg/m³ 环氧乙烷染毒 2 年体重增加显著降低，仅有 2/12 只动物出现神经传导速度减慢；0、92、183mg/m³ 剂量组晶状体浑浊的发病率在染毒的最后 1 个月评估分别为 0/12、2/11、3/11，而停止染毒 10 年后评估分别为 2/4、2/3、4/4。

3. 致突变　环氧乙烷是强烷化剂。动物实验研究中，环氧乙烷经口、吸入及注射染毒可引起兔、大鼠、猴淋巴细胞，大、小鼠骨髓嗜多染红细胞，以及大鼠脾细胞姐妹染色单体交换率升高。对雄、雌性 Big Blue *lacI* 转基因 B6C3F₁ 小鼠，分别以 0、92、183、366mg/m³ 环氧乙烷染毒，6 小时/天，5 天/周，共 4 周。发现雄性小鼠仅脾 T 淋巴细胞的次黄嘌呤磷酸核糖转移酶（*Hprt*）位点的突变频率增高和雌性小鼠在 366mg/m³ 剂量组肺、骨髓、脾细胞 T 淋巴细胞 *lacI* 基因突变频率增高。

4. 生殖发育毒性　钟先玖等系列研究发现，雄鼠亚慢性吸入低浓度环氧乙烷显性致死阳性。较高浓度时能影响精子形成，睾丸萎缩，与雌鼠交配率下降和雌鼠不孕。雌性小鼠在交配后短时期暴露于环氧乙烷，可导致畸胎。环氧乙烷的水溶性化合物能通过胎盘屏障转移到胎鼠，对胎鼠骨髓造血干细胞染色体有损伤作用。

5. 致癌　F344 大鼠染毒 0、92、183mg/m³，可诱发雌、雄动物单核细胞白血病发病率增加；雄性脑神经胶质瘤和腹膜间皮瘤发病率增加。雌、雄小鼠肺泡/支气管腺瘤或癌及哈氏腺乳头状囊腺瘤发病率增加；雌性动物观察到恶性淋巴瘤、子宫和乳腺腺癌或腺鳞癌（混合）发病率增加。经口染毒可发现雌性大鼠前胃的鳞细胞癌发病率增加；雌性小鼠皮下注射环氧乙烷可诱发原位纤维肉瘤。

（二）流行病学资料

Klees 等指出，接触环氧乙烷平均 6.13 年的 22 名医院消毒人员，发生感觉能力障碍。孙丽丽等报道，在环氧乙烷浓度为 $4.80mg/m^3$ 和 $4160mg/m^3$ 的环境下，52 名工人出现神经衰弱综合征、流泪、咽痛、食欲不振、乏力、肢体麻木等症状，跟腱反射与膝反射减退，慢性咽炎、鼻炎、面部痤疮、脱发、肺纹理增多等体征显著增多。

Hemminki 等对芬兰综合医院妊娠期间接触环氧乙烷的消毒人员进行回顾性调查，接触组 545 次妊娠，对照组 605 次妊娠。自然流产率分别为 16.7% 和 6.0% （$P<0.01$）。经年龄、经产状况、吸烟、饮酒等混杂因素校正的自然流产率分别为 15.1% 和 4.6% （$P<0.01$）。

国际癌症研究所（IARC，2008 年）将环氧乙烷归入 1 类，人类致癌物。

（三）中毒临床表现及防治原则

1. 急性中毒　男性吸入的最低中毒浓度(TCLo)为 22 500.00mg/（m^3 · 10s）女性吸入 TCLo 为 900.00mg/（m^3 · 2min）。

当人吸入过量环氧乙烷时可引起急性中毒，出现剧烈的搏动性头痛、头晕、步态不稳、恶心、呕吐、全身软弱无力等。较重者全身肌肉颤动、出汗、神志不清以至昏迷。环氧乙烷蒸气对眼和上呼吸道有刺激作用，可造成角膜和呼吸道黏膜损害。皮肤、黏膜直接接触后可引起局部烧伤、红肿、瘢痕。

2. 慢性中毒　长期接触可出现神经衰弱综合征和自主神经功能紊乱。肢端剧烈疼痛是此种患者的特殊主诉。

3. 防治原则　急性中毒，立即移离现场，消除污染物，注意休息、保暖，加强监护，对症治疗。操作者应佩戴有效个人防护用品。对长期接触工人应实行定期健康监护。

五、毒性表现

首次使用综合征（first-use syndrome，FUS）是由 Nicholls 于 1982 年首先报道，又叫初用综合征，是血液透析的急性并发症之一。根据原因临床分为 2 种类型：A 型首次使用综合征又叫过敏型，主要是对环氧乙烷过敏，是透析中罕见的并发症，发病率 0.04%。由于临床上血液透析使用的透析器多用环氧乙烷消毒，故易发生首次使用综合征，主要是应用新透析器及管道引起的。通常在透析后 5～30 分钟发作，在内瘘处或全身有发热感，呼吸困难，血压下降，并有窒息濒死感觉，可突然心跳骤停，甚至死亡。轻者仅有皮肤瘙痒、咳嗽、喷嚏、鼻过敏、眼部水肿、腹部绞痛或腹泻等。

B 型首次使用综合征又叫非特异型，主要是对透析膜过敏，通常不很严重，发病率 3%～5%。B 型也称非特异型首次使用综合征，较 A 型常见，可在透析开始后几分钟到 1 小时左右发生，主要表现为胸痛伴有或不伴有背痛。

向平报道，2006 年 4 月至 2008 年 4 月，其所在医院共进行血液透析治疗大约 15 800 例次，血液透析滤过治疗 280 例次。所用透析器均经环氧乙烷消毒。发生透析器首次使用综合征 18 例次，其中男性 12 例，女性 6 例，年龄最小 25 岁，最大 76 岁，平均年龄 51 岁。慢性肾衰竭患者每周透析 2～3 次的患者 13 例，心功能衰竭急性肺水肿首次透析患者 1 例，急性肾衰竭首次透析患者 2 例。其中出现 A 型反应相关症状的有 10 例，发生于透析开始 5 分钟内 1 例，患者首先表现为全身烧灼感、胸前区闷，接着出现呼吸困难、胸腹剧痛、大汗淋漓、血压下降、休克、心跳骤停。有 9 例患者发生在透析开始 10～30 分钟，临床表现为皮肤瘙痒、荨麻疹、咳嗽、流泪、流涕、打喷嚏、腹部绞痛、肌肉痉挛等。Grammer LC 对 24 名血液透析时发生过敏反应的患者和 41 名透析时未发生过敏反应的患者测定了血清抗环氧乙烷-变异人血清白蛋白（ethylene oxide-altered human serum albumin，ETO-HSA）抗体 IgE。过敏患者抗 IgE 几何平均值（0.9ng/ml 血清）显著高于无反应患者（0.1ng/ml 血清，$P < 0.0001$）。24 名有反应患者中有 16 人可检

测到抗 IgE，而 41 名无过敏患者中仅有 3 人检测到抗 IgE（χ^2 检验 $P<$ 0.0001）。罗文海等还报道在车间空气环氧乙烷浓度为 0.088μg/L，接触者血清 IgG 和 IgM 含量略升高。

六、毒性机制

A 型反应主要就是环氧乙烷诱发 IgE 介导的免疫反应。环氧乙烷水溶性好，长期接触后，人血清白蛋白（human serum albumin，HSA）与环氧乙烷结合，形成具有半抗原的过敏原（ETO-HSA），当患者再次接触时产生过敏反应。大约 2/3 发生首次使用综合征的患者有抗 ETO-HSA，即 IgE 抗体，无过敏者仅 5% 有 IgE 抗体。

（李　煜　赵超英　常元勋）

主要参考文献

1. Weng HL, Ciuclan L, Liu Y, et al. Profibrogenic transforming growth factor-beta/activie receptor-like kinase 5 signaling via connective tissue growth factor expression in hepatocytes. Hepatology，2007，46（4）：1257-1270.

2. Lu YY, Wang CP, Zhou L, et al. Synthesis of platelet-activating factor and its receptor expression in Kupffer cells in rat carbon tetrachloride-induced cirrhosis. World J Gastroenterol，2008，14（5）：764-770.

3. 陈新，姜慧卿，杨璐亭，等. 神经生长因子低亲和力受体在肝纤维化患者和大鼠肝星状细胞的表达. 解剖学报，2006，37（1）：66-68.

4. 梁增文，张国，农兵. 结缔组织生长因子在大鼠肝纤维化发生中的作用机制初探. 陕西医学杂志，2006，35（11）：1411-1413.

5. Zhang LJ, Yu JP, Li D, et al. Effects of cytokines on carbon tetrachloride-induced hepatic fibrogenesis in rats. World J Gastroenterol，2004，10（1）：77-81.

6. 庞奕晖，郭顺根，李志强，等. 四氯化碳致肝纤维化大鼠肝组织中 IL-1β 及 IL-1β 受体的表达. 北京中医药大学学报，2006，29：98-101.

7. International Programme On Chemical Safety. Carbon Tetrachloride. http://www.inchem.org/.

8. Saile B，Matthes N，El Armouche H，et al. The bcl，NFkappaB and p53/p21WAF1 systems are involved in spontaneous apoptosis and in the anti-apoptotic effect of TGF-beta or TNF-alpha on activated hepatic stellate cells. Eur J Cell Biol，2001，80（8）：554-561.

9. Río A，Gassull MA，Aldeguer X，et al. Reduced liver injury in the interleukin-6 knockout mice by chronic carbon tetrachloride administration. Eur J Clin Invest，2008，38（5）：306-163.

10. Tong Z，Chen R，Alt DS，et al. Susceptibility to liver fibrosis in mice expressing a connective tissue growth factor transgene in hepatocytes. Hepatology，2009，50（3）：939-947.

11. Chen Y，Blom IE，Sa S，et al. CTGF and expression in mesangial cells：involvement of SMADs，MAPkinase，and PKC. Kidney Int，2002，62（4）：1149-1159.

12. Yang Y，Nemoto EM，Harvey SA，et al. Increased hepatic platelet activating factor（PAF）and PAF receptors in carbon tetrachloride induced liver cirrhosis. Gut，2004，53：877-883.

13. Oakley F，Trim N，Constandinou CM，et al. Hepatocytes express nerve growth factor during liver injury：evidence for paracrinin regulation of hepatic stellate cell apoptosis. Am J Pathol，2003，163（5）：1849-1858.

14. 常元勋主编. 靶器官与环境有害因素. 北京：化学工业出版社，2008. 34-36.

15. Lynch DW，Lewis TR，Moorman WJ，et al. Carcinogenic and toxicologic effects of inhaled ethyleneoxide and propylene oxide in F344 rats. Toxicol Appl Pharmacol，1984，76（1）：69-84.

16. Klees JE，Lash A，Bowler RM，et al. Neuropsychological "impairment" in a cohort of hospital workers chronically exposed to ethylene oxide. J Toxicol Clin Toxicol，1990，28（1）：21-28.

17. 孙丽丽，张方清. 环氧乙烷和环氧丙烷对人体健康的影响. 中华劳动卫生职业病杂志，2005，23（1）：6-8.

18. Hemminki K，Mutanen P，Saloniemi I，et al. Spontaneous abortions in hospital staff engaged in sterilizing instruments with chemical agents. Br Med J，1982，285（6353）：1461-1463.

19. 冯丽琪，王淑琴. 环氧乙烷的危害及医院消毒工作中的安全防护. 护理学杂志，2006，21（24）：67-70.

20. 关广聚，时一明. 临床血液净化学. 济南：山东科学技术出版社，2003：137，130.

21. 王浩. 首次使用综合征 2 例分析. 中国误诊学杂志，2008，8（7）：1734.

22. 向平. 透析患者透析器首次使用综合征的观察与护理. 中国医药指南，2008，6（23）：195-196.

23. Grammer LC，Paterson BF，Roxe D，et al. IgE against ethylene oxide-altered human serum albumin in patients with anaphylactin reactions to dialysis. J Allergy Llin Immunol，1985，76（3）：511-514.

第十三章

氯代烯烃类与氯代环烃类

第一节 氯乙烯

一、理化性质

氯乙烯（Vinyl chloride，VC）在常温常压下为无色气体，略带芳香气味；微溶于水，溶于醇、醚和四氯化碳等；在 12～14℃时或在一定压力下可变成液体；氯乙烯极易燃烧，热解时释放出光气和氯化氢等刺激性或有毒烟雾（或气体）；氯乙烯气体-空气混合物有爆炸性。

二、来源、存在与接触机会

主要用于生产聚氯乙烯。也能与丙烯腈、醋酸乙烯酯、丙烯酸酯、偏二氯乙烯等共聚制得各种树脂，还可以用于合成二氯乙烯和三氯乙烷等。在氯乙烯生产和使用过程中，接触到氯乙烯污染的物体，使用聚氯乙烯树脂制造的各种容器制品时均可以接触到氯乙烯。

三、吸收、分布、代谢与排泄

氯乙烯主要以蒸气形式经呼吸道进入机体。液体氯乙烯亦可经皮肤吸收。经呼吸道吸入的氯乙烯主要分布在肝、肾，其次为皮肤、血浆，脂肪最少。大鼠吸入 $26mg/m^3$ ^{14}C 标记的氯乙烯 6 小时，72 小时后，肝、肾组织中氯乙烯代谢物的放射性最高，皮肤、血浆次之，脂肪最少。72 小时内从尿排泄的 ^{14}C 标记的氯乙烯代谢物的放射性占68％，呼出气中以氯乙烯原形占 1.6％，以二氧化碳形式占 12％，粪便中占 4.45％。已经吸收的氯乙烯在终止接触 10 分钟内，约有 82％被排出体外。在吸入高达 $2600mg/m^3$ 的氯乙烯时，可发生代谢饱和，呼出气中氯乙烯原形可高达 12.26%。

氯乙烯在体内的代谢转化与其浓度有关，浓度较低时（＜25.9mg/m³），主要通过肝乙醇脱氢酶（ADH）代谢转化，最终以羟乙基半胱氨酸、氯乙酸和亚硫基二乙酸等形式排出体外。当浓度较高时（＞2179mg/m³），主要经肝微粒体细胞色素 P450 酶进行代谢，主要是经 P450 同工酶 CYP2E1 氧化形成氯乙烯环氧化物（CEO），其中一部分 CEO 在谷胱甘肽-S-转移酶（GST）作用下失活，以羟乙基半胱氨酸、氯乙酸、亚硫基二乙酸等形式经肾由尿排出体外，另一部分则直接重排成 2-氯乙酸（2-CAA），经乙醛脱氢酶（ALDH）氧化成氯乙酸，再和 GST 结合转化为无毒物质排出体外。

四、毒性概述

（一）动物实验资料

1. **急性毒性**　实验动物急性吸入氯乙烯呈现麻醉作用，对小鼠吸入氯乙烯 10 分钟的最低麻醉浓度为 199.7～286.7g/m³（7.8%～11.2%），最低致死浓度为 573.4～691.2g/m³（22.4%～27.0%），动物急性中毒表现为血压下降、心率不齐、呼吸不规则等，病理解剖可见肺部淤血、水肿和出血，肝、肾充血等。

2. **慢性毒性**　大鼠每天吸入氯乙烯 1280g/m³，每天 7 小时，每周 5 天，共 4 个半月，表现为肝重增加，肝小叶中央变性以及肾间质和肾小管变性等。

3. **致突变**　氯乙烯是一种间接的致突变物，在有活化系统存在条件下可引起鼠伤寒沙门菌的点突变。氯乙烯可使果蝇的隐性伴性致死率增加，突变频率随着暴露浓度的增加而升高。可致大肠杆菌 K12 菌株回复突变，致酵母菌和中国仓鼠卵巢细胞正向突变。氯乙烯可致仓鼠骨髓嗜多染红细胞的染色体畸变和 SCE 率增加。氯乙烯还可引起小鼠肝、肾、脾等多个器官的 DNA 损伤。

4. **生殖发育毒性**　雄性小鼠吸入 69.75～209.26mg/L 氯乙烯可引起精子畸变率的增加。保毓书证实小鼠在妊娠前后吸入约 10mg/L，无致畸作用，但有明显的胚胎毒性，只有在浓度高达 5000mg/L 时具有胚胎毒性，表现为胎鼠发育迟缓。

5. 致癌　长期动物实验表明氯乙烯具有致癌作用，可在多种动物中诱发肝血管肉瘤及肝肿瘤。

（二）流行病学资料

工人长期在浓度 $1.667\sim26.16mg/m^3$ 氯乙烯下工作，可引起肝功能损害；接触 $154.72mg/m^3$ 的氯乙烯工人可出现神经行为功能损伤；肝、脾肿大，神经衰弱综合征检出率升高。

队列研究显示氯乙烯作业工人全癌标化死亡比（SMR）165.38、肝恶性肿瘤 SMR 533.33、胰腺癌 SMR101.01，明显高于对照人群。

国际癌症研究所（IARC）将氯乙烯归入 1 类，人类致癌物，可致肝血管肉瘤。我国已把氯乙烯致肝血管肉瘤列入职业肿瘤名单。

（三）中毒临床表现及防治原则

1. 急性中毒　急性氯乙烯中毒多因意外事故，在短时间内吸入大剂量氯乙烯气体，所引起的以中枢神经系统抑制为主要表现的全身性疾病。轻度中毒有眩晕、头痛、乏力、恶心、嗜睡等。急性重度氯乙烯中毒出现中毒性肺水肿、脑水肿，可出现意识障碍、昏迷甚至死亡。

2. 慢性中毒

（1）睡眠障碍、多梦、心悸、手掌多汗最多见，继而发生一定程度的神经系统器质性病变。（2）皲裂、皮肤干燥，丘疹、粉刺或手掌角化、指甲变薄、湿疹样或过敏性皮炎。（3）有溶血和贫血倾向，嗜酸性粒细胞增多，轻度血小板减少，凝血障碍等。（4）肢端溶骨症。（5）损害肾功能。

3. 防治原则　急性中毒患者应及时脱离现场，吸入新鲜空气，污染皮肤用大量清水冲洗。同时对症治疗。重度中毒则按内科急救原则救治。

慢性中毒患者给以对症治疗，注意营养，适当休息。有肝损伤或肢端溶骨症的应及时调离。

加强通风和管道密闭，改革工艺，严格遵守操作规程，做好个人防护。

五、毒性表现

1. 皮肤病变　经常接触氯乙烯可发生皮肤干燥、丘疹、粉刺、变厚、荨麻疹等，少数人可有脱发，部分患者可有湿疹样皮炎或变应性皮炎。

2. 硬皮病样综合征　硬皮病影响多系统胶原组织，除引起肺、肝和脾纤维化外，也可致皮肤硬化。

3. 免疫功能的影响　VC 对接触人群细胞毒 T 细胞（CTC）的增殖及活力有抑制作用。Ward 曾发现 VC 职业接触者血清中 T 淋巴细胞总数的降低，B 淋巴细胞轻微升高，即 VC 接触工人体液免疫功能增高，细胞免疫功能下降；同时发现免疫复合物中的 IgG 及补体 C3、C4 水平显著升高。乔幼薇等进行的大鼠 VC 染毒试验，VC 暴露的大鼠，自身抗体为阳性，且随着染毒时间的延长，自身抗体效价增高，可测得免疫复合物中的 IgG、IgM、IgA。

富天玲等在对制电线作业工人的调查发现，同对照组相比，制电线组的 IgG、IgM 下降明显，外周血淋巴细胞微核率差异有统计学意义，IgA 未发现差异。

赵美英等进行的环境流行病学调查发现，VC 接触量与免疫效应的关系：成人 VC 接触剂量为 $0.20mg/m^3$ 时，血清溶菌酶活性增高及 T 淋巴细胞转化率下降，并且两者变化的程度随 VC 接触量的增加而加重。

六、毒性机制

VC 的代谢产物可以同血清蛋白结合从而产生一种半抗原物质或者是改变了蛋白的分子结构，这种改变可以刺激 B 淋巴细胞增殖、免疫球蛋白的生成。即：氯乙烯（VC）作为一种半抗原，与血浆蛋白或组织碎片结合为抗原，使机体产生自身抗体，形成循环免疫复合物沉积。

（凌颖蕾　王民生　马文军）

第二节　六氯苯

一、理化性质

六氯苯（Hexachlorobenzen，HCB）纯品常温下为无色针状或小片状晶体。微溶于乙醇，易溶于苯、甲苯、乙醚、氯仿等有机溶剂。化学性质稳定，耐酸，但在高温下能碱解成五氯酚钠。

二、来源、存在与接触机会

HCB 的主要来源是农业生产和化工污染。HCB 农业上被用作杀虫剂，工业上主要用作生产其他氯化物的中间体，如五氯苯酚、碳氟化合物、合成橡胶助剂、木材防腐剂以及纸张浸渍剂等。在生产一些氯代烃时，由于不完全燃烧，HCB 作为副产物被生成和释放。其他来源还包括固体废弃物的焚烧、氯漂白过程、木材处理以及铜、铝、镁的熔炼及焚烧过程等。

人类可通过呼吸受到污染的空气、饮用受到污染的水和食品以及职业暴露接触到 HCB。

三、吸收、分布、代谢与排泄

HCB 主要通过消化道摄入，受污染的食品是大多数生物最主要的暴露途径。HCB 进入体内后主要分布和蓄积在脂肪含量较多的部位，如脂肪组织、骨髓、甲状腺、胸腺等。HCB 在体内部分代谢后产生五氯酚、五氯苯、四氯苯、五氯苯硫醇（PCBT）以及其他一些化合物，其原形和代谢产物均可通过粪便和尿液进行排泄。在不同生物体内其生物半衰期不同，大鼠为 3～4 个月，恒河猴可长达 2.5～3 年。

四、毒性概述

（一）动物实验资料

1. 急性毒性　急性毒性较低，经口 LD_{50} 大鼠为 3500mg/kg，小鼠为 4000mg/kg，猫为 1700mg/kg，兔为 2600mg/kg。

2. **慢性毒性**　长期接触极低剂量 HCB，多种动物（大鼠、家兔、猪、猴）均可产生卟啉症。患有卟啉症的大鼠暴露于紫外线时，可产生特有的皮肤损害，如红斑、疱疹等。对啮齿类动物还常引起神经系统损害，表现为震颤、兴奋亢进、昏睡、虚弱、瘫痪，甚至惊厥。较高剂量可引起多个脏器重量增加，如肝、脾、肾、肺等，还可出现体重减轻、少尿、便秘，严重时死亡。

3. **致突变**　20μmol/L 六氯苯可引起鼠伤寒沙门菌和大肠杆菌突变；动物实验显示 HCB 可引起大鼠骨髓嗜多染红细胞姐妹染色单体交换率升高；HCB 可导致鲫鱼肝线粒体蛋白质表达出现差异，可能引起线粒体内遗传物质发生改变。

4. **生殖发育毒性**　灵长类动物暴露于 HCB，发现卵巢表皮改变，卵泡细胞受到损害。繁殖实验表明亲代母鼠摄入 HCB 可引起子代死亡，死亡率与接触剂量呈正相关；哺乳对幼鼠的危险性较孕期接触更危险。大鼠孕 10～13 天经口给予 40mg/kg HCB，可对胎鼠肌肉和骨骼系统产生影响；小鼠经口 1 g/kg，对胚胎泌尿生殖系统发育有影响；其他阳性结果还包括引起胎鼠体重降低、腭裂、肾畸形等。

5. **致癌**　对仓鼠给予 50～200mg/kg HCB 终身染毒，其肿瘤发生率随着染毒剂量的增加而增加，发癌率最高达 92%，引发的肿瘤主要为甲状腺泡状腺瘤、肝癌，以及肝、脾血管内皮瘤。Cabral 等对小鼠以同样剂量长期染毒时，发现肝癌发病率明显增加。六氯苯已被国际癌症研究所（IARC）归入 2B 类。人类可能致癌物。

（二）流行病学资料

1955—1959 年土耳其曾发生因食用 HCB 污染的小麦而出现大面积中毒，这是到目前为止最严重的一次 HCB 中毒性事故，约有 600 例患者出现了典型的卟啉症，主要临床表现为皮肤对光和轻微的机械损伤异常敏感，出现色素沉着、水泡、结痂、疤痕甚至挛缩，以脸部和手部多见，有些患者还出现手指肿大呈纺锤状，常伴有化脓性关节炎和骨髓炎。全身性体征包括肝肿大、体重下降、肌肉萎缩、局部淋巴结肿大，部分患者还出现甲状腺肿大等。同一地区的儿童也出现类似的皮肤和肝的症状，并且死亡率非常高，调查发现可能是因为母亲食用了受污染的面粉，从乳汁传给婴儿所致。本病爆发 20 年后，跟踪调查显示很多患者还没有完全康复，具有较多的皮肤色素沉着，疤痕、肝肿大、甲状腺肿大、关节炎等症状，少数患者卟啉仍然显著升高，说明 HCB 对人体造成的影响可长期持续。

（三）中毒临床表现及防治原则

1. **急性中毒**　急性暴露 HCB 致人体中毒少见，可出现呼吸道刺激症状、皮肤红斑、水疱、头痛、头晕、恶心、呕吐，少数患者出现肝肿大、肝功能异常等。

2. **慢性中毒**　卟啉症患者，皮肤对光敏感，出现色素沉着、疱疹、疤痕甚至挛缩；尿呈葡萄酒或黑色；神经系统紊乱症状表现为震颤、兴奋亢进、昏睡、虚弱、瘫痪甚至惊厥；其他症状包括体重下降、肝肿大、少尿、局部淋巴结肿大、甲状腺肿大等；长期接触者乳腺癌、白血病和甲状腺癌等发病率增加。

3. **防治原则**　急性暴露者应迅速脱离接触，清除污染物；慢性暴露者应避免日光，对症处理。

改善生产环境，加强防护措施，防止生产工人职业接触；加强管理，防止污染发生；应及早采取措施对人群进行防护和进行环境治理。

五、毒性表现

HCB 对哺乳动物的皮肤毒性，表现为局部脱毛，伴瘙痒和皮疹，继之出现色素沉着性瘢痕。严重者有皮肤大疱形成，表皮溶解，色素沉着，结痂。

高剂量 HCB 染毒小鼠可见脾白髓的淋巴样增生，使脾脏肿大。

低浓度 HCB 染毒小鼠可见肺泡内巨噬细胞增多，小血管周围嗜酸性粒细胞浸润、肉芽组织形成。暴露于低浓度 HCB 的小鼠淋巴结增大。HCB 染毒狗，可见胃内淋巴组织的异常增生。

染毒小鼠可见细胞免疫和体液免疫增强，但未见巨噬细胞改变。细胞免疫中的迟发型变应反应增强，抗体 IgM 生成增加，抗体介导的免疫反应增强，肺 NK 细胞活性下降。近期的研究表明，HCB 对大鼠的免疫刺激作用与其引发的自身免疫反应有关。Michielsen 等用450mg/kg 剂量的 HCB 染毒 Levis、Wister 大鼠及 BN 小鼠发现，血清 IgM 水平显著增高；IgG、IgE 的增高水平与 BN 小鼠的种类及染毒剂量有关。Schielen 用 Wister 大鼠经 HCB 处理后，自身抗原产生抗体水平，以及 IgG IgM 水平升高，但 IgG 水平不变。他认为 HCB 刺激 B 淋巴细胞亚群自身抗体 IgM 的分泌增加，导致各种自身免疫疾病的产生。

六、毒性机制

HCB 代谢产物能够在小鼠腿弯部淋巴结受体上产生 T 淋巴细胞特异性抗原，T 淋巴细胞还参与了 HCB 诱导的皮肤损伤、耳部淋巴结增大、肺部嗜酸性粒细胞增多、体液免疫反应增强。然而脾肿大及巨噬细胞在脾和肺的渗入与 T 淋巴细胞无关。可能与 HCB 激活巨噬细胞，产生炎症反应辅助信号，而引起炎症反应有关。随后，炎症反应可能导致 T 淋巴细胞、B 淋巴细胞的激活、嗜酸性粒细胞浸润及可见的临床反应。

（凌颖蕾　梁戈玉　马文军）

主要参考文献

1. 江泉观，纪云晶，常元勋主编. 环境化学毒物防治手册. 北京：化学工业出版社，2004：549-554.

2. 常元勋主编. 靶器官与环境有害因素. 北京：化学工业出版社，2008：236-237.

3. 熊敏如. 高分子化合物生产中的毒物中毒//金泰廙，孙贵范主编. 职业卫生与职业医学. 5 版. 北京：人民卫生出版社，2006：225-227.

4. Bolt HM. Vinyl chloride-a classical industrial toxicant of new interest. Crit Rev Toxicol，2005，35（4）：307-323.

5. Schindler J，Li Y，Marion MJ，et al. The effect of genetic polymorphisms in the vinyl chloride metabolic pathway on mutagenic risk. J Hum Genet，2007，

52 (5)：448-455.

6. 朱守民，王爱红，孙祖越，等. 氯乙烯致大鼠 DNA 损伤与肝代谢酶活性动态变化的研究. 环境与职业医学，2004，21 (2)：98-113.

7. 王爱红，朱守民，周元陵，等. 氯乙烯染毒对大鼠肝细胞色素 P4502E1 活力和 mRNA 表达的影响. 工业卫生与职业病，2005，31 (3)：146-148.

8. Maroni M, Fanetti AC. Liver function assessment in workers exposed to vinyl chloride. Int Arch Occup Environ Health，2006，79 (1)：57-65.

9. Zhu SM, Ren XF, Wan JX, et al. Evaluation in vinyl chloride monomer-exposed workers and the relationship between liver lesions and gene polymorphisms of metabolic enzymes. World J Gastroenterol，2005，11 (37)：5821-5827.

10. Fernandes PH, Kanuri M, Nechev LV, et al. Mammalian cell mutagenesis of the DNA adducts of vinyl chloride and crotonaldehyde. Environ Mol Mutagen，2005，45 (5)：455-459.

11. Ward AM, Udnoon S, Watkins J, et al. Immunological mechanisms in the pathogenesis of vinyl chloride disease. British Medical J，1976，1：936-938.

12. 赵美英，应晨江，李晓燕，等. 空气氯乙烯污染与人群免疫效应. 中国公共卫生学报，1993，12 (3)：77-78.

13. 韩伟. 氯乙烯危害的研究（综述）. 中国城乡企业，2002，2 (1)：99.

14. 赵美英，毛连文，范莉，等. 空气氯乙烯污染对人群健康影响的研究. 中国公共卫生学报，1991，10 (3)：87-90.

15. 黄萍萍. 氯乙烯的毒作用研究动态. 职业与健康，1999，15 (12)：6-8.

16. 黄开莲，丁钱，高晶，等. 氯乙烯对作业工人健康影响的调查. 中国工业医学杂志，1995，8 (4)：221-222.

17. 富天玲，汤森元，陈彩秀，等. 制电线作业工人职业危害调查. 工业卫生与职业病，1996，22 (5)：271-273.

18. 王道，程水源主编. 环境有害化学品实用手册. 北京：中国环境科学出版社，2007：264-265.

19. 黄吉武，周宗灿主译. 毒理学 毒物的基础科学. 北京：人民卫生出版社，2005：693-694.

20. EzendamNP, Vos JG, Pieters R. Research articles mechanisms of hexachlorobenzene-induced adverse immune effects in brown norway rats. J Immunotoxicol，2005，1 (34)：167-175.

21. Michielsen CP, Bloksma N, Ultee A, et al. Hexachlorobenzene-induced immu-

nomodulation and skin and lung lesions: a comparison between brown norway, lewis, and wistar rats. Toxicol Appl Pharmacol, 1997, 144 (1): 12-26.

22. Vos JG. Immunotoxicity of hexachlorobenzene. IARC scientific publications, 1986, 77: 347-356.

23. 吕斌. 多卤代芳烃的免疫毒性研究进展. 国外医学免疫学分册, 1999, 5 (22): 275-278.

24. Ezendam J, Hassing I, Bleumink R, et al. Hexachlorobenzene-induced immunopathology in brown norway rats is partly mediated by T cells. Toxicol Sci, 2004, 1 (78): 88-95.

第十四章

芳香族烃类

第一节　多环芳烃

一、理化特性

多环芳烃（Polycyclic aromatic hydrocarbons，PAHs）是指由两个或两个以上苯环以线状、角状或簇状排列的中性或非极性碳氢化合物。分为芳香稠环型及芳香非稠环型。

多环芳烃大都是无色或淡黄色的结晶，个别颜色较深，具有蒸气压低、疏水性强、辛醇-水分配系数高、易溶于苯类芳香性溶剂等特点。多环芳烃溶液具有一定的荧光性；是一类惰性很强的碳氢化合物，不易降解，能稳定地存在于环境中。当它们发生反应时，趋向保留它们的共轭环状体系，是一般多通过亲电取代反应，而不是加成反应形成衍生物。

二、来源、存在与接触机会

多环芳烃的形成可分为天然源和人为源。天然源包括火山爆发、森林草原的天然燃烧和生物合成，其中自然界的生物合成是天然源的主要形式，而人为源主要来自有机物的不完全燃烧，是多环芳烃的主要来源。目前，产生多环芳烃人为源主要有以下几种：（1）石油化工厂、焦化厂、炼油厂等工业污染源，向大气和水体排放相当数量的PAHs。（2）柴油机、汽油发动机工作时，由于燃料不完全燃烧产生一定量的PAHs。（3）修建公路沥青加热时排放的沥青烟气，含有大量的PAHs。（4）露天焚烧废旧轮胎、塑料及城市垃圾时排放的PAHs。（5）锅炉燃烧、家庭小炉灶燃烧时排放的PAHs，香烟烟雾中含有多种致癌性PAHs，用木炭烧烤肉制品时，排放的烟气和食品中都产生大量的 PAHs。（6）家庭装修中，黏合木质材料的胶中含有 PAHs。

目前已知的多环芳烃约有 400 多种，它们能以气态或者颗粒态存在于大气、水、植物、土壤中。最初的形态大多数为气态，通过沉降和降水冲洗作用而污染土壤，植物在生长过程中会从中吸收、转移并富集 PAHs，植物腐烂后，PAHs 又回到土壤中。同时 PAHs 也可以通过食物链在动物体内累积。

三、吸收、分布、代谢与排泄

多环芳烃在其生成、迁移、转化和降解过程中，可通过呼吸道、皮肤、消化道进入机体。这里以 3，4-苯并 [a] 芘为例介绍 PAHs 代谢。被机体吸收的 3，4-苯并 [a] 芘经过血液很快遍布全身，常于乳腺和脂肪组织中蓄积。吸收的 3，4-苯并 [a] 芘一部分与蛋白质结合，另一部分则参与代谢分解。参与代谢分解的 3，4-苯并 [a] 芘在肝经芳烃羟化酶（AHH）转化生成其活化产物——3，4-苯并 [a] 芘-7，8-环氧化物，该物质与葡萄糖醛酸和谷胱甘肽结合后排出，或在环氧化物水解酶催化下生成 3，4-苯并 [a] 芘-7，8-二羟二醇随尿排出。3，4-苯并 [a] 芘-7，8-二羟二醇再经细胞色素 P450 进一步氧化产生最终的致癌物——3，4-苯并 [a] 芘-7，8-二氢二醇-9，10-环氧化物。

四、毒理概述

（一）动物实验资料

1. 急性毒性　小鼠腹腔注射 3，4-苯并 [a] 芘，其 LD_{50} 为 250mg/kg；皮下注射含本品 3μg 的粉尘颗粒，除注射部位产生肿瘤外，尚见明显的肝损害。大鼠一次腹腔注射 10mg，即产生持久的生长抑制。用 3，4-苯并 [a] 芘 1% 溶液 0.05ml 在裸鼠背部斑贴，可诱发局部上皮细胞有丝分裂增加。皮肤刺激半数有效应剂量为 1.4μg。

2. 慢性毒性　未见相关资料。

3. 致突变　绝大多数 PAHs 具有较强的致突变性，在细菌的

DNA 修复试验、果蝇隐性伴性致死试验、染色体畸变试验等致突变试验中均呈阳性反应。

4. 生殖发育毒性　3，4-苯并［a］芘能通过胎盘屏障进入胎体，产生胚胎毒作用或导致仔代肿瘤发生率增高。妊娠大鼠皮下注射 5mg/d，胎鼠全部死亡。小鼠在孕期经口给予 10mg，仔鼠生殖腺重量减轻、生育能力降低；40mg 时，仔鼠完全丧失生育能力。液化石油气给小白鼠染毒其精子畸变数增加。

5. 致癌　绝大多数 PAHs 化合物具有很强致癌性。而经体内代谢后的多数 PAHs 衍生物则转化为直接致突变物或潜在致癌物，其致突变性和致癌性较之 PAHs 本身强数十至数千倍。动物试验表明，厨房油烟及烟草凝集物中含有的 PAHs 对 DNA 合成有抑制作用。王丽华采用未经处理的大气污染物（焦油、焦炭粉尘，此中含有 PAHs）给小鼠肺内染毒，其肺腺癌发生率达 87.7%，其次为肉瘤、鳞状细胞癌、淋巴癌等。

PAHs 构成一大类化合物，到目前为止发现已有 400 余种，是人类最早发现的致癌物。国际癌症研究所（IARC，1976 年）将苯并蒽、苯并［a］芘、二苯并蒽归入 2A 类，人类可疑致癌物；将苯并荧蒽、二苯并吖啶、二苯并［a］芘归入 2B 类，人类可能致癌物。

（二）流行病学资料

早在 1775 年，英国医生波特就确认烟囱清洁工阴囊癌的高发病率与他们频繁接触烟灰（煤焦油）有关。

1. 肺癌　根据 15 个国家进行的 100 多项前瞻性和回顾性调查证实，煤烟和焦油可能与肺癌有关。

据报道我国 4 座老钢铁厂焦炉工肺癌的定群研究显示：焦炉工肺癌的死亡率均明显高于当地男性城市居民的肺癌死亡率，肺癌死亡的标化死亡比（SMR）为 6.76～21.43；与全国 1973—1975 年男性肺癌死亡率比较，SMR 为 3.85～9.68。潜伏期平均 21 年（13～37 年）。

我国云南宣威县是肺癌高发县，其肺癌死亡率是全国平均肺癌死亡率的 5 倍，尤其妇女肺癌死亡率居全国首位。据 1973—1979 年对该县三个社区的调查发现，肺癌死亡率女性为 126 人/10 万，男性为 118 人/10 万人。室内空气检测结果表明，做饭时 3，4-苯并［a］芘浓度达 14.7μg/m³，与焦炉工接触的浓度差不多。

2. 其他　多环芳烃的致癌性除研究较多的肺癌外，还可诱导其他多种癌症，如皮肤癌、白血病、膀胱癌、鼻咽癌和胃癌。许多山区居民经常就地生火取暖，室内烟雾弥漫，终日不散，也造成较高的鼻咽癌发生率。人们食用高温烹制（如烤、炸）的食物，可能会提高某些器官（尤其是胃和食管）的致癌性。例如，冰岛居民喜欢吃烟熏食品，其胃癌标化死亡率达 125.5/10 万。

国际癌症研究所（IRAC，2008 年）将 3，4-苯并［a］芘归入 1 类，人类致癌物。

Heudorf 等在 1 年的时间里经过调查接触 3，4-苯并［a］芘的儿童发现，15％的儿童在肘部长过湿疹，10％的儿童患过风疹，20％儿童经常打喷嚏和流鼻涕或鼻塞，15％的儿童流过鼻血，25％的儿童感觉呼吸困难，42％的儿童经常干咳，60％的儿童经常患感冒。

（三）中毒临床表现与防治原则

1. 临床表现　PAHs 是人类最早发现的致癌物，以皮肤癌和肺癌居多。长期接触沥青、煤焦油的工人可引起表皮增生形成角化性新生物，呈扁平疣样、寻常疣样及乳头瘤样外观，前两者损害为局限性表皮增生及角化过度，后者可视为癌前病变。

2. 防治原则　脱离接触致癌物的作业，立即治疗。治疗原则同一般肿瘤，多采用手术、化疗、放疗和免疫疗法，通常是联合使用其中两种或几种疗法。

五、毒性表现

整体实验表明，高剂量 PAHs 可引起实验动物胸腺、脾、骨髓、淋巴结及肠系膜淋巴结等淋巴组织的萎缩，而淋巴组织萎缩可能与 PAHs 诱导程序性细胞死亡有关。但较低剂量的 PAHs 可以诱导免疫抑制，而无明显的细胞毒性。

（一）对体液免疫的影响

据报道，二甲基苯蒽（DMBA）可抑制在体内或体外抗原刺激后依赖 T 淋巴细胞的 B 淋巴细胞反应；而且整体和离体实验均证实，DMBA 也可抑制 T 淋巴细胞非依赖性（脂多糖诱导的）多克隆 B 淋巴细胞抗体的产生。经 3，4-苯并 [a] 芘（3，4-B [a] P）处理后的离体和整体实验，发现在离体条件下 3，4-B [a] P 对 T 淋巴细胞依赖性 B 淋巴细胞抗体反应有抑制作用。但整体实验表明，3，4-B [a] P仅抑制成熟 B 淋巴细胞的某些 T 淋巴细胞非依赖性抗原的抗体反应，而对不成熟 B 淋巴细胞无抑制作用。通过亚慢性整体动物实验观察发现苯 [a] 蒽（BA）、二苯 [a，c] 蒽、二苯 [a，h] 蒽或 3-甲基胆蒽（3-MC）染毒后，T 淋巴细胞依赖性抗原的抗体产生也明显下降。

（二）对细胞免疫的影响

整体实验表明，DMBA 染毒可减弱迟发型变应反应，降低宿主对单核细胞增多性李斯特菌的抵抗力，在体外测定细胞毒性 T 淋巴细胞（CTL）活性、自然杀伤（NK）细胞活性、混合淋巴细胞反应以及 T 淋巴细胞对有丝分裂剂刀豆蛋白 A（ConA）和植物血凝素（PHA）的增殖反应也明显下降。据报道，将鼠脾细胞和 3，4-B [a] P 共同孵育后，ConA 诱导的有丝分裂反应和淋巴细胞反应均下降，而且将人淋巴细胞与低浓度 3，4-B [a] P 共同孵育后，ConA 和 PHA 诱导的 T 淋巴细胞增生也明显降低。总的来看，3，4-B [a] P 的主要免疫抑制作用是在体液免疫上，但也可能抑制某方面的细胞介导反应。还有人研究强致癌剂 3-甲基胆蒽（3-MC）和非致癌剂苯并 [e] 芘 [（B [e] P）] 对细胞免疫反应的影响，结果发现，整体动物染毒后，3-MC 不仅抑制细胞毒性 T 淋巴细胞（CTL）活性，而且抑制高亲和性芳香烃受体小鼠的 T 淋巴细胞的胚细胞样转变，而 B [e] P 仅轻度抑制 CTL 活性，对 PHA 诱导的胚细胞样转变无明显影响。

六、毒性机制

整体动物实验及体外测试系统均已证实，PAHs 具有免疫抑制作用，但其作用机制尚不清楚。有研究提示，PAHs 对淋巴细胞的免疫抑制作用似乎是通过干扰细胞激活通道而介导的，并且可能是通过干扰细胞内钙稳态而实现其免疫抑制作用。

(一) 对 T 淋巴细胞信号通道的影响

T 淋巴细胞通过与抗原结合的 T 淋巴细胞受体（TCR）/CD3 复合物而被激活，或与特异抗体孵育后，由 TCR/CD3 复合物和 CD4 或 CD8 分子的连结而被激活。T 淋巴细胞的激活伴有与膜有关的蛋白的快速磷酸化，随后导致与 CD3、CD4 或 CD8 分子有关的酪氨酸激酶活化。酪氨酸激酶引起的磷脂酶 C（PLC）的磷酸化，可导致磷脂酰肌醇的水解，产生三磷酸肌醇（IP3）和二酰基甘油（DG）。这两个第二信使可引起细胞内钙升高。研究表明，小鼠或人 T 淋巴细胞与 DMBA 共同孵育后，细胞内钙迁移反应受到抑制。最近利用人 T 淋巴细胞系研究发现，DMBA 可激活蛋白酪氨酸激酶 Fyn 和 Lck，并且增加磷脂酶 Cγ1 的酪氨酸的磷酸化，同时 IP3 水平升高。表明 DMBA 引起的蛋白酪氨酸激酶活化，至少是在人 T 淋巴细胞系中产生既早又持久的细胞内钙升高的部分原因。

细胞内钙的持久升高发生在程序性细胞死亡之前，并且对 PAHs 诱导的免疫抑制有促进作用。Krieyer 等报道，在淋巴细胞中，无论是暂时的还是持久的作用，PAHs 对细胞内钙稳态的影响与其结构有关。用人 T 淋巴细胞研究发现，那些既不致癌又无免疫抑制作用的 PAHs，仅引起细胞内钙水平暂时升高，而那些具有较强免疫抑制作用和致癌性的 PAHs，则可引起细胞内钙水平持久升高。因此推测，PAHs 可能通过其不同结构而影响信号传递通道的不同成分，使得具有较强免疫毒性的 PAHs 可引起更持久的细胞内信号破坏。最近的研究表明，具较强免疫毒性的 PAHs 可能通过抑制 Ca^{2+}- ATP 酶活性来阻断滑面内质网对 Ca^{2+} 的摄取，从而引起细胞内钙持久升高。

（二）对 B 淋巴细胞信号通道的影响

在 B 淋巴细胞中，与抗原结合的表面受体是膜免疫球蛋白（mIg）。mIg 与被称为 Ig-α 和 Ig-β 或 Ig-γ 链的异聚复合体相连，这种异聚复合体和 mIg 一起，总称为 B 细胞受体（BCR）。在抗原刺激的情况下，由 BCR 交联使得酪氨酸激酶具有活性，从而活化磷酸脂酶 C（PLC）。在 PLC 催化下，磷脂酰肌醇水解成 IP3 和二脂酰甘油酯（DG），同时伴有细胞内钙暂时升高。在 B 淋巴细胞中，PAHs 也可引起由抗原受体交联而诱导的钙水平升高。Davis 等发现，DMBA 可使鼠脾 B 淋巴细胞和鼠 B 淋巴细胞淋巴瘤 A20·1 细胞系的细胞内钙升高。Davila 最近报道，DMBA 可引起 A20·1 细胞内 IP3 水平升高，但其升高时间及所需 DMBA 浓度，与在人 T 淋巴细胞研究所获结果不同，提示在 B 淋巴细胞和 T 淋巴细胞中，DMBA 诱导 IP3 升高的动力学可能有所不同。通过应用 ^{32}P 标记测定细胞内蛋白的磷酸化，发现 A20·1 细胞与 DMBA 共同孵育后，引起磷酸酪氨酸抗体沉淀的蛋白磷酸化增加，这些蛋白的大小约为 38 000 和 60 000。利用 Western 杂交技术研究不同 PAHs 对 A20·1 细胞中蛋白磷酸化的影响，结果发现，DMBA、二甲基蒽（DMA）、蒽、3,4-B[a]P 均可引起大小在相对分子质量 28 000～38 000 的 4 种蛋白中的酪氨酸磷酸化增加，3,4-B[a]P 可使其中 3 种蛋白的磷酸化增强。提示免疫抑制性和非免疫抑制性 PAHs 均可加强激酶活性或抑制磷酸酯酶活性，导致 A20·1 细胞中蛋白磷酸化增加。但 PAHs 在 A20·1 细胞中最初诱导的蛋白磷酸化增加可能并不一定与其最终的免疫毒性有关。因此，对 PAHs 结构与钙稳态之间关系的研究表明，非免疫毒性 PAHs 仅可引起细胞内钙暂时升高，而具有免疫抑制作用的 PAHs 则可引起钙持久升高。从 A20·1 细胞所得结果提示，PAHs 早期加强蛋白磷酸化可能仅引起激酶诱导的细胞内钙暂时升高。具有免疫毒性的 PAHs 在淋巴细胞中引起的细胞内钙升高是否仅由酪氨酸激酶所致，尚不完全清楚。最近有人报道，具有免疫毒性的 PAHs 所致细胞内钙持久升高，至少部分不依赖于酪氨酸激酶活性。为了进一步确定 PAHs 诱导的 28 000～38 000 蛋白磷酸化与 BCR 的关系，Davila 等又利用鼠脾 B 淋巴细胞进行了实验，以鉴定在鼠 B 淋巴细胞中 DMBA 诱导的与 mIg 有关的约 38 000 亚单位蛋白的磷酸化的改变。结果显示，细胞用 DMBA 处理后，磷酸化增高最突出的蛋白是在约 34 000～38 000 带，提示这些蛋白可能是 BCR 的与 mIg 有关的磷酸化蛋白复合体的组成成分。由此可见，DMBA 可能通过在 BCR 水平改变信号传递而实现其对 B 淋巴细胞的免疫抑制作用。

（全国辉　常元勋）

第二节　二噁英

一、理化特性

二噁英（dioxin），化学名：二氧杂芑，是一类混合物的统称，包括多氯苯并对二噁英（PCDDs）、多氯二苯并呋喃（PCDFs）。PCDDs 有 75 种同系物，PCDFs 有 135 种同系物。其中毒性最大的化合物是 2，3，7，8-四氯二苯-p-二噁英（TCDD）。

二噁英是一类非常稳定的脂性固体化合物，无色无味，无极性，难溶于水，在强酸、强碱及氧化剂中仍能稳定存在，可溶于大部分有机溶液。自然界中的微生物降解、水解及光解作用对其结构影响很小，在高温下仍很稳定，750℃以上才会分解。二噁英在土壤中降解的半衰期为 12 年。气态中的二噁英在空气中光化学分解的半衰期为 8.3 天。在所有的有机污染物中，二噁英的正辛醇/水分配系数最高。

二、来源、存在与接触机会

主要来源于焚烧和化工生产，前者包括氯代有机物或无机物的热反应，如城市废弃物、医院废弃物及化学废弃物的焚烧，钢铁和某些金属冶炼以及汽车尾气排放等；后者主要来源于氯酚、氯苯、多氯联苯及氯代苯氧乙酸除草剂等生产过程，制浆造纸中的氯化漂白及其他工业生产中。从事生产三氯苯、五氯酚、五氯酚钠的工人、垃圾焚烧厂的工人以及从事纸浆生产、造纸、电焊、金属切割等职业的工人是二噁英的职业接触人群。

三、吸收、分布、代谢与排泄

二噁英主要通过消化道（以生物蓄积、食物链的形式）吸收，其次可经呼吸道和皮肤进入机体。主要分布在脂肪组织，其次为肝、脑组织及其他一些脏器、血液、母体胎盘、乳汁中均能检测到 TCDD，其浓度与接触剂量有剂量-反应关系，性质非常稳定，半衰期达 71 年。

二噁英主要是在肝内解毒，其代谢产物是羟基化和甲氧基化 TC-DD 衍生物，以葡萄糖醛酸和硫酸结合物的形式排出。

四、毒性概述

PCDD$_S$ 和 PCDF$_S$ 是目前发现的无意识合成的副产品中毒性最强的化合物，其毒性大小受动物种属、品系及年龄影响，其中豚鼠对其最为敏感。同系物中，2，3，7，8-四氯二苯-p-二噁英（TCDD）毒性最强，是氰化钾的 130 倍，砒霜的 900 倍，被认为是世界上毒性最强的化合物，已被 WHO 定为人类 I 级致癌物。

（一）动物实验资料

1. 急性毒性　不同种属之间对二噁英的敏感性差别很大。急性经口 LD$_{50}$（μg/kg）豚鼠 0.5～2，鸡 25～50，恒河猴＜70，大鼠 22～100，兔 10～115，狗 30～300，小鼠 114～284，田鼠 5051。急性中毒通常表现为摄食减少、体重减轻等消瘦综合征（wasting syndrome）症状。根据动物种属不同，还会出现内脏器官出血、胸腺萎缩、骨髓细胞减少、体脂减少、肌肉疼痛等症状。

2. 慢性毒性　未见相关资料。

3. 致突变　未见相关资料。

4. 生殖发育毒性　TCDD 对雌性动物具有抗雌激素作用，表现为子宫重量减轻，月经周期和排卵周期改变，受孕和窝着床数减少。能改变雌性猴子体内雌激素水平，导致怀孕失败和子宫内膜异位。TCDD 对雄性动物却表现出抗雄激素的作用，具体表现为睾丸重量减轻，精子数减少，睾丸内部形态发生改变。有些雄性动物表现为雌性化。

大鼠在妊娠期和哺乳期接触二噁英，胎体及仔鼠受到的毒性大于母体受到的毒性。大鼠在妊娠期及哺乳期暴露于低水平的 TCDD，即可导致仔鼠生殖器形态与机能的异常。母体动物在怀孕期间接触二噁英会使后代出现畸形、性成熟期延迟、生育率降低。给怀孕期和哺乳期的大鼠染毒 TCDD 后，其雄性后代的精囊重量和体积减小，精囊上皮细胞的生长和分化受到抑制。

5. **致癌**　二噁英对动物具有强致癌性。可诱发染毒的啮齿动物多部位肿瘤，如肝癌、甲状腺癌、胰腺癌、前列腺癌、肺癌、皮肤癌等。在常用实验动物不同种属中，小鼠的毒性实验表现最为敏感，其致肝癌的最低观察到有害作用剂量（LOAEL）最低可达 10ng/kg。大鼠在妊娠第 15 天给予 1μg/kg 二噁英后，能引起仔代发生乳腺癌。

（二）流行病学资料

在越南有一个受二噁英污染的村子，从 1979 年 1 月至 1982 年 6 月，其流产、早产率竟分别达到 20％以上，且葡萄胎、先天畸形与对照区比较差异有统计学意义。流行病学研究结果显示，孕妇接触二噁英易引起早产、宫内发育迟缓、死胎的发生，且围产期胎儿血清中 TCDD 浓度可以比母体高约 2 倍。曾接触含二噁英类落叶剂的美军越战退伍老兵子女中脊柱裂等先天缺陷病的发生率较高。

国际癌症研究所（IARC）于 1997 年将其归入 1 类，人类致癌物。流行病学调查证实，二噁英可致淋巴瘤、纤维肉瘤、肝癌、肺癌、皮肤癌等。

（三）中毒临床表现与防治原则

1. **急性中毒**　普通人群一般无法接触到二噁英纯品的，故急性中毒可能性很小。

2. **慢性中毒**　其主要表现为氯痤疮，皮肤增生或角化过度，并伴随有胸腺萎缩和消瘦综合征。即在接触几天内出现严重的体重下降、肌肉和脂肪组织急剧减少直至死亡。肝损害，以肝肿大、实质细胞增生与肥大为其共同特征。生殖系统损害，男性精子数减少、睾丸畸形、性功能降低、雄性激素水平改变；女性激素水平改变、受孕率降低、流产率增加、月经周期改变及子宫内膜易位症发生等。发育损害，出生缺陷如腭裂、生殖器异常等，对后代的影响，产生神经与发育障碍，延缓青春期，降低生育率。

3. 防治原则 从源头上减少二噁英类的排放量；制定大气二噁英的环境质量标准以及每日可耐受摄入量（tolerable daily intake, TDI）；加强对食品中二噁英监测。

五、毒性表现

免疫系统是二噁英类最主要和最敏感的靶器官之一。小鼠的免疫功能在小剂量暴露时即可被抑制。免疫毒性表现为胸腺萎缩、体液免疫和细胞免疫功能下降、抗病毒能力降低以及抗体产生能力下降等。其机制可能与体内二噁英类物质长期抑制杀伤性 T 淋巴细胞的产生和诱导淋巴细胞凋亡有关。另外，免疫系统细胞信号转导因子的基因也能够被 TCDD 激活，其中的一些细胞免疫抑制因子如 IFN、TNF-β、IL-1、IL-2、IL-6 的高表达也会影响机体免疫能力。在离开二噁英类职业暴露工作岗位 20 年后，机体杀伤性 T 淋巴细胞功能依然可以呈抑制状态。越战期间密切接触橙剂的美军老兵现在体检仍发现体内存在免疫系统调节功能障碍。

六、毒性机制

二噁英毒性的分子机制还没完全研究清楚，但经过 20 多年的研究人们对其机制也有了一定的认识。总的说来，二噁英产生作用不是通过直接的损伤，二噁英并不与蛋白质和核酸形成加合物，也不直接损害细胞 DNA。它们的作用主要是通过芳香烃受体诱导基因表达，改变蛋白激酶活性，改变蛋白质功能等而起作用。（1）一般认为二噁英的毒作用主要是通过芳烃受体（AhR）介导的。AhR 存在于细胞浆中，是内源性的转录因子；TCDD 作为配体与 AhR 结合，形成配体-受体复合物；AhR 上的两个热休克蛋白 90 脱落，结合 TCDD 的活化 AhR 与胞浆中的 AhR 核转运蛋白结合形成异源性蛋白质二聚体；这一复合物被转运到细胞核中，与 DNA 上的二噁英反应因子序列结合；AhR 核转运蛋白的核苷酸序列具有高度保守性，不同种属的动物相似，核心序列为 5'-TNGCGTG-3'；结合后的 DNA 构象发生改变，使与 AhR 核转运蛋白相连的特定基因进行转录，进而细胞增生和分化发生改变，导致相应的毒效应。(2) 芳香烃受体介导的蛋白激酶途径：二噁英暴露后细胞信号转导通路中的酪氨酸蛋白激酶和 cAMP 依赖性蛋白激酶被激活，传递错误的跨膜信息，干扰细胞代谢和正常生命活动。前者参与细胞增殖和分化，后者引起细胞内 Ca^{2+} 水平增高，对细胞分泌功能、糖原代谢途径和葡萄糖的摄取产生影响，可能与二噁英类引起的代谢废物综合征中机体脂肪消耗和进行性衰竭症状相关。(3) 二噁英对机体营养代谢影响的分子机制：二噁英对机体代谢的影响主要体现在高脂血症（高甘油三酯和高胆固醇）、进行性衰竭、细胞葡萄糖摄取减少，在生化方面的表现主要为影响脂蛋白脂肪酶、低密度脂蛋白受体和葡萄糖转位蛋白。二噁英对细胞葡萄糖摄取的抑制与其影响葡萄糖转运体（GLUT）浓度的作用相关。Hugh 等的研究发现，二噁英主要是通过芳香烃受体调控 GLUT-4 的浓度，从而抑制葡萄糖的摄取，但中间的具体过程目前还不清楚。细胞摄取葡萄糖的减少将导致脂肪组织中脂蛋白脂肪酶的活性降低和肝细胞膜上低密度脂蛋白受体的下调，也是二噁英导致衰竭综合征的基本原因。脂蛋白脂肪酶主要作用为水解血清甘油三酯，使之转位于脂肪组织，该酶活性的降低则导致高甘油三酯血症和脂肪组织的耗竭。肝细胞膜上低密度脂蛋白受体途径为低密度脂蛋白代谢的主要途径，该受体的下调则导致血清低密度脂蛋白浓度上升，则血清胆固醇浓度也上升。

（仝国辉　梁戈玉　常元勋）

第三节　多氯联苯

一、理化性质

多氯联苯（polychloro-biphenyls，PCBs）为联苯分子中的氢原

子被氯原子置换而形成的混合物，分子式为 $C_{12}H_{10-x}Cl_x$，常温下为无色或褐色的油状液体、白色结晶固体或非结晶性树脂。性质极为稳定，不溶于水，溶于多数有机溶剂。与氧化剂可发生反应，受高热分解放出有毒气体。按联苯上氢原子被氯取代的个数，PCBs 分为一氯联苯、二氯联苯至十氯联苯，理论上有 209 种异构体。常见的有三氯联苯和五氯联苯。

二、来源、存在与接触机会

本品常作为绝缘剂、阻燃剂、导热剂、增塑剂、润滑剂和稀释剂，应用于变压器、电容器、矿井设备、无碳复写纸、颜料、电磁设备、真空泵、气体传输涡轮机、电线的高温绝缘层等工业生产中。此外，一些显微镜的浸油池也用纯多氯联苯。

工厂排放含有 PCBs 的工业废水、倾倒含 PCBs 的废物或焚化含 PCBs 的物质，释放 PCBs 到水体、土壤和大气中。一些产品如增塑剂、胶黏剂等应用于储藏或养殖设备中，通过对食品的污染从而将 PCBs 带入食物链中。

PCBs 一旦进入环境就会长时间地存在于环境中，受污染的水体和土壤很难得到恢复。由于 PCBs 易溶于脂质，PCBs 在生物体内有很强的蓄积性，并可通过食物链逐渐被富集，产生生物放大作用。鉴于 PCBs 对环境的严重污染以及其对生物体的毒性，本品已于 1977年开始禁止制造和限制使用，并被指定为环境优先污染物。

三、吸收、分布、代谢与排泄

PCBs 可通过胃肠道、皮肤和呼吸道吸收。因其具有较高的脂溶性（血/脂组织分配系数为 100：1），进入机体后，多分布于脂肪组织，此外，还分布于肝、皮肤、肾上腺和主动脉等中。可通过胎盘屏障进入胎儿体内，而且胎儿肝、肾中的 PCBs 含量往往高于母体肝、肾中的含量。PCBs 主要在肝内代谢后通过胆汁经胃肠道从粪便排出，少量通过尿液排出。在人奶中亦能排出少量 PCBs 原形化合物，但乳牛的主要排泄途径是通过牛奶。代谢速率和氯化程度有关，氯化程度越高其生物半衰期越长。

四、毒性概述

（一）动物实验资料

1. 急性毒性　PCBs 为高毒性化合物，毒性大小取决于氯化程度，程度愈高，毒性作用愈强。对哺乳动物的急性毒性很低，小鼠 LD_{50} 约为 $2g/kg$，大鼠 LD_{50} 为 $1.3\sim11g/kg$，家兔 LD_{50} 为 $3\sim11g/kg$。对水生生物的影响较大，水中浓度在 $0.1mg/L$ 时，幼虾在 48 小时内全部死亡；浓度在 $2.4\text{-}4.3\mu g/L$ 时，成虾在 $17\sim53$ 天内全部死亡。

2. 亚急性毒性　大鼠经呼吸道吸入平均浓度为 $0.57mg/m^3$ 的含氯 65％ 的 PCBs 6 周时，可引起轻微肝损害。大鼠经口喂饲 $1g/kg$ PCBs，第 $28\sim53$ 天间动物全部死亡。长期慢性 PCBs 染毒，表现为体重下降、痤疮样皮肤损害、脱毛、皮肤及眼眶周围水肿、肝增大、骨髓抑制、行为改变和生殖功能障碍等。严重时可使动物产生腹泻、血泪、运动失调、脱水和中枢神经系统抑制症状，甚至死亡。

3. 致突变　Pcakall 等给斑鸠喂饲含 PCBs $10mg/kg$ 的饲料，其胚胎的染色体畸变明显增加。

4. 生殖发育毒性　动物实验表明，长期喂饲含 PCBs 的饲料，可影响雌性大鼠的激素水平，使其生殖功能下降。用含 PCBs 很高的鲤鱼饲料喂养水貂，发现 $0.25\sim1.0mg/kg$ 的 PCBs，可使母体发情期延迟，受孕率减少，胎体死亡率增加，存活数减少，体重减轻，还可造成子代发育期间体重增长缓慢，听力缺失。

Bergeron 等研究了 11 种 PCBs 同类物对海龟性腺分化的影响，其中两种可使海龟发生性别逆转。对鸡胚胎期性腺发育和生殖细胞分化的研究表明，某些 PCBs 成分对性腺发育和配子分化的影响具有性别差异，抑制精原细胞的分化，但促进卵原细胞的分化。

暴露 PCBs 混合物或某些单个同类物均可使孕大鼠血浆 T_4 水平显著下降，而对 T_3 水平影响不大。大鼠围产期低剂量暴露 PCBs 即可干扰甲状腺素水平。

5. 致癌　在极小浓度下就可对实验动物产生致癌性，主要导致肝癌、胃癌和膀胱癌。国际癌症研究所（IARC）将多氯联苯归入 2A 类，人类可疑致癌物。

（二）流行病学资料

流行病学调查显示，PCBs 对人体的毒性多表现在对皮肤和肝的损害。对于长期职业接触 PCBs 工人，氯痤疮是最常见的一种皮肤效应。PCBs 污染曾引起严重的中毒事件，最为典型的例子是 1968 年日本发生的"米糠油中毒事件"。受害者食用了被 PCBs 污染的米糠油（2000～3000mg/kg）而中毒，主要表现为皮疹、皮肤和指甲色素沉着、严重痤疮、眼皮肿张、眼分泌物增多、恶心、呕吐和全身肌肉疼痛等，严重者可发生肝损害、肝昏迷甚至死亡。至 1978 年底止，日本 28 个县正式确认的中毒人数达 1600 多名。

PCBs 有可能产生出生缺陷，但人体资料有限。在日本"米糠油中毒事件"中，调查显示 PCBs 可通过胎盘屏障，孕妇食用了被污染的米糠油后，引起"胎儿油症"。台湾"米糠油中毒事件"追踪调查中，患病儿童达到 32 项发育标准的平均年龄都较迟。还有研究显示母亲摄入受 PCBs 污染的鱼肉也可能对其孩子的学习能力造成影响。

（三）中毒临床表现及防治原则

1. 急性中毒　急性接触 PCBs 致人体中毒少见，偶见恶心、呕吐、上呼吸道、皮肤和眼部刺激症状。

2. 慢性中毒　长期低剂量接触 PCBs，特别是职业接触者，可见明显的皮肤损害，出现氯痤疮、色素过度沉着、眼分泌物增多等，严重者可出现肝肿大、黄疸、四肢麻木、胃肠道功能紊乱、内分泌紊乱等。

3. 防治原则

急性事故者应迅速脱离现场，彻底清洗皮肤。慢性中毒者，应避免与毒物的继续接触，针对相应症状对症治疗。

改善生产环境，加强防护措施，防止职业人群呼吸道和皮肤接触，定期进行体检，出现早期症状者应尽早脱离接触并进行治疗。加强对 PCBs 释放量的控制，减少对环境的污染。对已经造成大范围污染的事故，应及早采取措施对人群进行防护和进行环境治理。

五、毒性表现与机制

在体液免疫方面，PCBs 主要表现为抗体应答水平下降。Tryphonas 等将恒河猴暴露于 Aroclor1254 中 23 个月至 55 个月。23 个月后，对 SRBC（IgM 和 IgG）的 PFC 应答受到抑制；Th 细胞的百分比下降（$P<0.05$），Ts 细胞总数和百分比显著增加（$P<0.01$）；但 B 淋巴细胞总数、T 淋巴细胞总数、血清球蛋白总量和血清总蛋白总量没有变化。暴露 55 个月后，淋巴细胞增值反应（对 Con A 和 PHA）受到抑制并呈剂量-反应关系。

PCBs 可影响胸腺细胞的发育成熟过程，导致胸腺萎缩。Rotterdam 对学前儿童的研究发现，出生前暴露 PCBs 在 42 周大时可导致 T 淋巴细胞数目增多，同时对麻疹的抗体反应滴度下降，水痘的患病率增高。

含 40mg/kg Aroclo 1260 的饲料给予小鸡 60 天后，发现其脾重量下降，最后死亡。给予雌性豚鼠亚致死剂量 50mg/kg 6 个月后，发现其体液免疫和细胞免疫都收到了严重的抑制：对破伤风类毒素抗体滴度下降，末梢血的白细胞和淋巴细胞计数下降。

祖细胞接触 Aroclo 1248 后，可激活中性粒细胞攻击祖细胞。在 Marike 的随访人群中，发现在青春期暴露 PCBs 可导致多叶核的中性粒细胞减少。

Deand 等将宿主暴露于 PCBs 后，观察到鸭对肝炎病毒和小鼠对单纯疱疹病毒、伯格鼠疟原虫、单核细胞增生李斯特菌和鼠伤寒沙门菌的抵抗力下降。PCBs 在肿瘤诱导试验方面，增强和抑制的作用均有报道。

血清中 PCBs 和二噁英的浓度与新生儿中性粒细胞的数目成反比（$P<0.02$）。动物研究表明，PCBs 能引起中性粒细胞生成 ROS。这主要通过细胞内磷酸化，激活 NADPH 氧化酶，从而导致中性粒细胞的损伤。研究还发现 PCBs 与 AhR 受体有很高的亲和力，但这种结合不但不激活细胞产生 O_2^-，相反却起阻止作用。PCBs 与 PCDFs 一样，它们的许多效应都是通过 AhR 受体发挥作用。通过 AhR 激活

NF-κB 信号通路，调控生长因子、细胞激酶、前凋亡（pre-apoptotic）和抗凋亡因子有关的基因。

Milton 等利用宽吻海豚和白鲸检测非共面 PCBs 对其单核细胞和中性粒细胞的影响，发现两种细胞的胞内钙离子浓度显著增加，并且有剂量-反应关系。但共面的 PCBs 对这两种细胞的钙离子没有影响；在钙离子浓度提高的同时，其白细胞的吞噬能力也同步下降，其相关下降系数在宽吻海豚中性粒细胞、白鲸中性粒细胞、宽吻海豚单核细胞及白鲸单核细胞分别为 93%、47%、60% 及 67%。提示非共面 PCBs 的毒作用机制可能与共面 PCBs 的 AhR 受体机制不同。非共面 PCBs 可能与我们未知的受体结合，激活磷酸脂酶 C（phospholipase C，PLC），水解脂酰肌醇 4，5-二磷酸（phosphatidylinositol-4，5-bisphosphate，PIP_2）分解为两个细胞内的第二信使：DAG 和 IP3，IP3 可使细胞内贮存的钙离子完全释放，并导致细胞膜上的钙离子通道打开，使细胞外钙离子内流。进一步研究表明，在这一过程中非共面 PCBs 镶嵌到细胞器的双脂膜里，如线粒体，内质网等，导致钙离子内流。

部分 PCBs 可与其结合形成配体受体复合物，进入核内解离热休克蛋白 90，并进一步与 AhR 核异位蛋白（ARNT）结合形成异源二聚体。这种二聚体可与 DNA 特异性结合，从而激活下游靶基因表达，产生多种生物效应。通过该途径 PCBs 可干扰体内类固醇激素分泌，破坏正常的激素平衡，还可作用于细胞的染色体，改变遗传信息，产生肿瘤。

（谭壮生　梁戈玉　常元勋）

主要参考文献

1. 江泉观，纪云晶，常元勋主编. 环境化学毒物防治手册. 北京：化学工业出版社，2004：684-690.
2. 樊晶光，常元勋. 多环芳烃的免疫毒性及其机制. 国外医学卫生学分册，1997，24（2）：80-82.

3. 袁彦华，孙连军，郭秀兰. 多环芳烃化合物毒理学研究. 中国公共卫生，1999，15（8）：675-676.

4. 安社娟，陈家，陈学敏. 多环芳烃致癌的分子毒理学研究进展. 国外医学卫生学分册，2005，32（1）：10-13.

5. 韩菲. 多环芳烃来源与分布及迁移规律研究概述. 气象与环境学报，2007，23（4）：57-61.

6. Giglitti C L, Brunciak P A, Dach S J, et al. Air-water exchange of polycyclic aromatic hydrocarbons in the New York-New Jersey USA, Harbor estuary. Environ Mental Toxicol Chemis，2005，21（2）：235-244.

7. 刘娅，金银龙. 多环芳烃宫内暴露对子代健康影响的研究进展. 国外医学卫生学分册，2007，34（4）：221-224.

8. 王云南，吕嘉春，曾波航，等. 肺癌组织中 DNA 修复基因 ERCC1 的表达与多环芳烃-DNA 加合物的关系. 中国病理生理杂志，2004，20（7）：1153-1156.

9. Perera FP, Rauh V, Whyatt RM, et al. A summary of recent findings on birth outcomes and developmental effects of prenatal ETS, PAH, and pesticide exposures. Neurotoxicology，2005，26（4）：573-587.

10. Rauh V, Whyatt RM, Garfinkel R, et al. Developmental effects of exposure to environmental tobacco smoke and material hardship among inner-city children. Neurotoxicol Teratol，2004，26（3）：373-385.

11. Banks YB, Birnbaum LS. Absorption of 2, 3, 7, 8-TCDD after low dose dermal exposure. Toxicol Appl Pharmacol，1991，107：302-310.

12. 尹龙赞，娄振宁，刘雁丽，等. 二噁英对人类健康的影响. 中国工业卫生杂志，2001，14：100-103.

13. 刘燕群，周宜开，吕斌，等. 二噁英的毒性与生物学检测研究进展. 环境与职业医学，2004，21（5）：417-421.

14. 杨永滨，郑明辉，刘征涛. 二噁英类毒理学研究新进展. 生态毒理学报，2006，1（2）：105-115.

15. 王江敏，臧桐华. 二噁英污染及其对生殖和内分泌系统的影响. 疾病控制杂志，2003，7（5）：454-456.

16. Bertazzi P A, Bernucci I, Brambilla G, et al. The severae studies on early and long-term effects of dioxin exposure：a review. Environ Health Perspect，1998，106：625-633.

17. Blankenship A, Matsumura F. 2, 3, 7, 8-Tetrachlorodibenzo-p-dioxin-in-

duced activation of a protein tyrosine kinase, pp60src, in murine hepatic cytosol using a cell-free system. Mol Pharmacol, 1997, 52 (4): 667-675.

18. Brouwer A, Ahlborg UG, Berg MVD, et al. Functional aspects of developmental toxicity of polyhalogenated aromatic hydrocarbons in experimental animals and Human infants. Eur J pharmacol, 1995, 293 (1): 1-40.

19. Enan E, Matsumura F. 2, 3, 7, 8-tetrachlorodibenzo-p-dioxin (TCDD) modulates function of human luteinizing granulose cells via cAMP signaling and early reduction of glucose transporting activity. Reprod Toxicol, 1996, 10 (3): 191-198.

20. Kewley RJ, Whitelaw ML, Chapman-Smith A. The mammalian basic helix-loop-helix/PAS family of transcriptional regulators. Int J Biochem Cell Biol, 2004, 36 (2): 189-204.

21. Kim SY, Yang JH. Neurotoxic effects of 2, 3, 7, 8-tetrachlorodibenzo-p-dioxin in cerebellar granule cells. Exp Mol Med, 2005, 37 (1): 58-64.

22. Li B, Liu HY, Dai LJ, et al. The early embryo loss caused by 2, 3, 7, 8-tetrachlorodibenzo-p-dioxin may be related to the accumulation of this compound in the uterus. Reprod Toxicol, 2006, 21 (3): 301-306.

23. Pavuk M, Michalek JE, Ketchum NS. Prostate cancer in US Air Force veterans of the Vietnam war. J Exp Anal Environ Epidemiol, 2006, 16: 184-190.

24. Sweeney MH, Mocarelli P. Human health effects after exposure to 2, 3, 7, 8-TCDD. Food Addit Contam, 2000, 17 (4): 303-316.

25. Tuomisto JT, Pohjanvirta R, Unkila M, et al. TCDD-induced anorexia and wasting syndrome in rats: effects of diet-induced obesity and nutrition. Pharmacol Biochem Behav, 1999, 62 (4): 735-742.

26. 王道，程水源主编. 环境有害化学品实用手册. 北京：中国环境科学出版社，2007：107-108.

27. 唐小江，李来玉，夏昭林主编. 临床毒理学. 北京：化学工业出版社，2005：282-284.

28. Arisawa K, Takeda H, Mikasa H. Background exposure to PCDDs/PCDFs/PCBs and its potential health effects: a review of epidemiologic studies. J Med Invest, 2005, 52 (1-2): 10-21.

29. Ruder AM, Hein MJ, Nilsen N, et al. Mortality among workers exposed to polychlorinated biphenyls (PCBs) in an electrical capacitor manufacturing plant in

Indiana: an update. Environ Health Perspect, 2006, 114 (1): 18-23.

30. Golden R, Kimbrough R. Weight of evidence evaluation of potential human cancer risks from exposure to polychlorinated biphenyls: an update based on studies published since 2003. Crit Rev Toxicol, 2009, 39 (4): 299-331.

31. Silver SR, Whelan EA, Deddens JA, et al. Occupational exposure to polychlorinated biphenyls and risk of breast cancer. Environ Health Perspect, 2009, 117 (2): 276-282.

32. Van Loveven H, vos J, Putman E, et al. Immunotoxicological consequences of perinatal chemical exposures: a plea for immune parameters in reproduction studies. Toxicology, 2003, 185 (3): 185-191.

33. Pluim HJ. dioxins pr- and postnatal exposure in the human newborn. PHD dissertation, university in Amsterdam, 1993.

34. Leijs MM, Koppe JG, Lie K, et al. Effects of dioxins, PCBs, and PBDEs on immunology and hemaotology in adenlesonts. Environ Sci Tech, 2009, 43: 7946-7951.

35. Tryphonas H. Immunotoxicity of PCBs (Aroclors) in relation to great lakes. Environ Health Perspect, 1995, 10. Suppl 9: 35-46.

36. Smialowicz RJ, DeVito MJ, Williams WC, et al. Relative potency based on hepatic enzyme induction predicts immunosuppressive effects of a mixture of PCDDS/PCDFS and PCBS. Toxicol Appl Pharmacol, 2008, 227: 477-484.

37. Levin M, Morsey B, Guise SD. Non-coplanar PCBs induce calcium mobilization in bottlenose dolphin and beluga whale, but not in mouse leukocytes. Toxicol Environ Health, 2007, 70: 1220-1231.

第十五章

酯类与酸酐类

第一节 邻苯二甲酸酯类

一、理化性质

邻苯二甲酸酯类（PAEs）为无色透明的油状黏稠液体。难溶于水，易溶于甲醇、乙醇、乙醚等有机溶剂。

邻苯二甲酸酯类（PAEs）又称酞酸酯类，是大约 30 种化合物的总称。美国环境保护局（EPA）将 6 种邻苯二甲酸酯类列入 129 种重点控制的污染物名单中。我国环境优先污染物黑名单中也包括 3 种邻苯二甲酸酯类化合物：邻苯二甲酸二甲酯（DMP）、双 - n - 丁基邻苯二甲酸酯（DBP）、邻苯二甲酸 - n - 辛酯（DOP）。

二、来源、存在与接触机会

邻苯二甲酸酯类（PAEs）是塑料的增塑剂，主要用作塑料特别是聚氯乙烯的增塑剂。也用于农药、涂料、印染、化妆品、油漆和香料的生产。

日常生活中使用的聚氯乙烯制品会释放 PAEs 而直接影响人类健康。PVC 包装材料中的 PAEs 对食品的污染相当严重和普遍；另外，PAEs 还可通过以 PVC 为原材料的医疗器械直接进入机体。

三、吸收、分布、代谢与排泄

邻苯二甲酸酯类可以透过皮肤，以气体形式经呼吸道及通过受污染食物经消化道进入机体；邻苯二甲酸酯类一旦进入机体，很快便积蓄在脂肪组织里，不易排泄出去。邻苯二甲酸酯类在体内的代谢至少经历两个步骤：（1）邻苯二甲酸酯类被水解为初级代谢物，即邻苯二甲酸单酯；（2）邻苯二甲酸单酯羟基化产物和氧化产物，在尿苷5'-二磷酸葡糖醛酸基转移酶（uridine 5'-diphosphoglucuronyl transferase，UDGT）的催化作用下生成亲水的葡糖苷酸结合物。

邻苯二甲酸酯类化合物进入机体主要在肝经混合功能氧化酶氧化代谢为极性的单酯。邻苯二甲酸酯类在体内分布广泛，肝最多。DOP 及其代谢产物在 24 小时之内可由尿液和粪便排出，有轻度蓄积。某些邻苯二甲酸酯类化合物可经胆汁排泄，经肠-肝循环延长在体内存留时间。DOP 及其代谢产物也可通过母体或母乳进入胎体或幼体内，而产生发育毒性。

四、毒性概述

（一）动物实验资料

1. **急性毒性** 动物急性吸入邻苯二甲酸酯蒸气后，可出现呼吸道和眼结膜刺激症状。Call 等通过动物实验证实，最高溶解度的邻苯二甲酸二乙酯（DHP）和 DOP 水溶液可以造成无脊椎动物的死亡。DOP 的 LD_{50} 大鼠经口为 30～34 g/kg，腹腔注射为 15～30 g/kg，静脉注射为 1～2g/kg；小鼠经口 LD_{50} 33.32 g/kg；兔为 33.9 g/kg，豚鼠为 26.3 g/kg。

2. **致突变** Agarwal DK 等证实小鼠经 DOP 染毒显性致死实验阳性。

3. **生殖发育毒性** 邻苯二甲酸酯类化合物具有环境激素的作用，可干扰血液中激素正常水平的维持，从而影响生殖、发育和行为。小鼠用 5000mg/(kg·d) DOP 染毒，精子畸形率明显增加。

（1）生殖毒性 动物实验表明，PAEs 对雄性动物生殖腺有一定损害，可以引起睾丸萎缩、附睾发育不良、尿道下裂、精子减少、生殖细胞超微结构改变、睾丸组织酶活力与锌含量改变等。2g/kg 的 DOP 喂饲雌性大鼠，12 天后可使性周期延长、排卵障碍、血清中雌二醇浓度下降。

（2）发育毒性 Gyu 体外实验研究用 DOP、BBP、DBP 处理妊娠 9.5 天的大鼠胚胎后培养 48 小时，发现胚胎颅臀长和脑部生长发育被抑制，DOP、BBP、DBP 对培养的大鼠中脑细胞和肢芽细胞生长与分化有抑制作用和细胞毒作用，并呈剂量-反应关系。整体毒性实验证实，母鼠孕期暴露于 DOP 可导致胎鼠产生突眼、露脑，以及尾部、血管和骨异常等畸形。

4. **致癌**　动物研究证实，有些种类的邻苯二甲酸酯类对动物有致癌作用。美国环境保护局（EPA）将其归入 2B 类（人类可能致癌物），并制定了癌症危险度评价标准。

美国国家毒理规划署 1982 年的实验报告表明，大鼠和小鼠能通过食物长期摄入邻苯二甲酸 n-辛酯（DOP）而引起肝癌。同时 DOP 的代谢单体也可引起睾丸间质细胞肿瘤。

（二）流行病学资料

PAEs 具有生殖毒性、胚胎毒性和遗传毒性。越来越多的权威科学家和国际研究小组已认定，过去几十年来男性精子数量持续减少、生育能力下降与吸收越来越多的 PAEs 有关。

流行病学研究显示，妇女在怀孕期间接触邻苯二甲酸酯类化合物后，所产男婴易患隐睾、尿道下裂、成年期睾丸肿瘤及精液质量低下等症状。

（三）中毒临床表现及防治原则

1. **急性中毒**　吸入高浓度蒸气可致头痛、头晕、乏力、视物模糊、肺水肿等。误服可引起消化道灼伤，出现烧灼痛，呼出气带酚味，呕吐物或大便可带血液，有胃肠穿孔的可能，可出现休克、肺水肿、肝或肾损害，出现急性肾衰竭和呼吸衰竭。眼接触可致灼伤。可经灼伤皮肤吸收经一定潜伏期后，引起急性肾衰竭。

2. **慢性中毒**　DOP 及其代谢单体在体内可产生肝毒性、肺毒性、心脏毒性和生殖系统毒性。同时 PAEs 进入体内也可引起中毒性肾炎；长期接触 PAEs，可引多发性神经炎和感觉迟钝、麻木等症状，对健康产生不利影响。

DOP 长期接触可引起头痛、头晕、咳嗽、食欲减退、恶心、呕吐，严重者引起蛋白尿。DOP 可致皮炎。余增丽等研究表明，邻苯二甲酸二丁酯可促进女性生殖系统肿瘤细胞增殖作用。

3. **防治原则**　做好个人防护，防止毒物摄入。不同暴露方式后，应采取相应方法清除毒物，并对症治疗。

五、毒性表现

1. 致哮喘作用 研究证实，DOP 可诱发人类的过敏症状和哮喘。Leikauf 等明确将邻苯二甲酸酯类归为可以恶化或诱发哮喘的环境污染物，邻苯二甲酸酯类是导致哮喘及其他过敏症状的因素之一。Carl-Gustaf Bornehag 等进行的巢式病例对照研究中发现，邻苯二甲酸丁基苄基酯（BBZP）与鼻炎和湿疹相关。DOP 同哮喘呈显著相关性。Larsen 等研究发现，DOP 及其主要的代谢产物 MEHP 在诱发哮喘的发病过程中起到辅助致敏的作用。

杨光涛等在 DOP 诱发大鼠哮喘模型中，发现同卵清白蛋白致敏组相比，DOP 染毒组气管壁增厚、细胞浸润增加、气道重塑，即邻苯二甲酸二乙基酯可诱导哮喘模型大鼠气道重塑，在诱发哮喘的发病过程中起到辅助致敏的作用。

2. 过敏性皮炎 与皮肤长期接触邻苯二甲酸酯类有关。

六、毒性机制

邻苯二甲酸酯类是导致哮喘及其他过敏症状的因素之一，以 DOP 为主要成分的邻苯二甲酸酯类与哮喘的发生呈现剂量相关性。

Soren T. Larsen 等对 BALB/C 小鼠在颈部皮下注射卵清白蛋白（OVA）致敏，同时对小鼠注射不同浓度的 PAEs，用 ELISA 方法检测 OVA 特异性 IgE，IgG1 和 IgG2a 抗体，发现 DOP 染毒 BALB/C 小鼠体内的 OVA 特异性 IgE 及 IgG1 抗体较空白对照组水平均有升高，且结果差异有统计学意义。IgE 和 IgG1 反应的辅助致敏效应同 Th2 反应相关，而过敏性哮喘和过敏性鼻炎均属于 I 型变应反应，而 I 型变应反应又同 Th2 反应相关。提示，DOP 引起的过敏反应属于 I 型变应反应。DOP 在这一免疫应答中发挥着免疫佐剂的作用。Leif 等指出，DOP 的代谢产物 MEHP 可通过激活胸腺素受体，引起上皮细胞损伤，引起炎症从而诱发气道高反应性和哮喘。

（凌颖蕾 马文军）

第二节　甲苯二异氰酸酯

一、理化性质

甲苯二异氰酸酯（toluene diisocyanate，TDI）是无色透明液体，具有强烈刺激性。TDI有两种异构体：2，4-甲苯二异氰酸酯（2，4-TDI）和2，6-甲苯二异氰酸酯（2，6-TDI）。不溶于水，溶于丙酮、醚。

甲苯二异氰酸酯反应活性稳定。与胺类、醇、碱类和温水反应剧烈，能引起燃烧或爆炸。加热或燃烧时可分解生成有毒气体。其蒸气比空气重，能在较低处扩散到相当远的地方，遇火源会着火回燃。若遇高热，容器内压增大，有开裂和爆炸的危险。

二、来源、存在与接触机会

TDI是生产聚氨酯材料的重要基础化工材料，主要用于生产聚氨酯树脂和聚氨酯泡沫，广泛用作墙面绝缘材料、密封地板、卫生间等处。在使用和制造TDI，尤其是蒸馏、配料、发泡、喷涂、烧铸及烧割操作时，可接触到较高浓度TDI；成品聚氨酯树脂和塑料遇热时有TDI释出；使用聚氨酯清漆、黏胶剂、密封剂，或聚氨酯产品在高温下热解时，有较多量TDI释出，污染作业环境。

三、吸收、分布、代谢与排泄

TDI难经完整的皮肤吸收，呼吸道吸入是职业中毒的主要途径。

TDI可分布于体内所有组织，但以气道、胃肠道及血液中最高；主要经过尿液和粪便排泄。

TDI在体内代谢产物为2，4-甲苯二胺（2，4-tolylene diamine，TDA），在血液、粪便、尿液中可检测出TDA。尿中TDA的含量可以作为检测体内TDI水平的生物标志物。但TDI在血中的代谢具有性别差异，雄性的降解比雌性快；TDI在雌、雄小鼠粪便排泄率也具有差异，雄性排泄率小，吸收 TDI 的量大。

四、毒性概述

(一) 动物实验资料

1. **急性毒性**　TDI 的大鼠经口 LD_{50} 为 3060mg/kg，大鼠吸入 4 小时 LC_{50} 为 98.96mg/m^3，兔经皮 $LD_{50} > 19$ g/kg。根据吸入毒性，TDI 属剧毒化学品，但经口和经皮的毒性很低。用 TDI 染毒小鼠后，出现兴奋不安、抑制、甚至死亡，TDI 腐蚀胃黏膜，动物呈现张口呼吸、流泪，气管及支气管黏膜水肿、坏死、溃疡等。

2. **亚急性毒性**　吸入 TDI（4 周）可引起小鼠肺损伤。

3. **致突变**　Marczynski 等用 TDI 处理人类白细胞，结果显示 TDI 在体外诱导单链和双链 DNA 断裂。郎朗等用 TDI 染毒小鼠，结果发现骨髓细胞 DNA 的不稳定性增加，姐妹染色单体交换率与空白组比较有明显的差异，从而证实 TDI 对 DNA 有一定的损伤作用。

4. **生殖发育毒性**　动物实验证实，TDI 对雄性的生殖毒性主要表现为对各级生精细胞均有一定的毒性作用。

5. **致癌**　动物实验表明 2, 4 - TDI 可引发胰腺癌、肝癌、乳腺癌，2 种异构体的混合物可引发胰腺癌、肝癌。国际癌症研究所（IARC）将 TDI 归入 2B 类，人类可能致癌物。

(二) 流行病学资料

在生产现场 TDI 是一种强致敏化学物，约 5% 的暴露工人可患变应性哮喘。近年来也有文献指出，TDI 还可以引起皮肤变应反应。

长期皮肤接触可导致皮炎甚至引起溃疡，低浓度可对眼结膜和鼻黏膜刺激，产生眼刺痛感、流泪、发痒、视觉模糊及眼结膜充血以及感冒样发作。长期接触低浓度 TDI，可影响肺呼吸功能。

此外长期接触高浓度 TDI 可引起神经衰弱综合征，引起记忆力及集中力的下降；对生产 TDI 工人的体检发现部分工人心电图异常或血压升高，说明 TDI 还可能造成心血管系统损伤。

(三) 中毒临床表现及防治原则

1. **临床表现**　TDI 对人的毒性，嗅觉阈为 3mg/m^3，浓度在 3～

$3.6mg/m^3$时对黏膜有刺激作用，作业人员在$16mg/m^3$浓度下工作$3\sim4$周后，可出现急性上呼吸道炎症；在$0.5mg/m^3$时工作1周就可出现典型的急性上呼吸道炎症和呼吸困难。

眼接触游离 TDI 蒸气后，TDI 与眼泪中的水反应生成胺，刺激眼结膜，有强烈的催泪作用。因此会产生眼刺痛感、流泪、发痒、视觉模糊和眼结膜充血等化学性结膜炎症状。

TDI 接触可引起变应性鼻炎，喷嚏、流涕、鼻黏膜充血、肿胀、炎细胞浸润，鼻黏膜中组胺含量升高。

长期低浓度接触 TDI，可影响呼吸功能，主要表现为第一秒时间肺活量下降；高浓度时，可发生急性哮喘性支气管炎、上呼吸道刺激症状、咽干、剧烈咳嗽、胸闷、呼吸困难，个别重病者可引起肺水肿、自发性气胸、纵隔气肿，皮下气肿。

长期接触 TDI，导致人体肝大、肝氧化损伤并可造成某些酶的改变。

长期接触 TDI 可引起头晕、头痛、失眠、四肢无力等神经衰弱症候群，膝反射减弱及脑电图改变，并以记忆力减退、乏力多见。

TDI 可导致心血管系统改变，出现胸闷、心慌、窦性心动过缓、心率不齐、传导阻滞等。这可能与 TDI 引起胆碱酯酶活性降低有关，使胆碱能神经-迷走神经兴奋性增高所致。

TDI 接触可导致呕吐、腹痛、腹泻等发生。

2. 防治原则 生产过程中，加强生产设备及管道的密闭、通风和维修保养，防止跑、冒、滴、漏；使用替代材料；做好个人防护。

若发生急性中毒，应立即脱离现场转移至新鲜空气处；并清洗毒物。对症处理，注意肺水肿预防和处理。

禁止有心脏或呼吸系统疾病，以及过敏性疾病患者从事 TDI 作业。

五、毒性表现

皮肤过敏，主要表现为丘疹、皮肤瘙痒、接触性/变应性皮炎。变应性鼻炎，主要症状为喷嚏、流涕、鼻黏膜充血、肿胀并有炎细胞浸润。TDI 还会引发类似哮喘的变应反应，以致在低浓度暴露下，就可导致哮喘的发作，并伴随有呼吸短促、喘息、咳嗽和胸闷等症状。长期接触低浓度 TDI，虽然多数人无明显的过敏症状，但可以影响机体免疫功能。研究显示，低浓度 TDI 接触组血清 IgG、IgA、IgM 均值均明显高于对照组，且 IL-2R 水平明显增高（$P<0.01$）。

将雌性 BALB/C 小鼠分为 2 组：一组为 TDI 组；另一组为赋形剂丙酮对照组，每只实验动物的耳部皮肤表面给予 $2\mu l$ 的受试物或赋形剂。TDI 染毒组 IL-4 表达水平明显高于对照组，IL-4 主要由淋巴细胞、肥大细胞、嗜碱性粒细胞产生，通过调节 CD4 向 Th2 分化，产生 IL-3，IL-4，IL-5，IL-10，IL-13 等，促进变应反应发生，同时 IL-4 可诱导 B 淋巴细胞分化为浆细胞，产生 IgE，进一步参与变应反应的发展。

六、毒性机制

引起变应性鼻炎的病因不十分清楚，但一般认为是某种变应原引起的鼻部的变应反应，其发病机制属 IgE 介导的 I 型变应反应。

TDI 所致哮喘的确切发病机制迄今尚未完全阐明，有报道称是通过免疫学机制、药理学及非特异性刺激机制引起，认为 TDI 是半抗原，在人体内与蛋白成分结合成为完全抗原，诱发变应反应，现就可能的免疫学机制阐述如下。

呼吸道接触 TDI，可以引起小鼠肺内慢性气道变应性炎症的效应，嗜酸性粒细胞（EOS）的浸润，EOS 激活后释放胞浆内毒性物质和炎性介质，造成组织损伤和炎性反应；TDI 同时抑制了 EOS 的凋亡，加重气道高反应性。

TDI 可以升高血清中细胞间黏附分子-1（ICAM-1）和血管细胞黏附分子-1（VCAM-1）的含量，二者属于黏附分子免疫球蛋白超家族中的成员，这两种黏附分子的增加，使巨噬细胞、淋巴细胞、EOS 等多种炎性细胞容易从血管内出游到血管腔外，在肺内聚集，炎性细胞释放的多种炎性介质又可以进一步加重肺内炎症的发生。同时，多种炎性介质又可以上调 ICAM-1 和 VCAM-1 的表达，使肺内炎症的发生进入恶性循环。

TDI 可以升高血清中 IL-4、IL-5、粒细胞-巨噬细胞集落刺激因子（GM-CSF）的含量，增加 EOS 的黏附和趋化，并抑制 EOS 的凋亡。

（凌颖蕾　马文军）

第三节　偏苯三酸酐

一、理化性质

偏苯三酸酐（trimellitic anhydride，TMA），即 1，2，4-苯三甲酸酐，又称偏苯三甲酸酐、偏酐，外观为白色或微黄色针状结晶。TMA 溶于热水、2-丁酮、丙酮、二甲基甲酰胺、乙酸乙酯、环己酮等；在无水乙醇中可溶解并发生反应；微溶于四氯化碳、甲苯和石油醚。

二、来源、存在与接触机会

TMA 首先由美国阿莫科公司在 1962 年实现工业化生产，随着各种电器产品的普及，乙烯装置的大型化，该品作为耐热性优良的增塑剂原料，其消费量也不断增加，90% 以上的 TMA 用于制造聚氯乙烯增塑剂偏苯三酸二辛酯，在各类电气产品的发热部分广泛使用。

此外，TMA 作为树脂和绝缘漆的原料，还用于制造聚酯树脂、聚酰亚胺树脂、水溶性聚酯树脂、水溶性聚氨酯树脂、水溶性氨基醇酸树脂以及高级航空润滑油、电力电容器浸渍油、粒料粘结剂、施胶剂、消烟剂、瞬时粘结剂等。在电线电缆方面、汽车内部装饰的坐垫人造革、电动洗衣机排水软管、百叶窗帘、手提包、密封材料及填料等方面，都有其应用领域。TMA 还可用作环氧树脂固化剂、耐热绝缘层压物，耐热清漆、稳定剂、染料颜料，表面活性剂、胶片等。

三、吸收、分布、代谢与排泄

TMA 可经口、呼吸道、皮肤接触进入体内，TMA 进入体内后迅速地转化为偏苯三酸（TMLA），经呼吸道吸入后，其浓度在 3 小时达到高峰。TMA 在空气中的半衰期为 13.4 天，这直接取决于空气中与之发生光化学反应的羟自由基含量，若遇水，TMA 可在 10 分钟内迅速水解成 TMLA。TMA 在环境中容易被生物分解，在有氧条件下，污泥、土壤、水中都可降解，但在食物链中不被降解，其生物浓缩系数为 3.2。

四、毒性概述

(一) 动物实验资料

1. **急性毒性**　TMA 急性毒性较低，大鼠对其较为敏感，其经口 LD_{50} 为 2030～3340mg/kg，吸入 LC_{50} 大于 2330mg/m³，经皮 LD_{50} 为 5600mg/kg。经口染毒可引起胃损伤。吸入染毒可引起肺损伤。此外，TMA 对兔眼也有很强的刺激作用。

2. **慢性毒性**　大鼠在剂量为 0mg/kg、0.0003mg/kg、0.002mg/kg、0.006mg/kg 环境中每天暴露 6 小时，每周 5 天，染毒 6.5 周、13 周。结果显示，实验组动物肺出血、肺水肿和支气管肺炎发生率与暴露浓度成正比。大鼠在 0.002～0.054mg/m³ 浓度下经呼吸道染毒 13 周，血清中相应抗体水平升高；而经口给予大鼠 1000、5000、10000mg/kg 浓度的 TMA 90 天，未见死亡。5000mg/kg 剂量组出现白细胞增多症，其未观察到损害作用的剂量（NOAEL）尚不能确定。

3. **致突变**　Ames 实验提示偏苯三酸酐是非诱变剂。整体动物遗传毒性实验证据不足，体外实验结果阴性。

4. **致畸**　尽管目前尚无相关生殖毒性实验报道。但亚急性染毒后病理学显示，染毒雄性大鼠的生殖系统存在某些组织学改变。

5. **致癌**　大鼠在 0.002～0.054mg/m³ 浓度下经呼吸道染毒 13 周，解剖可见肺癌灶。

（二）流行病学资料

有调查显示，在 TMA 暴露工人中有哮喘及鼻炎等相关症状的报道，此外，在暴露后 4～12 小时，还可出现肺炎样症状以及流感样症状（TMA-flu 症候群）。暴露于高浓度 TMA 下的作业工人，还可能出现呼吸困难、咯血、肺功能受损、溶血性贫血等。

Grammer 等对接触 TMA 作业的工人进行调查研究发现，25 例 TMA 作业工人中有哮喘症状的 22 人（88%）有鼻炎症状，17 人（68%）报告有结膜炎症状。进一步研究发现，有鼻炎症状的 22 人中，有 17 人（77%）同时伴有的哮喘症状在鼻炎症状之后出现，而有结膜炎症状的 17 人中有 14 人（82%）同时伴有的哮喘症状出现在结膜炎症状之后，提示鼻炎，结膜炎等症状在 TMA 诱导的职业性哮喘患者中常见，并且一般早于呼吸道症状出现。

（三）中毒临床表现及防治原则

1. 急性中毒　表现为呼吸道、眼、皮肤等刺激症状，引起咳嗽、流涕、呼吸急促、恶心、头痛、胸部灼热等，还可能引起肺水肿，过敏等症状。"TMA-flu"症候群系指暴露 4～8 小时后，引起哮喘、呼吸困难、寒颤、肌肉及关节疼痛、发热等症状。

2. 慢性中毒　长期接触可引起过敏，鼻炎及哮喘，严重者可出现"肺病-贫血症症候群"（PDA），表现为呼吸急促、咯血、肺功能损害等。

3. 防治原则　急性中毒时应尽速脱离作业现场，对症治疗，如吸氧，给予平喘药、抗过敏药，必要时给予肾上腺糖皮质激素。慢性中毒者，除对症治疗外，尚需配合适当的支持治疗。

皮肤接触：立即脱掉污染的衣物，先用大量的水冲洗污染的部位，再用肥皂及水清洗污染处。

眼接触：立即撑开眼皮，用大量流动的水彻底而缓和地冲洗 15 分钟以上。

若患者意识清醒，给予喝下 3 杯的水或牛奶；若患者失去意识或痉挛，勿经口喂食任何食物。

防护原则包括操作现场要求保持良好通风，操作人员应戴防护口罩、防护镜及有关防护用具。

美国职业安全与健康卫生研究院规定，每个工作日暴露在 TMA（0.005mg/m³ 或 0.04mg/m³）中的时间不得超过 10 小时，每周不得超过 40 小时。

美国工业卫生学家协会规定：工作环境中最高浓度不得超过 0.04mg/m³。

五、毒性表现与机制

大鼠经呼吸道染毒，可出现肺淋巴结异常表现。此外，TMA 所致的哮喘和鼻炎通常由 IgE 引起。"TMA-flu"症候群中的哮喘、呼吸困难等肺炎样症状是一种变应反应的表现。此外，有研究证实，暴露于 TMA 的作业工人体内存在着针对 TMA-红细胞复合物的溶血性抗体 IgA、IgM、IgG，这也提示 TMA 具有潜在的抗原性。

有研究认为，经皮肤和呼吸道吸收的 TMA 可能结合到蛋白质上，形成 TMA-蛋白偶联复合物，被抗原呈递细胞摄取，转运至局部淋巴结，并呈递给 TMA-特异性 T 细胞，从而导致记忆性 T 细胞生成和 TMA-特异性 IgE 抗体的生成。这些抗体结合到肥大细胞上的高亲和力的 IgE 受体上，使细胞释放出炎症介质，导致支气管收缩和炎症细胞的聚集，从而引起鼻炎、哮喘等症状。

（聂燕敏　赵超英　常元勋）

主要参考文献

1. Davis BJ，Maronpot RR，Heindel JJ．Di/（2ethylhexyl）phthalate suppresses estradiol and ovulation in cycling rats．Toxicol Appl Pharmacol，1994，128（2）：216-223．

2. Laskey JW，Berman E．Steroidogenic assessment using ovary culture in cycling rats：effects of bis（2-diethylhexyl）phthalate on ovarian steroid production．Reprod Toxicol，1993，7（1）：25-33．

3. Hansen DK，Grafton TF．Evaluation of di（2-ethylhexyl）Phdhalate-induced embryotoxicity in rodent wholeembryo culture．J Toxiol Environ Health，

1994, 43 (3): 361-367.

4. Call DJ, Markee TP, Geiger DL, et al, An assessment of the toxicity of phthalate esters to freshwater benthos. Aqueous exposures. Environ Toxicol Chem, 2001, 20 (8): 1798-1804.

5. Bornehag GC, Sundell J, Weschler CJ, et al. The association between asthma and allergic symptoms in children and phthalates in house dust: a nested case-control study. Environ Health Perspect, 2004, 112 (14): 1393-1397.

6. 王俊安, 李冬, 郑晓英, 等. 城市污水中邻苯二甲酸酯的研究与防治对策. 积水排水, 2007, 51: 170-173.

7. 季宇彬, 杨文, 于蕾, 等. 邻苯二甲酸酯类化学物研究进展. 中国环境科学学会 2009 年学术年会论文集 (第四卷), 441-448.

8. 刘慧杰. 邻苯二甲酸酯类化合物的毒理学效应及对人群健康的危害. 第三军医大学学报, 2004, 26 (19): 1778-1781.

9. 靳秋梅. 邻苯二甲酸酯类化合物的生殖发育毒性. 天津医科大学学报, 2004, 50: 15-18.

10. 郑文芝, 覃石坚, 陈殷. 环境激素邻苯二甲酸酯的研究进展. 广州化工, 2006, 34 (5): 14-16.

11. 曹莹, 陈莎, 王晓伟, 等. 环境中邻苯二甲酸酯类化合物的分析测定. 环境与健康杂志, 2007, 24 (7): 546-549.

12. 张蕴晖, 刘志伟, 陈秉衡. 邻苯二甲酸酯类对大鼠睾丸支持细胞毒性作用. 中国药理学与毒理学杂志, 2005, 19 (4): 300-304.

13. 杨光涛, 乔永康, 毛彩霞, 等. DEHP 对 OVA 致敏大鼠哮喘模型的影响: 一项组织病理学研究. 生态毒理学报, 2008, 3 (2): 206-208.

14. 陈国荣, 董磊, Ren-shan Ge, 等. 邻苯二甲酸酯类化合物与睾丸源性生殖障碍综合征. 中华男科学杂志, 2007, 13 (3): 195-201.

15. 敖红, 林玲, 阚海东, 等. 邻苯二甲酸二丁酯雄性生殖毒性分子作用机制. 中国公共卫生, 2007, 23 (5): 631-633.

16. 乔永康, 王昆, 严彦, 等. 邻苯二甲酸二异辛酯的毒性和致哮喘作用. 中国卫生工程学, 2006, 5 (4): 236-238.

17. Larsen ST, Lund RM, Nielsen GD, et al, Adjuvant effect of di-n-butyl-, di-n-Octyl-, di-iso-nonyl- and di-iso-decyl phthalate in a subcutaneous injection model using BALB/c Mice. Pharmacol Toxicol, 2002, 91 (5): 264-272.

18. Thor Larsen S，My Lund R，Damgård Nielsen G，et al，Di-（2-ethylhexyl）phthalate possesses an adjuvant effect in a subcutaneous in jectien model with BALB/c mice．Toxicol Lett，2001，125（1-3）：11-18.

19. 林兴桃，王小逸，吕文涛，等．邻苯二甲酸酯代谢研究进展．环境与健康杂志，2009，26（2）：182-184.

20. 黄吉武，周宇灿主译．毒理学 毒物的基础科学．北京：人民卫生出版社，2005．403.

21. 季宇彬，于蕾，纪红蕊．环境污染物 TDI 的安全性论证．中国环境科学学会学术年会优秀论文集，2006：3133-3135.

22. 赵杰，贾纯荣，朱坦．甲苯二异氰酸酯的毒性及室内相关标准．环境与健康杂志，2006，23（1）：90-92.

23. 杨兆军，朱琳，刘颖格，等．甲苯二异氰酸酯对小鼠肺内内皮素-1 表达的影响．陕西医学杂志，2002，31（10）：945-947.

24. 季宇彬，于蕾，纪红蕊．甲苯二异氰酸酯对免疫系统的毒性及作用机制．哈尔滨工业大学学报自然科学版，2005，37（3）：362-367.

25. 黄俊，王翔朴，陈本美，等．聚氨酯油漆工人的某些免疫学指标变化的研究．职业医学，1991，18（3）：133-135.

26. 陶永娴．异氰酸酯类物质的毒性研究．全国第二次安全科学技术学术交流大会论文集，2002：239-242.

27. 张琼，董倩倩，陈立峰．碧云喷雾剂对豚鼠 TDI 变应性鼻炎的作用研究．湖南中医学院学报，2006，26（3）：27-29.

28. 曲书德．二异氰酸甲苯酯对工人危害的调查．工业卫生与职业病，1989，16（5）：269-273.

29. 张宏伟，徐永俊．二异氰酸甲苯酯的健康影响．国外医学卫生学分册，2002，29（4）：204-206.

30. 徐明之，肖英炜，倪为民．二异氰酸甲苯醋吸入可致心动过缓．中国工业医学杂志，1994，7（4）：242-243.

31. 刘忠玉，林雅玲，邱传伟，等．二异氰酸甲苯酯作业工人血清中抗原特异性 IgE 抗体水平的观察．职业与健康，2004，20（4）：32-33.

32. 季宇彬，于蕾，纪红蕊．TDI 哮喘的免疫病理学机制研究现状．哈尔滨商业大学学报，2003，19（2）：127-134.

33. 季宇彬，纪红蕊，于蕾．TDI 的亚急性毒性实验．哈尔滨商业大学学报，2005，37（8）：l083-1084.

34. 王宗惠，杜欢永，苏英，等. 低浓度 MDI、TDI 对作业工人部分免疫功能影响的研究. 中国工业医学杂志，2002，15（3）：144-146.

35. 周鸿慈，毛西林，常家琪，等. 二异氰酸甲苯酯（TDK）对工人健康危害的三年动态观察. 中华劳动卫生职业病杂志，1991，9（5）：285-289.

36. 王樟龄，袁纪武，赵永华. 二异氰酸甲苯酯的毒性和环境问题. 危险化学品管理，2006，6（3）：30-31.

37. 张宏伟，董丽波，张文丽. 二异氰酸甲苯酯对小鼠淋巴结 IL-4 表达的影响. 中国公共卫生，2003，19（12）：1471.

38. Dearman RJ，Basketter DA，Kimber I. Characterization of chemical allergens as a function of divergent cytokine secretion profiles induced in mice. Toxicol Appl Pharmacol，1996，1 38（2）：308-816.

39. 金泰廙. 职业卫生与职业医学. 6 版. 北京：人民卫生出版社. 1981：161-162.

40. 郎朗，蒋晖，于蕾，等. 甲苯二异氰酸酯对小鼠遗传毒性的研究. 哈尔滨商业大学学报自然科学版，2004，20（6）：688-690.

41. 季宇彬，于蕾，纪红蕊，等. 空气污染物 TDI 的雄性生殖毒性及作用机制. 哈尔滨商业大学学报，2006，38（4）：657-661.

42. 黄丹青，刘颖格，李埃章. 长期吸入 TDI 对鼠肺损伤的病理实验研究. 工业卫生与职业病，1998，24（4）：212-214.

43. 刘颖格. 甲苯二异氰酸酯与肺损伤. 国外医学卫生学分册，1998，25（4）：224-226.

44. 季宇彬，汲晨锋，邹翔，等. 气相质谱法对小鼠体内甲苯二异氰酸酯代谢产物的鉴定分析. 光谱学与光谱分析，2007，27（9）：1886-1889.

45. Grammer LC，Ditto AM，Tripathi A，et al. Prevalence and onset of rhinitis and conjunctivitis in subjects with occupational asthma caused by trimellitic anhydride（TMA）. J Occup Environ Med，2002，44（12）：1179-1181.

46. Grammer LC，Shaughnessy MA，Zeiss CR，et al. Review of trimellitic anhydride（TMA）induced respiratory response. Allergy Asthma Proc，1997，18（4）：235-237.

47. Vanoirbeek JA，Tarkowski M，Vanhooren HM，et al. Validation of a mouse model of chemical-induced asthma using trimellitic anhydride, a respiratory sensitizer, and dinitrochlorobenzene, a dermal sensitizer. J Allergy Clin Immunol，2006，117（5）：1090-1097.

第十六章

酰胺类与醛类

第一节 环磷酰胺

一、理化性质

环磷酰胺（cyclophosphamid，CP），又名环磷氮芥。本品为白色结晶或结晶性粉末，失去结晶水即液化。本品易溶于水，在室温下，水中的最大溶解度为 4%；亦溶于乙醇、丙酮；干燥状态、室温下稳定，而水溶液稳定性差，应临时配用，存放时间不得超过 3 小时。

二、来源、存在与接触机会

为最常用的烷化剂类抗肿瘤药。也可用于类风湿关节炎、儿童肾病综合征以及自身免疫疾病的治疗。

进入体内后，在肝微粒体酶催化下分解释出烷化作用很强的磷酰胺氮芥，而对肿瘤细胞产生细胞毒作用，此外本品还具有显著免疫作用。

三、吸收、分布、代谢与排泄

本品在体外无活性，在体内经肝微粒体混合功能氧化酶 P450 活化后方具有烷化活力。首先是其环 N 原子邻近的 C 被氧化，生成 4 - 羟基环磷酰胺，自发开环生成醛磷酰胺（aldophosphamide），4 - 羟基环磷酰胺与醛磷酰胺两者维持动态平衡，经可溶性酶分别氧化成 4 - 酮基环磷酰胺和羧基磷酰胺，后两者无细胞毒作用，是从尿中排泄的失活性产物，约占 CP 用量的 80%。未经氧化的醛磷酰胺可自发生成丙烯醛（acrolein）和磷酰胺氮芥（phosphamide mustard，PM），PM 是 CP 的活性代谢物，具有烷化活性和细胞毒作用。4 - 羟基环磷酰胺和醛磷酰胺不具有烷化活性，是一种转运型化合物，将高度极性的 PM 转运到细胞内和血液循环中，PM 和 DNA 形成交叉联结，影响 DNA 功能，抑制肿瘤细胞生长与繁殖。

本品口服后易被吸收，迅速分布全身，生物利用度为 74%～97%，血液浓度 1 小时后达高峰，与血浆蛋白结合不足 20%。在肝转化释放出磷酰胺氮芥，半衰期为 4～6.5 小时；48 小时内由肾排出 50%～70%，68% 为代谢物，32% 为原形。静脉给药 CP60mg/kg 后，血浆峰浓度 $500\mu mol/L$，血浆半衰期为 3～10 小时。环磷酰胺能少量通过血脑屏障，脑脊液中的浓度仅为血浆的 20%。

四、毒性概述

（一）动物实验资料

1. **致突变**　对 CP 进行的大量整体、体外的遗传学实验均为阳性结果。本品可与小鼠肾、肺、肝中 DNA 结合，引起隐性致死突变、染色体畸变、微核率升高、姐妹染色单体交换率升高、DNA 损伤。在体外人源细胞中引起染色体畸变、姐妹染色单体交换率升高和 DNA 损伤。

2. **生殖发育毒性**　引起小鼠精子的损伤和活力的减弱。将 6 周龄的雄性 ICR 小鼠分为 10 组，包括 2 个对照组和 8 个实验组。实验组中有 4 组分别一次性腹腔注射 CP 50、100、150 或 200mg/kg，每周 1 次，并且在注射 1 周后处死；另外 4 组也分别注射相同剂量，每周 1 次，持续 5 周，在第 5 周处死。结果表明，低浓度的 CP 即可对雄性小鼠生殖系统造成影响，高浓度时更甚，虽然小鼠的自身生理调节作用在一定程度和范围内能对抗这种影响，但精子的质量受到的损害通常是不可逆的。

雌鼠与 CP 处理的雄性 ICR 小鼠交配后，产育的仔代中致畸率及死亡率都明显高于对照组，并且在由仔一代相互交配得到的仔二代中，致畸率及死亡率也同样高于对照组。

3. **致癌**　使用与临床相似的剂量，CP 对大鼠经腹腔注射、静脉注射，对小鼠经腹腔注射、皮下注射有致癌性。主要是致肺癌和淋巴网状内皮细胞癌，也致肝癌和生殖器官癌，皮肤肉瘤和鳞状细胞癌。

（二）流行病学资料

Huong DL 等对 84 名静脉注射 CP 的妇女卵巢衰退和生殖风险进行了研究。84 人中，56 人患系统性红斑狼疮（systemic lupus erythematosus，SLE），28 人患其他疾病，主要为 Wegener 肉芽肿和系统性血管炎。静脉注射 CP 时的平均年龄（29±10）岁（范围 13～53 岁），平均剂量（0.9±0.14）g/冲击（范围 0.5～1g），冲击数（13±6.5）次（范围 3-42 次），平均随访时间（5.1±3.7）年。23 人从注射 CP 开始（4±3.6）个月后无月经，19 人持续无月经。卵巢衰退开始的平均年龄是（40±7.6）岁。卵巢衰退的风险与使用 CP 时的年龄相关（$P<0.0001$），与炎性疾病无关。18 人（SLE13 人，其他疾病 5 人）在 CP 治疗期间或之后怀孕，怀孕次数共 22 次。怀孕前使用 CP 的平均年龄和平均次数（最多 40 次）同患 SLE 和其他疾病的妇女相似。6 人在 CP 治疗期间怀孕，3 人人工流产，1 人自然流产，2 人怀孕后停止使用 CP。16 人在停用 CP 后（2.9±2.1）年怀孕。3 人因畸形和 SLE 复发而人工流产，3 人自然流产，10 人生产健康婴儿。结论为：卵巢衰退与静脉注射 CP 开始时的年龄相关。CP 治疗期间可怀孕，但应采取有效的避孕措施。停用 CP 后，2/3 的妇女能生产健康婴儿。

CP 能引起膀胱、造血系统、皮肤等部位恶性肿瘤发病升高。按总剂量和随访时间不同，整个恶性率提高 1.6～2.4 倍，其中皮肤癌的风险提高 10.4 倍，淋巴瘤风险提高 11 倍，白血病风险提高 5.7 倍。膀胱癌的发病率介于不到 1%，3% 至 5% 之间，相当于增长了 5～33 倍，并且随总剂量和随访时间的增长风险增加，随访 15 年后发病率可达 16%。

国际癌症研究所（IARC）将环磷酰胺归入 1 类。人类致癌物。

（三）中毒临床表现及防治原则

CP 能引起骨髓抑制，主要为白细胞减少；泌尿道症状主要为化学性膀胱炎；消化系统症状有恶心、呕吐及厌食，静注或口服均可发生，静注大量后 3～4 小时即可出现；常见的皮肤症状有脱发，但停药后可再生细小新发；长期应用，男性可致睾丸萎缩及精子缺乏；妇女可致闭经、卵巢纤维化或致畸胎；偶可影响肝功能，出现黄疸及凝血酶原减少；高剂量时可产生心肌坏死，可能引起心脏毒性，出现急性心衰而致死，多发生于首次给药 15 日内；长期使用可发生继发性肿瘤。

应多饮水，增加尿量，给予碱化尿液的药物可减少出血性膀胱炎的发生；孕妇慎用；肝功能不良者慎用。

五、毒性表现与机制

CP 在临床上主要用作免疫抑制剂。能引起白细胞数目减少。CP 主要作用于 B 淋巴细胞，使分泌免疫球蛋白的 B 淋巴细胞明显抑制，抗体水平下降。也可作用于 T 淋巴细胞，干扰细胞释放炎症介质，抑制纤维形成。

由于剂量和给药时间的不同，CP 的免疫作用可表现剂量-效应和时间-效应。此外，动物种系、年龄、性别、抗原量及机体原有的免疫状态等亦可改变 CP 的免疫作用。

（一）体液免疫

CP 对体液的免疫呈现小剂量促进和大剂量抑制的双向作用。Duclos 发现给小鼠腹腔注射低剂量（20mg/kg）的 CP 可使二硝基苯基化聚丙烯酰胺（一种胸腺依赖性抗原）体外诱生的空斑形成细胞（plaque forming cell，PFC）增多，而高剂量（100mg/kg）则使之减少。进一步研究证实，前者与杀伤抑制性 T 细胞（Ts 细胞）有关，后者与杀伤 B 细胞有关。Poupon 报道，较大剂量 CP 可诱导小鼠脾脏产生抑制性细胞，后者在体外能抑制正常脾细胞对细菌脂多糖（Lipopolysaccharide，LPS）的反应，进一步研究发现这种抑制性细胞是 $SIg^+Thy1-2^-$ 的黏附细胞，很可能是抑制性 B 细胞（Bs）。Braciale 在另一试验中观察到用较大剂量（100～200 mg/kg）CP 处理小鼠 5～10 天后，可诱导产生 Ts 细胞，后者可明显抑制脾细胞体外产生空斑形成细胞（PFC）。以上结果提示，较大剂量 CP 抑制体液免疫也可能与诱导 Bs 或 Ts 细胞有关。

CP 调节体液免疫的时间依赖效应表现在致敏后给药对抗体生成

的抑制作用比致敏前给药更明显。在绵羊红细胞（sheep red blood cell，SRBC）致敏后给小鼠腹腔注射 CP，其抑制血清溶血素的作用因给药次数及剂量的增加而增强，而在致敏前一天给药无明显抑制作用，这可能与致敏后给药对 B 淋巴细胞的抑制作用更强有关。此外，致敏后给药也可能通过选择性诱导 Ts 细胞抑制体液免疫。王兴旺、张泓等报道在用 SRBC 致敏小鼠当天，腹腔注射 CP 80 mg/kg，出现脾细胞溶血素生成减少，同时使 $Lyt\text{-}2^+$ 细胞数目增多，$L_3T_4^+/Lyt\text{-}2^+$ 细胞比值降低。

CP 对体液免疫的调节作用也可因抗原量的不同而产生质的差异。适量抗原免疫后给药通常产生抑制效应，而超适量抗原免疫后给药则起促进作用。Paul 等在超适量 SRBC 诱导小鼠体液免疫耐受后第 2 天腹腔注射 CP（100mg/kg），使体液免疫明显增强；在超适量 SRBC 免疫的当天给小鼠腹腔注射 CP50mg/kg，同样可通过选择性杀伤 Ts 及其前体细胞而消除体液免疫的耐受状态。

（二）细胞免疫

致敏前后不同时间给药，CP 对细胞免疫的调节效应并不一样。Mitsuoka 等用甲基化人血清蛋白致敏小鼠前 4 天腹腔注射 CP250 mg/kg，迟发型超敏反应（DTH）反应明显增强。王兴旺报道，用适量或超适量的二硝基氟苯（DNFB）免疫小鼠前 3 天腹腔注射 CP25 mg/kg，DTH 反应亦明显增强，并使 $Lyt\text{-}2^+$ 细胞数目减少，$L_3T_4^+/Lyt\text{-}2^+$ 细胞比值降低，表明致敏前给药增强细胞免疫与其选择性杀伤 Ts 细胞及其前体细胞有关。另一方面，致敏后给药抑制细胞免疫的作用可能与其选择性抑制 Th 细胞和（或）诱导抑制细胞有关。例如，在 DNFB 致敏当天给小鼠腹腔注射 CP80 mg/kg，DTH 反应明显减弱，并使 $L_3T_4^+$ 细胞数目减少，$L_3T_4^+/Lyt\text{-}2^+$ 细胞比值降低。

近年的研究发现，致敏前使用 CP 的 BALB/C 小鼠比对照组小鼠能显著增强 2，4，6-trinitro-1-chrolobenzene（TNCB）引起的接触变应反应（$P<0.05$）。使用 CP 后 3～5 天，其脾和淋巴结中的调节 T 细胞 $CD25^+CD4^+$ 数量和百分比均明显减少；与未用 CP 的小鼠相

比较，使用 CP 3 天后，小鼠的 T 细胞 $CD25^+CD4^+$ 抑制 $CD25 CD4^+$ 细胞增殖的能力明显减弱。研究还发现，将未使用 CP 的 BALB/C 小鼠的 T 细胞 $CD25^+CD4^+$ 移植到使用过 CP（$50\sim200mg/kg$）的 BALB/C 小鼠体内，受体小鼠对 TNCB 诱导的过敏反应强度明显降低（$P<0.05$），这表明使用 CP 造成的变应反应增强作用是由于 T 细胞 $CD25^+CD4^+$ 的数量、百分比和功能的降低。另一项研究发现，低浓度（$20mg/kg$）的 CP 比高浓度（$200mg/kg$）的 CP 更能降低 T 细胞 $CD25^+CD4^+$ 的百分比，而高剂量的 CP 会产生细胞毒性。

（三）其他

CP 还具有免疫调节作用。多发性硬化症（Multiple Sclerosis，MS）是一种与表达化学趋化因子 $CCR5^+$ 和 $CXCR3^+$ 的 1 型辅助 T 细胞（即 Th1）$CD4^+$ 有关的疾病，由 $CCR5^+$ 和 $CXCR3^+$ T 细胞引起的 IFN-γ 升高是 MS 发病和恶化的重要原因。最近有人在采用大剂量 CP 冲击疗法治疗进展型 MS 患者时发现，CP 使产生 IL-4 的 $CCR4^+$ 2 型辅助 T 细胞（Th2）增多，而逆转了产生 IFN-γ 的 $CCR5^+$ 和 $CXCR3^+Cd8^+$ T 细胞（Th1）的增加，结果 IFN-γ 水平下降。

另外，大剂量的 CP 可降低自然杀伤（NK）细胞的活性，从而促进肿瘤细胞的转移。

临床上使用环磷酰胺治疗自身免疫性疾病能引起体内某些细胞因子的改变。如用环磷酰胺冲击疗法治疗 42 例狼疮性肾炎患者，治疗前后测定血清中白细胞介素-6（IL-6）水平，发现治疗后 IL-6 水平明显降低（$P<0.01$）。提示 CP 可能通过抑制单核细胞、T 淋巴细胞、B 淋巴细胞及肾固有细胞产生 IL-6，使 B 淋巴细胞产生自身抗体减少、系膜细胞增殖下降而减轻免疫损伤和肾组织硬化。

CP 对免疫细胞具有选择性作用可能与各类免疫细胞对该药物的敏感性不同有关。例如致敏前给药时，由于 Ts 细胞对 CP 的敏感性远大于效应 T 细胞，故 CP 选择性杀伤 Ts 细胞而出现 DTH 反应的增强。有人认为，淋巴细胞对 CP 的敏感性可依次排列为：B 淋巴细胞＞Ts 细胞＞Th 细胞＞CTL。但在人类，Ts 细胞对 CP 的敏感性可能要大于 B 淋巴细胞，这已为大量实验所证实。Baker 等给豚鼠腹腔注射 CP300mg/kg，发现注射后 1、2、3 和 7 天，淋巴结内抗体生成均明显减少，而 Ts 细胞的数量无明显改变，表明 B 淋巴细胞对 CP 的敏感性要大于 Ts 细胞。Merluzzi 等报道，经 CP 处理的小鼠脾细胞体外杀伤异种细胞的能力明显减弱，但若在该悬液中加入 Th 细胞或混合淋巴细胞培养上清液或 IL-2 一起培养，脾细胞的杀伤能力恢复，提示 Th 细胞对 CP 较 CTL 要更为敏感。另一方面，免疫细胞的不同亚类对 CP 的敏感性也有差异。如在 Ts 细胞亚类中，诱导阶段的 Ts 细胞对 CP 较为敏感，效应阶段的 Ts 细胞则不敏感。免疫细胞对 CP 的敏感性看法还存在争议。

（李　煜　赵超英　常元勋）

第二节　甲　醛

一、理化性质

甲醛（formaldehyde），又名蚁醛，是一种无色、有强烈辛辣刺鼻气味的气体，极易燃，与空气充分混合易形成爆炸性混合物。在自然状态下甲醛可自行聚合，受热或遇酸后又可很快解聚释放出甲醛单体。甲醛易溶于水、醇和醚。

二、来源、存在与接触机会

甲醛是一种重要的化工产品，有 300 多种用途，它被广泛运用于树脂、颗粒板、三合板、皮件、纸、药品等生产过程中。在工作和生活中甲醛的暴露十分常见，职业暴露主要来自于需要甲醛的工艺或以甲醛为主要成分的树脂类产品。环境中的甲醛主要由有机物质的燃烧，以及多种自然和人类的活动产生，也可由空气中挥发性有机物通过光化学反应产生。如使用火炉、农作物的燃烧、火力发电、垃圾焚烧、吸烟等都能释放甲醛。

居住环境暴露来源于含有甲醛的家具、装修材料、服饰用品和一些尿素甲醛的泡沫绝缘材料。甲醛还可以来自于化妆品、清洁剂、杀虫剂、消毒剂、防腐剂、纸张和纺织纤维等。香烟也是居室内甲醛污染的一个源头。近年来，木质板材释放的甲醛已经成为我国目前流行的"不良建筑物综合征"的首要暴露因素。

三、吸收、分布、代谢与排泄

由于甲醛蒸气在水和体液中的溶解度极高并且与生物大分子具有高度反应性，甲醛主要在直接接触部位，如通过呼吸道和消化道吸收，并可以更低的浓度经皮吸收。一般来说，甲醛无法深入穿透肺组织，机体每天的代谢都会产生甲醛，故而在血液里可以检测到甲醛，机体每天产生甲醛的量约为 50g。

甲醛很容易结合到蛋白质和核酸上，血液中甲醛的半衰期只有 90 秒，甲醛进入体内迅速被氧化为甲酸经尿排出，或氧化成二氧化碳经呼吸道排出，或用来合成蛋白质或核酸。甲醛代谢为甲酸的最主要的酶为甲醛脱氢酶，现已发现人类的肝细胞、红细胞以及大鼠的呼吸道上皮细胞、嗅觉上皮细胞和肾、脑中都有甲醛脱氢酶存在。

四、毒性概述

（一）动物实验资料

1. 急性毒性　甲醛属于高毒类物质。大鼠经口 LD_{50} 为 800mg/kg；大鼠吸入 LC_{50} 为 590mg/m^3，家兔经皮 LD_{50} 为 2700mg/kg。

2. 慢性毒性　大鼠吸入 50～70mg/m^3，1 小时/天，3 天/周，35 周，发现气管及支气管基底细胞增生及化生改变。

3. 致突变　无论是否有代谢活化系统的存在，甲醛都能导致沙门菌和大肠杆菌发生突变。甲醛能够引起各种啮齿类动物细胞和人类细胞的 DNA - 蛋白质交联、DNA 加合物的形成、细胞微核率升高、增加染色体变异、姐妹染色单体交换和基因突变。

4. 生殖发育毒性　动物实验结果表明甲醛能损伤 ICR/Ha 瑞士小鼠睾丸的生精能力，使 Wistar 大鼠精子活动度及生存能力下降，精子计数明显减少。甲醛能对雌性小鼠的动情周期及卵巢造成不良影响；气态甲醛对雌性小鼠生殖细胞具有一定的影响。

有研究提示甲醛还具有胚胎毒性，甲醛可以通过胎盘屏障进入胎体内，影响线粒体、溶酶体、内质网内的酶的功能，从而导致出生缺陷。

5. **致癌**　已知甲醛与多种肿瘤发生有关，多种动物实验表明，长期吸入甲醛可导致大鼠鼻腔扁平细胞癌的发生率增加，并呈现明显的"S"形剂量-效应曲线。

（二）流行病学资料

人在甲醛浓度为 $0.1\sim1mg/m^3$ 的环境中，会有眼刺激症状，并伴有咽痛，恶心，疲劳等。超过 20% 的人在较低浓度（$0.25mg/m^3$）即会有急性反应，暴露在 $10mg/m^3$ 浓度的甲醛下可以导致上呼吸道激惹症状，并伴有鼻子和喉咙的烧灼感，此外，还可有咳嗽、呕吐和窒息等。暴露在 $50mg/m^3$ 或更高的浓度下会导致肺炎和肺水肿。

误服甲醛可导致口腔、喉咙和消化道的腐蚀性烧伤。由于吸收入血的甲醛被迅速代谢转化为蚁酸，可引起代谢性酸中毒，在一些严重的病例中，可能伴有抽搐、中枢神经系统抑制和死亡，其致死剂量约为 $60\sim90ml$。

职业暴露研究提示，甲醛暴露可以导致可逆性的肺功能损伤。人长时间吸入浓度为 $20\sim70mg/m^3$ 的甲醛，可引起食欲丧失、体重减轻、无力、头痛、失眠；长期吸入浓度为 $12mg/m^3$ 的甲醛，可出现嗜睡、无力、头痛、手指震颤、视力减退等。

甲醛可以通过刺激呼吸道产生哮喘样症状，但它不是一种呼吸道致敏剂，且并无可靠的证据表明甲醛能够导致哮喘。

最近的一些流行病学研究发现，甲醛接触组的职业妇女月经紊乱和有痛经史的比例明显高于非暴露组，同时还发现暴露组低体重儿的数量也明显多于非暴露组。研究者对一千多名从事木材加工的妇女进行调查，发现甲醛对暴露工人的生育力有一定影响，甲醛接触者受孕时间明显推迟，而且接触甲醛可能会增加自发性流产的发生率。

多次动物实验说明甲醛既是致癌剂又是促癌剂。而人群流行病学研究在甲醛对人的致癌性方面则结论不一。在关于甲醛与鼻咽癌关系的研究中，6 项队列研究中有 2 项提示可以致癌，4 项病例对照研究中有 3 项提示甲醛与鼻咽癌有关联。另外，一些队列研究还表明接触甲醛会导致脑癌的危险性增加。一些大规模的研究提示甲醛暴露和白血病之间存在某种关联，但其余的研究却没有得出同样的结果。

对甲醛与人类肿瘤的流行病学研究进行 meta 分析，其中甲醛最高浓度暴露组患鼻咽癌的危险性增高，相对危险度（RR）值为 2.11～21.74，但低浓度暴露均不能增加患鼻咽癌的危险。除了呼吸道肿瘤之外，还有许多关于甲醛与其他系统肿瘤关系的研究。2004 年国际癌症研究所（IARC）将甲醛归入 1 类，人类致癌物。认为甲醛可致鼻咽癌的发生，并且可以导致白血病。

在职业接触甲醛的人群中，其口腔黏膜和鼻黏膜细胞中微核发生率较非接触人群显著增高，外周血淋巴细胞可发生染色体变异、姐妹染色单体交换率升高和出现 DNA‐蛋白交联。

（三）中毒临床表现及防治原则

1. 急性中毒　甲醛对人体的急性毒作用主要表现为对眼、皮肤、黏膜的刺激作用，引起眼痛、流泪、皮炎等症状。吸入高浓度甲醛后，会出现呼吸道的严重刺激和水肿、眼刺痛、头痛，也可发生支气管哮喘。重度中毒可发生喉头水肿及窒息，肺水肿，昏迷，休克。

2. 慢性中毒　长期接触低剂量甲醛的危害包括引起慢性呼吸道疾病，引起鼻咽癌、结肠癌、脑瘤；对女性可致月经紊乱、并发妊娠综合征、新生儿白血病；对青少年可致记忆力和智力下降。

3. 防治原则　中毒发生后，应立即脱离中毒环境，清除毒物，对症治疗，防止并发症。

工作现场应注意做到密闭通风，严格遵守安全操作规程，加强个人防护，定期进行健康监护。

五、毒性表现与机制

变应反应可能是甲醛免疫毒性的主要表现。人类和动物实验都提示，甲醛溶液可以导致皮肤致敏，引发变应性皮炎。目前，很多试验结果证明，甲醛通过直接或者间接的作用，可以影响机体免疫系统的多个环节，甲醛可能对免疫细胞的数量以及免疫细胞执行应答的能力产生影响，从而导致其功能的紊乱。

豚鼠皮肤敏感性试验结果表明，甲醛为皮肤致敏物，可有抗甲醛抗体的产生。而对接触酚醛树脂工人以及氨基塑料制造工人调查研究发现，部分患者短期内反复多次皮炎发作，其皮肤斑贴试验阳性，并可见嗜酸性粒细胞增多现象。一旦发生致敏，即使接触非常少量的甲醛溶液也能导致变应性皮炎，出现症状如发红、出疹、瘙痒和肿胀。这些反应能从手臂扩散到脸部和身体。在北美进行的一项调查显示，10％的接触性皮炎患者都可能是由甲醛作为变应原而导致的，甲醛作为半抗原可与血浆清蛋白结合形成完全抗原，从而引起变应反应。

甲醛引起变应反应的原因，主要是通过增加 IgE 的产生，促进组胺等 I 型变应反应中炎性介质的释放，降低神经生长因子等抗炎性物质在血浆和支气管局部的浓度，从而加剧其相关的炎症刺激和变应反应的结果。此外，甲醛还可能促进 T 淋巴细胞介导的迟发型变应反应的发生。

有研究表明，甲醛暴露可使血液中的嗜酸性粒细胞的数量显著增加，从而增加嗜酸性粒细胞所诱发的气道炎症反应。嗜酸性粒细胞是机体在变应反应过程中的一种重要的调节性免疫细胞，其数量明显增加，可上调机体的变应反应。分子生物学实验结果也证明，甲醛可以增加黏膜毛细血管内皮细胞上血管间细胞黏附分子-1（VCAM-1）、细胞间黏附分子-1（ICAM-1）等的表达，而这些正是与嗜酸性粒细胞归巢有关的黏附分子，可以导致局部嗜酸性粒细胞的增多。

甲醛还可导致肥大细胞的数目增加，同时对其功能也产生一定影响，肥大细胞在其特异性抗原诱导下增加组胺的释放。在变应反应过程中，作为主要生物活性介质，组胺可以引起血管扩张、通透性增加和支气管平滑肌痉挛，使机体产生多种临床症状，如变应性休克以及支气管哮喘等。

研究表明，脾、胸腺、淋巴结等器官，都对甲醛比较敏感，经甲醛染毒后，实验动物淋巴结的重量显著增加，脾及胸腺重量明显下降。2002年何玉红等调查了甲醛浓度超标的生产皮革工厂的工人中也发现脾肿大等现象。

甲醛对体液免疫和细胞免疫以及巨噬细胞功能均有明显的抑制作用，甲醛可以对其数目和功能产生一定影响。由于淋巴细胞数量和功能的正常是保证机体有效识别外源化学物并产生适当免疫应答的基础和关键，甲醛对T淋巴细胞、B淋巴细胞等的影响可能是甲醛造成机体健康和免疫功能损伤的重要机制。

染毒甲醛以后，T淋巴细胞数目及其增殖能力显著下降。此外，甲醛还可以进一步导致机体内淋巴细胞亚群的变化。有研究发现，在甲醛暴露后的淋巴细胞中，CD19显著增加，而CD3，CD4和CD8明显下降。甲醛还能引起Th1/Th2细胞的数量和分泌细胞因子的功能产生障碍，导致免疫病理学反应。甲醛可使Th2细胞产生IL-4和IL-10的能力增强，而Th1细胞产生IFN-γ的水平并没有出现明显的变化，从而导致机体产生免疫紊乱，免疫功能失调。

而当人体接触超过国家标准约10倍浓度的甲醛后，其体内的B淋巴细胞的数目显著增加，同时甲醛还可以造成机体B淋巴细胞和浆细胞产生抗体类型的改变，导致IgE的分泌增多，诱导变应反应的发生。

此外，还有研究表明，甲醛可以影响自然杀伤（NK）细胞的杀伤作用，从而破坏机体内环境的稳定性。

综上所述，由于甲醛对免疫系统的影响是一种综合性的复杂作用，目前还存在很多有争议的观点，同时对其分子水平的机制研究还很不足，因此，对甲醛造成的免疫系统损伤机制还有待于进一步深入的研究。

（聂燕敏　赵超英　常元勋）

主要参考文献

1. Elangovan N, Chiou TJ, Tzeng WF, et al. Cyclophosphamide treatment causes impairment of sperm and its fertilizing ability in mice. Toxicology, 2006, 222

(1-2): 60-70.

2. Rekhadevi PV, Sailaja N, Chandrasekhar M, et al. Genotoxicity assessment in oncology nurses handling anti-neoplastic drugs. Mutagenesis, 2007, 22 (6): 395-401.

3. Huong DL, Amoura Z, Duhaut P, et al. Risk of ovarian failure and fertility after intravenous cyclophosphamide. A study in 84 patients. J Rheumatol, 2002, 29 (12): 2571-2576.

4. Ikezawa Y, Nakazawa M, Tamura C, et al. Cyclophosphamide decreases the number, percentage and the function of CD25[+] CD4[+] regulatory T cells, which suppress induction of contact hypersensitivity. J Dermatol Sci, 2005, 39 (2): 105-112.

5. Motoyoshi Y, Kaminoda K, Saitoh O, et al. Different mechanisms for anti-tumor effects of low- and high-dose cyclophosphamide. Oncol Rep, 2006, 16 (1): 141-146.

6. Karni A, Balashov K, Hancock WW, et al. Cyclophosphamide modulates CD4[+] T cells into a T helper type 2 phenotype and reverses increased IFN-gamma production of CD8[+] T cells in secondary progressive multiple sclerosis. J Neuroimmunol, 2004, 146 (1-2): 189-198.

7. GB 8791-88. 职业性急性甲醛中毒诊断标准及处理原则.

8. GBZ 73-2002. 职业性急性化学物中毒性呼吸系统疾病诊断标准.

9. Heck HD, Casanova M, Starr TB. Formaldehyde toxicity—new understanding. Crit Rev Toxicol, 1990, 20 (6): 397-426.

10. 于立群, 何凤生. 甲醛的健康效应. 国外医学卫生学分册, 2004, 31: 84-87.

11. Schupp T, Bolt HM, Hengstler JG. Maximum exposure levels for xylene, formaldehyde and acetaldehyde in cars. Toxicology, 2005, 206 (3): 461-470.

12. 陈慰峰 主编. 医学免疫学. 4 版. 北京: 人民卫生出版社, 2004: 127-133.

13. Colonna M, Trinchieri G, Liu YJ. Plasmacytoid dendritic cells in immunity. Nat Immunol, 2004, 5 (12): 1219-1226.

14. Xie H, He SH. Roles of histamine and its receptors in allergic and inflammatory bowel diseases. World J Gastroenterol, 2005, 11 (19): 2851-2857.

15. Jutel M, Blaser K, Akdis CA. Histamine in allergic inflammation and immune modulation. Int Arch Allergy Immunol, 2005, 137 (1): 82-92.

16. 何玉红，俞红霞，李玉琴. 甲醛作业工人脾肿大 22 例分析报告. 职业与健康，2002，18（6）：27.

17. Sadakane K，Takano H，Ichinose T，et al. Formaldehyde enhances mite aller-gen-induced eosinophilic inflammation in the murine airway. J Environ Pathol Toxicol Oncol，2002，21（3）：267-276.

18. Kim WJ，Terada N，Nomura T，et al. Effect of formaldehyde on the expres-sion of adhesion molecules in nasal microvascular endothelial cells：the role of formaldehyde in the pathogenesis of sick building syndrome. Clin Exp Allergy，2002，32（2）：287-295.

第十七章

氯代烃杀虫剂

有机氯（organochlorine）农药是一种广谱、高效、低毒及高残留的化学杀虫剂。主要包括以苯为原料和以环戊二烯为原料的两大类。以苯为原料的有机氯农药主要是滴滴涕（dichloro‐diphenyl‐trichloroethane，DDT）和六六六（hexachlorocyclohexane，六六六），以及DDT的类似物甲氧滴滴涕（methoxychlor，MXC）；也包括从DDT结构衍生而来、生产吨位小、品种繁多的杀螨剂，如三氯杀螨砜、三氯杀螨醇、杀螨酯等。以环戊二烯为原料的有机氯农药包括作为杀虫剂的氯丹、七氯、艾氏剂、狄氏剂、异狄氏剂、硫丹、毒杀芬等。

常用的有机氯农药有下列特性：

1. 不易挥发，降解缓慢，在食物链中存在生物浓集和生物放大效应。

2. 氯苯结构较为稳定，不易被生物体内酶系降解，在体内的生物转化和降解速度极其缓慢。

3. 多为脂溶性化合物，水中溶解度低，较易吸附于土壤颗粒，在土壤中的滞留期多达数年。

4. 土壤微生物将该类农药还原或氧化为类似的衍生物，但其产物也存在残留毒性问题。

5. 该类农药还可随气流和水流等扩散至全球各地。

第一节　滴滴涕

一、理化性质

滴滴涕（DDT）化学名称是2，2‐双‐(对氯苯基)‐1，1，1‐三氯乙烷，分子式为 $C_{14}H_9Cl_5$。DDT农药分两大类，一类为同分异构体，另一类为同系物。DDT 化合物异构体为白色晶体或淡黄色粉末，无味，难溶于水，易溶于苯、氯仿等有机溶剂。DDT 化学性质稳定，在常温下不分解。对酸稳定，强碱及含铁溶液易促进其分解。当温度高于熔点时，特别是有催化剂或光的情况下，p，p'-DDT 经脱氯化氢可形成 p，p'-DDE。在空气中遇明火和高温可燃，其与空气可形成爆炸性混合物。DDT 受高热易分解释放出氯化氢等有毒气体。

二、来源、存在与接触机会

DDT 曾是广泛使用的杀虫剂之一。在 DDT 生产、包装以及在农业喷洒杀虫时均可接触。DDT 性质稳定，不易被降解成无毒物质，可以通过食物链污染整个生态系统，造成长期性的环境污染，严重危害着生物体和人类的健康。我国已经在 1983 年开始限制生产和使用 DDT 这种农药。

三、吸收、分布、代谢与排泄

DDT 可经多种途径吸收，但与其他有机氯农药相比，不易经皮吸收。哺乳动物灌胃后 2～3 小时吸收率最高，第 4 小时明显下降。吸收进入机体后，可分布于血液、肝、肾及中枢神经系统，其在脂肪组织中浓度最高。停止接触后机体内 DDT 蓄积量虽然会逐渐下降，但其将会长期贮留在脂肪组织中。DDT 在人体内的降解主要有两种途径：一是脱去氯化氢生成 DDE，在人体内 DDT 转化成 DDE 相对较为缓慢，3 年间转化成 DDE 的 DDT 还不到 20%。DDE 从体内排放尤为缓慢，生物半衰期约需 8 年，因而 DDE 是贮存在组织中的主要残留物。DDT 还可以通过一级还原作用生成 DDD，后者被最终转化成双-(对氯苯基)-乙酸（DDA），DDA 生物半衰期只需约 1 年，更易溶解于水而排出体外。DDT 经代谢分解后主要经肾由尿液排出，少量经粪、乳汁和呼气排出，而且能经胎盘传给胎儿。

四、毒性概述

（一）动物实验资料

1. **急性毒性**　DDT 是中等毒性化合物，可对哺乳动物中枢神经系统产生兴奋作用，主要作用于脑桥和脑干。经口 LD_{50} 大鼠为 113 mg/kg；小鼠为 135 mg/kg。大鼠经口急性中毒主要表现为不安、躁动、对外界刺激过敏，严重中毒可在 1～3 天内死亡。静脉注射 LD_{50} 剂量 5 分钟后即出现症状，首先出现肌无力，随后出现轻微震颤，并逐渐加重，或呈癫痫样发作。

2. **亚急性与慢性毒性**　41～80mg/(kg·d)，狗经口，39～49 个月内，全部死亡。21～40mg/(kg·d)，狗经口，39～49 个月内，25％死亡。41～80mg/(kg·d)，猴经口，70 天内，全部死亡。

3. **致突变**　从哺乳动物实验系统（整体和体外）所得的证据尚无肯定的结论。

4. **生殖发育毒性**　在 DDT 作用的实验研究中，对小鼠、大鼠和狗的研究未显示有任何致畸作用。动物实验表明 DDT 及其代谢物 DDD 和 DDE 具有雌激素样效应，可对生物体的内分泌和生殖功能产生干扰作用。其中 o，p'-DDT 的雌激素活性最强。卵黄微注射，o，p'-DDT 可引起雄性青鱼向雌性转变。用工业级 DDT（含 20％的 o，p'-DDT 和 80％的 p，p'-DDT）染毒雄性大鼠，可引起大鼠睾丸萎缩，染毒雌性大鼠后可引起子宫充血和水肿。

5. **致癌性**　DDT11～20mg/(kg·d)，小鼠经口，染毒 2 年，肝肿瘤危险性提高 4.4 倍；0.16～0.31mg/(kg·d)，小鼠经口，染毒 2 代，雄性肝肿瘤危险性增加 2 倍。用 DDE 和 DDD 在小鼠中诱发出了肝肿瘤，但是关于这些肿瘤的意义尚存在着不同意见。国际癌症研究所（IARC，2008 年）将 DDT 归入 2B 类，人类可能致癌物。

（二）流行病学资料

根据目前现有的资料，还没有证据确证 DDT 对人类有致癌作用。

（三）中毒临床表现与防治原则

1. 急性中毒　DDT中毒主要对神经系统和实质性的脏器造成损害。

早期症状主要表现为面部、口唇、舌麻木感，以及恶心、呕吐、眩晕、乏力、食欲减退、腹痛等症状。

神经系统症状主要表现为中枢神经系统的兴奋和损害作用，导致中枢神经系统应激性显著增加，作用的主要部位在脑桥和脑干，且能通过大脑皮层影响植物神经系统及周围神经。根据临床表现和病情的不同，分为轻度、中度及重度中毒。

（1）轻度中毒　主要表现为嘴部麻木、刺痛，头痛、眩晕、全身乏力、易激动、睡眠障碍、咽部不适、视力模糊。有时有不自主的轻度抽搐、出汗、流涎、食欲不振及恶心、呕吐、腹泻等。

（2）中度中毒　主要表现为上述症状加重，神经系统兴奋性明显增高，四肢疼痛，脸部及四肢抽搐，视力障碍、多汗、共济失调等。

（3）重度中毒　主要表现为中枢性高热、癫痫样抽搐或反复发作的惊厥，随后可出现无力性麻痹、神志不清，甚至昏迷。

少数患者出现心、肝、肾等脏器的损害。可出现肝肿大，肝功能改变，少尿、无尿，尿中有蛋白、红细胞等症状。

吸入中毒者，有呼吸道黏膜刺激症状，出现咳嗽、咳痰等症状。严重者可出现呼吸困难、肺水肿，甚至因呼吸衰竭而死亡。

皮肤黏膜刺激表现，眼部污染者表现畏光、流泪、疼痛等结膜炎症状。皮肤受污染者，引起皮肤红肿、烧灼感、瘙痒、皮炎，甚至水疱出现。

2. 慢性中毒　由于DDT在人体内有蓄积性，长期接触者可引起慢性中毒。主要表现为头痛、头晕、乏力、易激惹、失眠等神经衰弱综合征症状。少数患者可出现贫血、心血管及呼吸系统的损害。个别患者可发生视觉紊乱症状。长期慢性中毒可能会增加肝肿瘤的发生率。虽然目前还没有DDT与人类肿瘤的确切的流行病学证据，但长期暴露DDT可能会造成生殖毒性，导致女性患乳腺癌、子宫颈癌等生殖器官的恶性肿瘤等疾病的危险性增加。

3. **防治原则** 急救与治疗：阻断毒源，减少毒物吸收，对症处理。

加强职业教育，注意安全与劳动保护措施，要求从事 DDT 作业的人员应无职业禁忌证。

五、毒性表现

1. **对免疫器官的毒性作用** 免疫组织和器官（脾和胸腺等）检测是评价免疫机能状态的重要指标。有研究结果显示，经口给予鸡 100mg/kg 的 DDT，与对照组比较，实验组鸡的脾和胸腺重量显著降低，提示 100mg/kg 的 DDT 可对鸡的免疫器官有一定的损伤。

2. **对体液免疫的毒性作用** 通常用抗体滴度和空斑形成细胞（PFC）来反映体液免疫功能。动物实验研究发现，有机氯农药的急性、亚慢性和慢性暴露均可抑制体液免疫功能。Street 等研究发现，小鸡暴露于 DDT 或灭蚁灵，尽管体内特异性抗体的滴度正常，但是循环 IgM 和 IgG 的水平显著降低。另有研究报道，DDT 亚慢性染毒可降低小鼠、大鼠和兔血清中对卵清蛋白和（或）破伤风类毒素的抗体（IgM 和 IgG）滴度。

3. **对细胞免疫的毒性作用** Banerjee 用 DDT 染毒大鼠，观察对其白细胞和巨噬细胞抑制实验的效应，发现 DDT 可显著减弱大鼠白细胞移动现象。DDT 还可使实验动物的迟发型变应反应减弱。

4. **对非特异性免疫功能的影响** 有机氯农药可通过减少单核细胞和吞噬细胞产生的自由基及减弱它们的趋化功能两个方面，抑制非特异性免疫功能。从而造成机体对侵袭抵抗力减弱。

33 名接触 DDT 工人的中性粒细胞功能如趋药性、黏附力及吞噬功能等明显受到抑制，特别是接触年限较长者，上呼吸道感染及复发率明显增高。Descotes 等研究了农药对体外人外周血中性粒细胞趋化功能（PMNL ）的影响，发现浓度为 $10\mu mol/L$ 的 DDT 作用于人外周血中性粒细胞 72 小时，可使 PMNL 下降 23％。

5. **过敏性疾病和自身免疫性疾病** 流行病学调查发现，接触农药可引起哮喘和变应性皮肤病增加。Reichrtova 采集了 2050 名新生儿的脐带血，测定其中总 IgE 滴度和 p，p'-DDE 浓度，结果发现两者存在正相关，并认为这一现象与本地新生儿变应性湿疹多发有关。

Street 总结了以往研究中所报告的接触有机氯农药患者出现的自身免疫现象，认为在这些患者体内可检出抗肝、抗肾的自身抗体。Thomas 还认为与有机氯等农药相关的自身免疫性疾病还包括类风湿性关节炎、系统性红斑狼疮、溶血性贫血、自身免疫性甲状腺炎及硬皮病等。

六、毒性机制

（一）氧化应激

农药可通过氧化应激反应抑制免疫系统功能，而抗氧化剂可拮抗此种抑制作用。用 DDT（100、200mg/kg）给大鼠连续灌胃 8 周后，发现血清中硫代巴比妥酸反应物质、红细胞超氧化物歧化酶活性呈剂量依赖性增加，同时抗绵羊红细胞（SRBC）抗体滴度下降。在灌胃液中加入维生素 C（100mg/kg），可以明显地拮抗 DDT 的免疫抑制作用，表明 DDT 引起的免疫毒性与自由基的生成有关。

（二）免疫细胞凋亡

体外试验研究结果表明，部分有机氯农药（如硫丹、七氯）可抑制人 T 淋巴细胞生长，使细胞生存率下降，诱导细胞凋亡发生。因此，推测 DDT 免疫中毒机制可能也与其诱导 T 淋巴细胞凋亡有关。

（三）间接作用

1. 进入血液中的有机氯分子与氧相互作用而发生去氯的链式反应，产生不稳定的含氧化合物。后者缓慢分解，形成新的活性中心，强烈作用于周围组织，引起严重的病理变化，可间接影响机体的免疫水平。

2. 近年来发现免疫系统不是单独发挥作用，而是与神经、内分泌系统相互联系、相互调节，构成神经-内分泌-免疫网络系统影响人体免疫功能。DDT 农药是神经毒剂，对人体中枢神经系统有明显的损伤效应，可通过神经-内分泌-免疫网络间接影响人体免疫功能。

（杜宏举）

第二节　六六六

一、理化性质

六六六化学名称是六氯环己烷（1，2，3，4，5，6 - hexachloro，Cylohexane），是一种广谱性的有机氯杀虫剂，主要由 α、β、γ、δ 4种异构体构成。六六六为晶体粉末，4 种异构体化学性质与 DDT 相似。

二、来源、存在与接触机会

六六六是一种用量很大的杀虫剂。由于其低水溶性和高氯状态，化学性质稳定，可长期存留于土壤、水体。可以通过食物链污染整个生态系统，造成长期性的环境污染。六六六还有挥发性，能通过大气传播，导致全球范围的污染。在其生产和使用过程中以及日常生活中均有广泛的接触机会，对人体产生危害和毒性作用。

三、吸收、分布、代谢与排泄

六六六可经消化道、呼吸道及皮肤吸收，分布到全身各器官。在血中可全部与血浆蛋白结合，蓄积在脂肪组织中。4 种异构体进入人体后 α、γ、δ 异构体在几周内就会消失，只有 β - 六六六不易消失而蓄积于体内，故可以 β - 六六六作为评定六六六在体内蓄积量的指标。实验动物粪或尿中的代谢产物主要是氯酚和氯苯类，代谢和排泄很快。

四、毒性概述

（一）动物实验资料

1. 急性毒性　六六六四种同分异构体中杀虫效力最强的是 γ - 六六六，γ - 六六六提纯后的物质称为林丹。六六六经口 LD_{50} 大鼠为 1250mg/kg；小鼠为 700mg/kg。经皮 LD_{50} 大鼠为 500mg/kg；家兔为 300mg/kg；豚鼠为 400mg/kg。经口急性中毒症状表现为呼吸加快，间歇性肌痉挛、流涎、惊厥、昏迷，常在 24 小时内死亡。

2. 亚急性与慢性毒性　六六六长期经口给予，对大、小鼠和狗的无作用剂量为 1.25mg/(kg·d)。大鼠在 2.6～5.0mg/(kg·d) 剂量下，肝脏出现轻微病变，剂量增加，病变的范围也随之增大。小鼠在 6～10mg/(kg·d) 剂量下，诱发肝小叶中央区增生性病灶，20mg/(kg·d) 以上剂量可诱导小鼠肝肿瘤的出现。反复高剂量给予六六六可对动物神经系统产生刺激作用，引起剧烈的癫痫样发作，还可对肾、胰腺及睾丸致退行性的改变。另外，六六六对免疫系统也有抑制作用。

3. 致突变　从哺乳动物实验系统（整体和体外）所得的证据尚无肯定其致突变性的结论。但六六六处理过的小麦等谷物根尖细胞见到多倍体，在 0.5mg/L 和 1.0mg/L 浓度培养下的人淋巴细胞染色体结构损伤的比例与浓度成正比。

4. 生殖发育毒性　未见六六六有任何致畸作用的确定报告。研究表明，与 DDT 一样，六六六为环境内分泌干扰物，具有类雌激素样作用，可对生物体的内分泌和生殖功能产生干扰作用，可导致生殖和发育障碍。曾有研究者用工业品六六六染毒小鼠，结果表明，小鼠的精子、睾丸及附睾乳酸脱氢酶-X 同工酶（LDH-X）的活性出明显下降，并呈剂量-效应关系。

5. 致癌性　以每天大于 20mg/kg 剂量经口给予可诱发小鼠肝肿瘤，其中 α 异构体要比 β、γ、δ 异构体的致癌性强。国际癌症研究所（IARC，1987 年）将六六六归入 2B 类，人类可能致癌物。

（二）流行病学资料

据报道，长期接触六六六，导致女性患乳腺癌、子宫颈癌的危险性增加。

（三）中毒临床表现与防治原则

1. 急性中毒　六六六主要损害中枢神经系统，此外对心、肝、肾等实质性脏器亦有显著毒性，对皮肤黏膜有刺激性。急性毒性表现与 DDT 类似。

2. 慢性中毒　主要表现为神经衰弱综合征等症状。患者可伴有慢性胃炎、慢性肝病等症状，白细胞减少、红细胞沉降率加快。长期慢性接触可导致女性患乳腺癌、子宫颈癌等疾病的危险性增加。

3. 防治原则　与 DDT 相似，参加 DDT 有关内容。

五、毒性表现

1. 对体液免疫的毒性作用　有报道，γ-六六六（林丹）暴露可抑制体液免疫功能，引起实验动物的空斑形成细胞（PFC）下降。六六六暴露同样也可抑制人群的体液免疫功能。对印度六六六生产厂工人的检查发现，血清六六六较高组（0.604mg/L）工人 IgM 水平显著高于较低组（0.266mg/L）与对照组（0.051mg/L）。

2. 对细胞免疫的毒性作用　Descotes 等通过林丹对外周血淋巴细胞影响体外试验进行研究发现，浓度为 0.1mmol/L 的林丹在体外与外周血淋巴细胞作用 72 小时后，与对照组相比，可使植物血凝素（PHA）刺激的淋巴细胞增殖下降 11.8%，而 0.3mmol/L 剂量组则可使植物血凝素（PHA）刺激的淋巴细胞增殖下降 50%。

3. 对非特异性免疫功能的影响　Descotes 等还研究了六六六对体外人外周血中性粒细胞趋化功能（PMNL）的影响，结果显示，浓度为 10μmol/L 的六六六作用人外周血中性粒细胞 72 小时后，可使 PMNL 下降 22%。

六、毒性机制

关于六六六引起免疫毒性表现及其机制的报道不多，对其免疫中毒机制的认识尚不十分清楚，目前认为主要与以下几种作用机制有关。

1. 改变免疫细胞内钙离子的浓度　细胞内游离钙离子是重要的胞内信使，其浓度变化可以引起许多生理和病理效应。免疫相关细胞内游离 Ca^{2+} 浓度的增高，在抑制免疫细胞功能方面发挥一定作用。研究表明，γ-六六六（林丹）在 5～100μmol/L 浓度下可使鱼外周血淋巴细胞中的游离 Ca^{2+} 浓度增加，在 25～100μmol/L 时可以使巨噬

细胞中的游离 Ca^{2+} 浓度增加。林丹可引起巨噬细胞内质网的钙含量持续变化，但不影响外周血淋巴细胞内质网的钙贮存。

2. 氧化应激　农药可通过氧化应激反应抑制免疫系统功能，而抗氧化剂可拮抗此种抑制作用。Koner 等用林丹（40、80mg/kg）给大鼠连续灌胃 8 周后，发现血清中硫代巴比妥酸反应物质、红细胞超氧化物歧化酶活性呈剂量依赖性增加，同时抗绵羊红细胞抗体滴度下降。在灌胃液中加入维生素 C（100mg/kg），可以明显地拮抗林丹的免疫抑制作用，表明林丹引起的免疫毒性与自由基的生成有关。Dunier 也发现高剂量维生素 C（2000mg/kg）可拮抗林丹的免疫抑制作用。

3. 免疫细胞凋亡　体外试验研究结果表明，部分有机氯农药（如硫丹、七氯）可抑制人体 T 淋巴细胞生长，使细胞生存率下降，诱导细胞凋亡发生。因此，推测六六六免疫中毒机制可能也与其诱导 T 淋巴细胞凋亡有关。

4. 间接作用　有人认为六六六中毒可使血钾及乙酰胆碱含量增高，刺激神经系统及效应器，通过神经-内分泌-免疫网络系统使人体内分泌系统紊乱，间接影响免疫系统和免疫功能。

（杜宏举）

第三节　甲氧滴滴涕

一、理化性质

甲氧滴滴涕（methoxychlor，MXC），属新型有机氯类杀虫剂，化学名称为 1，1，1-三氯-2，2-双-(对-甲氧苯基)-乙烷。MXC 为无色晶体（原油为灰色粉末），不溶于水，易溶于醇、氯代烃类、酮类溶剂、植物油和二甲苯等有机溶剂。MXC 具有抗氧化作用和耐热性能。可与碱发生反应，特别是有催化剂条件下反应迅速，失去氯化氢，但比 DDT 慢。

二、来源、存在与接触机会

MXC 是一种人工合成的广谱杀虫剂，主要用于消灭家庭卫生害虫、动物体外寄生虫、蔬菜、果园害虫等。目前 MXC 已在全球范围内造成污染，在土壤、河流及人体体液及组织内均检测到了高浓度的MXC。在生产使用过程中及饮食过程中均有暴露于 MXC 的机会。

三、吸收、分布、代谢与排泄

主要通过食物链途径进入机体。与 DDT 相比，具有在哺乳动物体内代谢快、易排泄、毒性低及可生物降解，在机体内无累积作用，易被混合功能氧化酶分解而转化为水溶性无毒排泄物，不易造成环境污染等特性。目前在许多国家被广泛使用。

四、毒性概述

（一）动物实验资料

1. **急性毒性**　可经呼吸道、消化道侵入机体，油溶液可通过完整皮肤吸收。MXC 可对哺乳动物中枢神经系统产生兴奋作用，引起震颤和抽搐。经口 LD_{50} 大鼠为 5800mg/kg；小鼠为 1850mg/kg。经皮 LD_{50} 大鼠为 6800mg/kg；家兔为 600mg/kg。

2. **亚急性与慢性毒性**　大鼠经皮涂抹 2000～3000mg/kg，每周 5次，共 13 周。2000mg/kg 剂量组未见动物死亡，但体重增长速度明显减慢。3000mg/kg 剂量组 8 天后有 1/3 的动物死亡。鹌鹑卵注射MXC，结果孵化出的鹌鹑丘脑下部神经系统受到损害，性成熟受到影响，并且其神经传导和性行为长期受到影响。第 1 代和第 2 代雄性鹌鹑交配行为受影响，血中激素浓度降低。如果青春期的雌性恒河猴染毒 MXC，则其空间辨别、听觉等大脑功能受影响。

3. **致突变**　MXC 可以导致附睾中 H_2O_2 升高，H_2O_2 在穿越精子细胞膜后，进入核内造成 DNA 链断裂。同时，作为酶蛋白的 GSH-Px 参与精子中段线粒体的组成，它的活性障碍会使精子中段发生形态学改变，直接造成精子质量异常。这可能是 MXC 导致精子畸形率增加的原因。

4. 生殖发育毒性 经口给一定剂量的 MXC 能够诱导雄性大鼠睾丸、附睾及精囊重量减轻；50mg/kg 的 MXC 能引起睾丸激素分泌短暂性下降。在雌性大鼠则引起动情周期延长，卵巢萎缩，卵泡闭锁，子代成活率减低等。动物孕期暴露于 MXC 32/（kg·d）、64mg/（kg·d）可干扰卵泡的正常发育，加速卵泡闭锁的形成，同时 MXC 造成活胎数量减少，损伤胎盘滋养细胞，可能影响雌性生殖系统健康及子代发育。

MXC 能致雄性小鼠出生时体重减轻，肛门与外生殖器之间的距离缩短。当 MXC 浓度达 $100\mu g/L$ 时，连续染毒 90 天后，蟾蜍性腺出现外部畸形和内部结构异常，且有明显的剂量-效应关系。

5. 致癌性 未见相关报道。

（二）中毒临床表现与防治原则

1. 急性中毒 MXC 可经呼吸道、消化道及皮肤吸收而引起中毒。其毒性比 DDT 低，急性中毒症状类似于 DDT，参见 DDT 有关章节。

2. 慢性中毒 中毒症状类似于 DDT，参见 DDT 有关章节。

3. 防治原则 与 DDT 相似，参见 DDT 有关章节。

五、毒性表现

1. 对免疫器官的毒作用 免疫器官（脾和胸腺等）检测是评价免疫机能状态的重要指标。White 等研究结果表明，甲氧滴滴涕（MXC）能影响恒河猴免疫系统，经口给予可引起大鼠体重下降，脾重量减轻，胸腺重量下降，且这种作用在雄鼠比在雌鼠表现得更明显。

2. 对细胞免疫的毒性作用 Golub 等利用青春期雌性恒河猴为研究对象，经口给予 $50mg/（kg·d）$ MXC 可引起恒河猴 T 淋巴细胞 CD4/CD29 亚群绝对数量的减少，同时其在 B 淋巴细胞群中的比例也明显降低。

3. 过敏性疾病和自身免疫性疾病 研究结果表明，MXC 能影响恒河猴免疫系统和骨骼的生长发育，增加其青春期患贫血、感染性疾病的危险性。MXC还能增加恒河猴成年后患骨质疏松、自身免疫性疾病及心脏病的危险性。以 25mg/(kg·d) 给予青春期的雌性恒河猴喂饲 MXC，结果发现 B 淋巴细胞被明显抑制，记忆性 T 淋巴细胞的成熟过程发生改变，并伴有骨质和骨长度的改变。

六、毒性机制

1. 氧化损伤作用 生物膜是毒物进入细胞的必经之路，是经常最先受到毒物攻击的部位。MXC 在肝经细胞色素 P450 代谢生成活性氧（ROS）致使生物膜脂质发生反应，改变膜的转运功能，从而破坏细胞膜的完整性，导致各种毒性损害。这种作用可能是 MXC 对免疫系统的主要毒性作用方式。

2. 免疫细胞凋亡 体外试验研究结果表明，部分有机氯农药（如硫丹、七氯）可抑制人体 T 淋巴细胞生长，使细胞生存率下降，诱导细胞凋亡发生。因此，推测 MXC 免疫毒性机制可能也与其诱导 T 淋巴细胞凋亡有关。

3. 间接作用 Na^+-K^+-ATP 酶广泛分布于细胞膜，其中以神经细胞和肾细胞上的活性最强。有研究显示，MXC 很可能以此酶为靶子，影响轴索膜钠离子与钾离子的通透性，从而对神经系统及效应器产生毒性作用，通过神经-内分泌-免疫网络系统间接影响免疫功能。因此推测 MXC 可能先作用于神经系统，引起神经系统紊乱，进而损伤免疫系统。

（杜宏举）

第四节　氯丹

一、理化性质

氯丹（chlordane）是使用广泛的有机氯杀虫剂，别名是为八氯-

六氢-甲撑茚,外观呈无色或淡黄色黏稠液体。工业品是有杉木气味的琥珀色液体。不溶于水,易溶于多种有机溶剂(如芳香烃、酮类、酯类、醚类等)。化学性质较稳定,一般不会燃烧,但受高热时可燃烧分解成一氧化碳、二氧化碳、氯化氢等有毒腐蚀性烟气。可浸蚀塑料、橡胶、铁、锌等物质。与碱溶液接触可分解生成有毒烟雾而失效。

二、来源、存在与接触机会

氯丹广泛用于控制农作物和森林的虫害,目前主要用于防治地下害虫及白蚁。常用剂型有粉剂、乳剂和煤油溶液。生产、运输及使用过程中,接触经氯丹处理过的房屋地基周围的土壤,生活在距离氯丹污染的废弃场等地附近均可暴露于氯丹。另外,氯丹还可通过母婴传播而导致下一代的暴露。

三、吸收、分布、代谢与排泄

氯丹可经呼吸道、消化道和皮肤等多种途径进入机体,其经皮肤吸收迅速。在体内主要经肝代谢,转化成多种代谢产物,如反式-氯丹、1,2-二氯氯丹、氧氯丹、1-羟-2-氯-2,3-环氧氯丹、氯丹乙醇及七氯等。其中大多数代谢产物毒性比氯丹小,但氧氯丹及一些环氧化物的毒性则比氯丹大。氯丹进入机体后,主要分布和贮存在脂肪组织中,其次是肝、肾、脑及肌肉组织中。主要经肾随尿液排出体外,也可随粪便及乳汁排出。

四、毒性概述

(一)动物实验资料

1. 急性毒性 氯丹是中等毒性化合物。经口 LD_{50} 大鼠为 200mg/kg,小鼠为 145mg/kg。经皮 LD_{50} 家兔为 530mg/kg。氯丹所致急性中毒主要表现为抽搐。由于氯丹具有易挥发性,蒸气对动物,呼吸道可受强烈刺激。

2. 亚急性与慢性毒性 反复多次经口摄入 100mg/(kg·d),共15

天，受试大鼠全部死亡。吕波等研究了氯丹对 SD 大鼠甲状腺激素水平及组织结构的影响。以 15mg/kg 的剂量经口给予氯丹，分别染毒5～40天，结果显示，染毒第 10 天，出现血清游离甲状腺素（FT4）、游离三碘甲状腺原氨酸（FT3）水平的降低和促甲状腺素（TSH）水平的增高，随染毒时间延长，FT4 和 FT3 水平又可恢复正常；氯丹还可改变甲状腺组织结构；对两者的作用均存在时间-效应关系。大鼠 3 年实验结果表明，饲料内氯丹可致大鼠生长缓慢、明显肝损害及神经系统损伤。

3. 致突变　国外大量实验表明，氯丹等灭蚁药是一典型致突变剂，可以引起动物和人多种细胞染色体畸变。

4. 生殖发育毒性　未见相关报道。

5. 致癌性　有研究表明，给予小鼠含氯丹的饲料，可使小鼠肝癌发生率增加。

（二）流行病学资料

黄凯云等利用单细胞凝胶电泳（彗星实验）研究了职业接触氯丹作业工人外周血淋巴细胞的 DNA 损伤效应，结果发现，职业接触氯丹工人外周血淋巴细胞 DNA 断裂程度及 DNA 彗星尾长两个指标，均明显高于对照组，并与接触工龄有明显正相关关系，吸烟、饮酒能加重氯丹对 DNA 的损伤水平。

（三）中毒临床表现与防治原则

1. 急性中毒　人经口致死剂量为 50～500mg/kg。氯丹急性中毒后主要表现为抽搐，人大量接触后在 0.5～3 小时内可出现抽搐，主要出现神经系统，如头痛、头晕、乏力、眼球震颤、共济失调，重者可出现阵挛性强直性抽搐或癫痫样发作性抽搐；消化系统症状，如恶心、呕吐、腹痛、腹泻。

2. 慢性中毒　主要是中枢神经系统的功能性紊乱和肝退行性改变。表现为头痛、头晕、易疲倦、失眠、记忆力减退以及恶心、呕吐、乏力、食欲不振等神经衰弱综合征和植物神经功能紊乱症状，可有上腹部及肝区疼痛等。

3. 防治原则　防治原则同 DDT、六六六，可参考 DDT、六六六有关章节内容。

五、毒性表现与机制

1. 对体液免疫的毒性作用　Street 等研究发现，小鸡暴露氯丹，尽管实验动物体内特异性抗体的滴度正常，但是血清 IgM 和 IgG 的水平显著降低。朱宝立等研究结果表明，职业接触氯丹使血清中 IgG、IgA、IgM 水平显著下降，但与工龄无关；吸烟、饮酒能加重氯丹对人体免疫水平的影响，使 IgG、IgA、IgM 水平显著降低；血清免疫球蛋白的水平与血清氯丹含量呈显著负相关。3 种功能性免疫球蛋白同时降低反映长期接触氯丹的作业人员存在不同程度的 B 淋巴细胞功能障碍，提示职业性接触氯丹能显著降低作业工人机体的免疫水平。

2. 对细胞免疫的毒性作用　研究表明，成年小鼠对氯丹的免疫毒性有一定抗性，暴露于 $0.1\sim8mg/(kg\cdot d)$ 的氯丹后，小鼠体液免疫并未发生明显改变，而细胞免疫反应则出现增强。

McConnachie 等报告了 27 例在家庭或工作中接触氯丹 4 个月至 10 年者，T 淋巴细胞 CD1 表达增加，CD4 淋巴细胞的抑制剂诱导表型（suppressor-inducer phenotype）CD45RA 表达减少。Fc 段（Fragment crystalizable）介导的抗体依赖性细胞毒性明显抑制。对 24 例氯丹和七氯接触者的临床研究发现，其主要症状是流感样表现或反复呼吸道感染综合征，免疫功能检查显示 T 淋巴细胞（CD26）显著增加。

3. 对非特异性免疫功能的影响　对吞噬细胞的作用。氯丹可通过减少单核和吞噬细胞产生的自由基及减弱它们的趋化功能两个方面来抑制非特异性免疫功能。已知吞噬细胞产生的超氧阴离子自由基在杀灭外源微生物中具有重要作用。Casale 等研究发现，体外用猴中性粒细胞和单核细胞与氯丹在 37℃下培养 1 小时，发现在 $10\sim14mol/L$ 和 $10\sim15mol/L$ 的浓度之间，全部样品的中性粒细胞和单核细胞趋化功能均受到抑制。

4. 过敏性疾病和自身免疫性疾病　以往研究表明，小鼠宫内暴露氯丹导致迟发型超敏反应（DHR）应答降低，而抗绵羊红细胞（SR-BC）抗体生成没有下降。但是与此相反，成年小鼠氯丹暴露并未引起 DHR 应答及对 SRBC 的空斑形成细胞（PFC）反应的改变。Rosenberg 等对 322 名农民进行了回顾性流行病学调查，调整年龄和性别后，发现抗核抗体阳性率与长期接触有机氯类（包括氯丹、艾氏剂、狄氏剂等，但不包括 DDT 和甲氧滴滴涕）相关。

McConnachie 等对 27 例接触氯丹的人进行抗体检测，发现有 12 例检出自身抗体如抗 DNA 抗体、抗平滑肌抗体、抗核抗体及特异性 IgG 抗体，表明这些接触者体内存在自身免疫反应。目前，人们对氯丹的免疫毒性表现和免疫毒性机制了解得还不是很清楚，仍有很多问题有待深入研究和探讨。

（杜宏举）

主要参考文献

1. 夏世钧. 农药毒理学. 北京：化学工业出版社，2008.

2. 刘明和. 有机氯在我国的污染现状及监控对策. 内蒙古环境保护，2003，15（1）：35-38.

3. Turusov V，Rakitsky V，Tomatis L. Dichloro-diphenyl-trichloroethane（DDT）：ubiquity，persistence，and risks. Environ Health Perspect，2002，110（2）：125-129.

4. 张金良，王舜钦. 中国 DDT 污染及对人群健康影响的研究现况. 预防医学情报杂志，2006，22（4）：416-421.

5. Banerjee BD，Ray A，Pasha ST. A comparative evaluation of immunotoxicity of DDT and its metabolites in rats. Indian J Exp Biol，1996，34（6）：517-522.

6. Latchoumycandane C，Mathur PP. Effect of methoxychlor on the antioxidant system in mitochondrial and microsome-rich fractions of rat testis. Toxicology，2002，176（1-2）：67-75.

7. 赵云峰，吴永宁，王绪卿. 食品安全与中国居民膳食中农药残留的研究. 中华流行病学杂志，2003，24（8）：661-663.

8. 李延红，郭常义，汪国权，等. 上海地区人乳中六六六、滴滴涕蓄积水平的动态研究. 环境与职业医学，2003，20（3）：181-185.

9. Koner BC, Banerjee BD, Ray A. Organochlorine pesticide-induced oxidative stress and immune suppression in rats. Indian J Exp Biol，1998，36（4）：395-398.

10. 安琼，董元华，王辉，等. 苏南农田土壤有机氯农药残留规律. 土壤学报，2004，41（3）：414-419.

11. Ottinger MA, Wu JM, Hazelton JL, et al. Assessing the consequences of the pesticide methoxychlor：neuroendocrine and behavioral meaasures as indicators of biological impact of an estrogenic environmental chemical. Brain Res Bull，2005，65（3）：199-209.

12. Sergei YA, Elena AK, Alevina NG, et al. Preimplantation exposures of murine embryos to estradiol or methoxychlor change postnatal development. Reprod Toxicol，2004，18：103-108.

13. 刘征涛. 持久性有机污染物的主要特征和研究进展. 环境科学研究，2005，18（3）：93-102.

14. Betoulle S, Duchiron C, Deschaux P. Lindane differently modulates intracellular calcium levels in two populations of rainbow trout（Oncorhynchus mykiss）immune cells：head kidney phagocytes and peripheral blood leucocytes. Toxicology，2000，145（2-3）：203-215.

15. 吴德生. 内分泌干扰物与人类健康. 环境与健康杂志，2001，18（4）：201-203.

16. Vaithinathan S, Saradha B, Mathur PP. Transient inhibitory effect of methoxychlor on testicular steroidogenesis in rat：an in vivo study. Arch Toxicol，2008，82（11）：833-839.

17. 高苗，陈比良，马向东. 甲氧滴滴涕对小鼠卵母细胞体外成熟的影响. 第四军医大学学报，2008，29（10）：903-905.

18. Johnson L, Staub C, Silge RL, et al. The pesticide methoxychlor given orally during the perinatal/juvenile period, reduced the spermatogenic potential of males as adults by reducing their Sertoli cell number. Reprod Nutr Dev，2002，42（6）：573-580.

19. Fort DJ, Thomas JH, Rogers RL, et al. Evaluation of the developmental and reproductive toxicity of methoxychlor using an anuran（Xenopus tropicalis）chronic exposure model. Toxicol Sci，2004，81（2）：443-453.

20. 刘伏祥. 甲氧滴滴涕的毒性作用及其机制研究进展. 解剖学杂志，2007，30（3）：373-375.

21. Golub MS, Hogrefe CE, Germann SL, et al. Endocrine disruption in adolescence: immunologic, hematologic, and bone effects in monkeys. Toxicol Sci, 2004, 82: 598-607.

22. 吕波, 詹平, 姚永革, 等. 氯丹对大鼠甲状腺激素及组织结构影响的时效关系研究. 现代预防医学, 2008, 35 (4): 662-665.

23. Wang J, Guo L, Li J, et al. Passive air sampling of DDT, chlordane and HCB in the Pearl River Delta, South China: implications to regional sources. J Environ Monit, 2007, 9 (6): 582-588.

24. 刘霞, 朱宝立, 班永宏, 等. 职业性接触灭蚁药物对人体免疫功能的影响. 中国临床康复, 2004, 8 (36): 8408-8410.

25. Yamada S, Naito Y, Funakawa M, et al. Photodegradation fates of cis-chlordane, trans-chlordane, and heptachlor in ethanol. Chemosphere, 2008, 70 (9): 1669-1675.

26. Suwalsky M, Rodríguez C, Villena F, et al. Human erythrocytes are affected by the organochloride insecticide chlordane. Food Chem Toxicol, 2005, 43 (5): 647-654.

第十八章

有机颗粒物

根据国际职业健康委员会有机粉尘委员会（Committee on Organic Dust，International Commission on Occupational Health，I-COH）对有机粉尘的定义，有机粉尘包括了植物、动物及微生物源性的具有不同生物学作用的多种致病性物质，又受气候、温度等影响易被污染、腐败和变质，故粉尘的性质及暴露的浓度都变化较大。职业性有机粉尘暴露主要是农作物的收获和加工、木材加工、植物纤维及动物皮毛的纺织和加工、食品生产、药物生产、动物饲养及动物实验等。15 世纪就有关于谷物粉尘对健康危害的描述。已知有机粉尘主要引起呼吸系统急慢性炎症、变应性疾病如哮喘及变应性肺炎。

第一节　种类、来源及暴露

有机粉尘的种类主要分为植物性粉尘、动物性粉尘和人工合成有机粉尘。

一、植物性粉尘

在工农业生产过程中处理植物时，由植物本身破碎所形成的粉尘，均属植物性粉尘。主要有：

（1）谷物粉尘。（2）植物纤维尘。（3）木粉尘。（4）茶叶粉尘。（5）蔗渣粉尘。（6）咖啡粉尘。（7）烟草粉尘。（8）发霉的植物性粉尘。

二、动物性粉尘

动物性粉尘是指动物皮毛、毛纺、羽毛、骨质、蚕丝等加工过程中及动物饲养、屠宰中所产生的粉尘。

（1）皮毛粉尘。（2）丝尘。（3）含动物蛋白、血清蛋白等粉尘。

（4）其他动物性粉尘：猪鬃粉尘、羽毛粉尘、角质粉尘、骨质粉尘、乳酪粉尘、酶制剂粉尘等。

三、人工合成有机粉尘

有机人工合成材料已广泛用于工农业生产、国防军工和日常生活的各个领域，品种与产量迅速增加，所产生的人工合成有机粉尘接触机会与接触人数亦不断增加，其职业危害日益受到重视。

1. 合成纤维粉尘　化学合成纤维已有数十种，主要有：涤纶（聚酯纤维）、锦纶（聚酰胺纤维）、腈纶（聚丙烯腈纤维）、维纶（聚乙烯醇纤维）、氯纶（聚氯乙烯纤维）等。

2. 合成树脂粉尘　有酚醛树脂粉尘、聚氯乙烯树脂粉尘等。

第二节　对健康的影响

粉尘的致病作用主要决定于粉尘中的物质及其理化性质。与无机粉尘不同的是，有机粉尘的物理性状可能主要决定粉尘的被吸入程度，对致病的影响很小。但一些特异性的物质具有明显的生物学作用，是有机粉尘致病的主要原因。有机粉尘的成分复杂且变化较大，同一生产环境暴露于相同的物质，时间不同而有机粉尘的成分会有较大的不同，可能引起不同的健康效应。常见的有以下几种。

一、有机粉尘毒性综合征（organic dust toxic syndrome，ODTS）或毒性肺炎（toxic pneumonitis）

是短时间暴露于高浓度含有革兰阴性细菌及其内毒素的有机粉尘所致非感染性呼吸系统炎症。症状多发生在一天工作结束后，表现为流感样的发热、头痛、关节痛、干咳，一般持续 1～2 天症状可消失。

二、呼吸道炎症

呼吸道炎症是指呼吸道黏膜和黏膜下组织的炎症，是暴露于有机粉尘作业人群中常见的疾病。其病因可能与有机粉尘中的细菌内毒素、蛋白酶及鞣酸类物质有关。

主要表现为黏膜及上呼吸道的刺激症状，鼻、喉以及眼的刺痒，干咳，严重者可类似哮喘，对普通环境中的粉尘、烟雾以及吸烟等更为敏感。气道反应性增高，肺通气功能降低，离开或停止暴露一段时间后症状可减轻，但气道反应性增高则会持续相当长的一段时间。

三、有机尘肺

有机粉尘大量沉积在肺泡腔内，由于异物作用和机械刺激作用，可引起异物性肉芽肿，进一步可发展为肺间质纤维化。

四、致癌作用

英国学者 Acheson 等首先报道了接触木尘与鼻部癌症的发病有关。此后美国、澳大利亚、意大利、法国、比利时等国家的研究人员先后证实了接触木尘与鼻部癌症有关，特别是以家具制造工人最为明显。国际癌症研究所（IARC）根据大量流行病学资料肯定了木工鼻腔癌和副鼻窦癌是由职业性因素引起。国际癌症研究所（IARC）将木尘归入 1 类，人类致癌物，可致鼻咽癌。

五、棉尘症

是由于吸入棉尘、亚麻尘、大麻尘而引起支气管收缩和肺功能损害的一种呼吸道阻塞性肺病。患有此病的工人，最终可导致永久性的呼吸系统损伤。世界各地棉纺工人及其他纺织工人中均有发生。

六、单纯性非特异性呼吸道刺激

长期接触粉尘可发展成特异性慢性阻塞性肺病。由于植物尘的刺激作用，可引起鼻腔、咽喉部的黏膜增厚，损害鼻腔黏膜纤毛清除功能。

七、其他危害

由于附着在有机粉尘上的霉菌、细菌等释放的内毒素，可引起中毒性肺炎。由于植物性粉尘中含有某些生物碱或化学物质，可引起吸入性中毒，出现中毒症状，如头痛、厌食、恶心、呕吐、呼吸困难、心动过缓和嗜睡等。

第三节 对免疫系统的影响

一、变应性肺炎

变应性肺炎是病理改变基本相同的一组疾病的统称。它是由反复吸入环境中不同的抗原性物质，通过免疫介导而引起的，以肺组织间质细胞浸润和肉芽肿形成为特征的疾病。引起变应性肺炎的抗原性物质主要是有机粉尘成分。

急性肉芽肿性间质性肺炎病理改变主要是肺泡炎、肉芽肿、间质纤维化，偶可见血管和支气管结构的改变，如明显的闭塞性细支气管炎等。肺泡壁的炎症伴大量淋巴细胞的间质浸润是急性期最早也最常见的改变。肺泡腔中常见大量的泡沫样巨噬细胞。急性炎症后期肉芽肿开始形成，炎症逐渐消退。巨细胞、朗格汉斯细胞、上皮细胞和巨噬细胞、单核细胞以及散在的淋巴细胞形成细胞性肉芽肿。支气管肺泡灌洗液细胞分析发现抑制性 T 淋巴细胞是其主要成分。

二、职业性哮喘

哮喘是呼吸系统对许多不同的致敏物表现出的一种反应状态。临床表现为间隙发作性喘息和呼吸困难，其特征是不同程度的广泛的气道痉挛和气流受阻，可自发的或经治疗后缓解。职业性哮喘是由于暴露于生产环境中的抗原性物质而引起的哮喘。致职业性哮喘的物质很多，其中有机粉尘是重要的变应原来源之一。有报道美国哮喘的患病率为 3%～3.5%，其中约 2% 是职业性哮喘。日本报道，成人哮喘患者中 15% 是与职业有关的。职业性哮喘的患病率因暴露的不同而不同。暴露于西方红松的锯木工人哮喘患病率在 6%～15%，而实验室动物管理人员中哮喘的患病率可高达 30%。职业性哮喘已经成为最常见的职业性肺病。

　　引起哮喘的有机粉尘大部分是大分子量的物质，但其真正致敏的成分则可能是低分子量的化合物。

　　对实验动物过敏大部分发生在暴露开始的 2～3 年中，Davies 等报道实验动物人员暴露第一年哮喘的发生率约为 2％，而 15％ 的人员可有鼻炎、变应性结膜炎等症状。在大部分哮喘患者可以检测出对相关动物尿蛋白的特异性 IgE 抗体。约 40％ 的有症状的患者特异性 IgE 阳性，但也有 6％ 左右的无症状者同样可监测到特异性抗体。

　　在清洁剂制造工业中，枯草杆菌酶使工人的呼吸系统患病率明显增高，用枯草杆菌酶稀释液做激发试验可诱发急性或迟发型哮喘反应，也可监测到对该酶的特异性 IgE 抗体。最新的制品加大了酶颗粒的直径以减少其被吸入的可能性，使致敏率明显降低。

三、变应性肺泡炎

　　通常认为是蘑菇孢子引起，但也不排除与嗜热放线菌有关。

　　用蘑菇孢子诱发大鼠肺泡炎，可见形成嗜酸粒细胞灶，并伴有浆细胞和淋巴细胞增生浸润。在蘑菇孢子激发大鼠肺泡炎过程中，肺泡巨噬细胞吞噬能力明显增强。并释放白细胞介素-2。同时肿瘤坏死因子-γ（TNF-γ）在激发早期也处于很高水平。研究表明，变应性肺泡炎患者肺泡内有抗原抗体复合物形成，说明属于Ⅲ型变应反应。

（李久存　谭壮生　贾　光）

主要参考文献

1. 何凤生. 中华职业病学. 北京：人民卫生出版社, 1998. 890-911.
2. 陈卫红, 邢景才, 史廷明. 粉尘的危害与控制. 北京：化学工业出版社, 2005. 185-200.
3. 陈卫红, 陈镜琼, 史廷明. 职业危害与职业健康安全管理. 北京：化学工业出版社, 2006；166-179.
4. 刘世杰, 顾学箕. 现代劳动卫生学. 1994. 162-168.
5. 金泰廙. 职业卫生与职业医学. 北京：人民卫生出版社, 2007. 205-209.

6. Bünge J, Schappler-Scheele B, Hilgers R, et al. A 5-year follow-up study on respiratory disorders and lung function in workers exposed to organic dust from composting plants. Int Arch Occup Environ Health, 2007, (80): 306-312.

7. Muller T, Jorres RA, Scharrer EM. Acute blood neutrophilia induced by short-term compost dust exposure in previously unexposed healthy individuals. Int Arch Occup Environ Health, 2006, (79): 477-482.

8. Golec M. The effects of long-term occupational exposure to dust from herbs. Int Arch Occup Environ Health, 2006, 79 (2): 169-175.

第十九章

药　物

药物对机体的免疫毒性常涉及免疫器官、免疫细胞和免疫分子。药物暴露后的免疫毒性可表现为免疫器官重量或组织学的改变，或骨髓及外周淋巴细胞的改变。

药物的免疫毒性分类包括：免疫抑制，导致免疫功能降低的作用；变应反应，药物及其代谢物引起的免疫致敏作用；免疫原性，药物及其代谢物引起的免疫反应；自身免疫，对自身抗原的免疫反应；不良免疫刺激，免疫系统组分的激活。

第一节　青霉素

一、概述

（一）来源及理化性质

青霉素（penicillins）是指从青霉菌培养液中提制的分子中含有青霉烷酸，能破坏细菌的细胞壁并在细菌细胞的繁殖期起杀菌作用的一类抗生素，是首先用于治疗人类疾病的抗生素，为变应反应类药物。除青霉素 G 为天然青霉素外，其余均为半合成青霉素。青霉素类抗生素是 β-内酰胺类中一大类抗生素的总称，青霉素为有机酸，常用其钠盐或钾盐。按其特点可分为：（1）青霉素 G 类。（2）青霉素 V 类。（3）耐酶青霉素。（4）广谱青霉素。（5）抗铜绿假单胞菌广谱青霉素类。（6）氮咪青霉素。

（二）吸收及代谢过程

青霉素 G 通常做肌内注射，吸收迅速且完全。注射后峰值时间约 0.5～1.0 小时。该药因脂溶性低而难于进入细胞内，主要分布于细胞外液。能广泛分布于全身各部位，肝、胆、肾、肠道，以及精液、关节液及淋巴液中均有大量分布；房水和脑脊液中含量较低，但炎症时，药物较易进入，可达有效浓度。青霉素G几乎全部以原形迅速经尿排泄，约10%经肾小球滤过排出，90%经肾小管分泌排除，半衰期约0.5~1.0小时。

（三）毒性资料

1. 经口 LD_{50} 青霉素G对大鼠为8000mg/kg，对小鼠为5000mg/kg。

2. 急性与慢性中毒 大剂量注射青霉素可引起毒性反应，主要表现为肌内阵挛、昏迷（青霉素脑病）、发热等。肌内注射区可发生周围神经炎，偶可引起精神病发作。可引起急性药物性间质性肾炎，诱发系统性红斑狼疮或使其症状加重等。孕妇采用大剂量青霉素时，可破坏胎儿红细胞系统或损害肝功能，使胎儿发生严重黄疸以致死亡。应用青霉素钾盐或钠盐用量过大可发生高钾血症或高钠血症。二重感染治疗期间，可出现耐青霉素金黄色葡萄球菌、革兰阴性杆菌或白色念珠菌感染，严重者舌苔呈棕色甚至黑色。

二、用途

青霉素G（penicillin G，ben-zyl Penicillin）抗菌作用很强，在细菌繁殖期低浓度抑菌，较高浓度杀菌。对病原菌有高度抗菌活性：（1）大多数 G^+ 球菌，如溶血性链球菌、肺炎球菌、草绿色链球菌、敏感金黄葡萄球菌和表皮葡萄球菌等。（2） G^+ 阳性杆菌，如白喉棒状杆菌、炭疽杆菌、产气荚膜梭菌、破伤风梭菌、乳酸杆菌等。（3） G^- 球菌，如脑膜炎奈瑟菌、敏感淋病奈瑟菌等。（4）少数 G^- 杆菌，如流感杆菌、百日咳鲍特菌等。（5）螺旋体、放线杆菌，如梅毒螺旋体、钩端螺旋体、回归热螺旋体、牛放线杆菌等。对大多数 G^- 杆菌作用较弱，对肠球菌不敏感，对真菌、原虫、立克次体、病毒等无作用。金黄色葡萄球菌、淋病奈瑟菌、肺炎球菌、脑膜炎奈瑟菌对本药极易产生耐药性。

三、变应反应

变应反应是机体受到某些抗原刺激时，发生的一种以生理功能紊乱或组织细胞损伤为主的特异性免疫应答。青霉素类是最易引起变应反应的药物之一，青霉素类抗生素常见的变应反应在各种药物中居首位，发生率最高可达5%～10%，与用药剂量无关。青霉素类药物间存在部分交叉变应反应。

（一）变应反应表现

青霉素变应反应的类型较多，如荨麻疹、淋巴结肿大、短暂性蛋白尿、血管性水肿、最严重者为过敏性休克，多在注射后数分钟内发生，症状为呼吸困难、发绀、血压下降、昏迷、肢体强直，最后惊厥，抢救不及时可造成死亡。血管神经性水肿、脑水肿、喉头水肿、药物热，最严重为过敏性休克。其他尚有大疱性皮炎、剥脱性皮炎、急性肾功能损害、溶血性贫血，心血管系的心电图异常，如ST段下移、T波降低或倒置，甚至还有发生急性心肌梗死。近期报道青霉素过敏可致角膜炎。

（二）青霉素变应反应的过程与机制

1. **致敏阶段**　变应原进入机体后，诱导变应原特异性B淋巴细胞产生IgE型抗体应答，IgE型抗体以其Fc段与肥大细胞、嗜碱性粒细胞表面相应的FcεRI结合，使机体处于致敏状态。

2. **激发阶段**　机体再次接触相同变应原时，通过与致敏肥大细胞、嗜碱性粒细胞表面IgE抗体特异性的结合（与膜表面FcεRI交联），使其脱颗粒、释放生物活性介质。

3. **效应阶段**　生物活性介质，作用于组织和器官，引起局部或全身的变应反应。

即刻/早期相反应，在接触变应原后数秒钟内发生，可持续数小时。由体内储备介质引起。

晚期相反应，在接触变应原后6～12小时内发生，可持续数天。由新合成的介质引起。

有报道认为，特异性IgG抗体参与了青霉素变应反应的发生和发展，青霉素变应反应与主要抗原决定簇IgG抗体关系更为密切。多位学者采用多种方法研究了青霉素特异性IgG抗体，但结果各不相同。

关于青霉素变应反应的机制，目前有两种解释：

一种是青霉素G可分解成青霉素烯酸和青霉素噻唑，后者为低分子半抗原，容易和大分子物质如蛋白质、多肽等结合成复合物，如青霉素噻唑蛋白（BPO蛋白），这类复合物为极强的变应原，极易引起变应反应。另一种解释是青霉素变应反应是由产品中存在杂质引起的，这种杂质是因为提炼分离不纯造成的。对青霉素变应反应的处理，据不同类型区别对待。包括立即停用，给予抗组胺类药物、糖皮质激素、肾上腺素应用等。

四、注意事项

应用青霉素前除做皮试外，还要注意以下几点。

1. 应到有抢救设施的正规医疗单位注射青霉素，万一发生变应反应，可以得到及时有效的救治。在注射过程中出现头晕、心慌、出汗、呼吸困难等不适，应立即对症治疗。

2. 注射完青霉素至少要在医院留观20分钟，确实无不适感才可离开。

3. 在极度饥饿时不能用青霉素，以防空腹时机体对药物耐受性降低，诱发不良反应。

4. 两次注射时间不要相距太近，以4～6小时为宜。静脉点滴青霉素时，开始速度不要太快，每分钟以不超过40滴，观察10～20分钟无不良反应再调整输液速度。

5. 如果注射青霉素当天在家中出现头晕、心慌、出汗、呼吸困难等，应及时送医院诊治。

（刘建中　常元勋）

第二节　糖皮质激素

一、概述

（一）来源及理化性质

糖皮质激素（glucocorticoids，GC）是由肾上腺皮质分泌的一类甾体激素，它的C_{17}有羟基、C_{11}有氧或羟基，这类皮质激素对糖代谢的影响较强，而对水盐代谢作用较弱，故称其为糖皮质激素。糖皮质激素作用广泛而复杂，且随剂量不同而变化。在生理情况下所分泌的皮质激素主要影响正常物质代谢过程。缺乏时，将引起代谢失调甚至死亡。当应激状态时，机体分泌大量的糖皮质激素，通过允许作用等，使机体能适应内外环境变化所产生的强烈刺激。超生理剂量（药理剂量）时，糖皮质激素除影响物质代谢外，还具有抗感染、抗过敏和抑制免疫反应等多种药理作用，其临床应用非常广泛，但是不适当的使用或长期大剂量使用可导致多种不良反应和并发症，甚至危及生命。本节主要讨论糖皮质激素作为免疫抑制剂的功能与作用。

常用的糖皮质激素有：（1）短效 氢化可的松、可的松、泼尼松、泼尼松龙、甲泼尼松龙；（2）中效 曲安西龙、对氟米松、氟泼尼松龙；（3）长效 地塞米松、倍他米松；（4）外用 氟氢可的松、氟氢松等。

（二）吸收及代谢过程

糖皮质激素注射、口服均可吸收。口服可的松或氢化可的松后 $1\sim2$ 小时血药浓度达高峰。氢化可的松进入血液后约 90% 或更多与血浆蛋白呈可逆性结合，其中约 80% 与皮质类固醇结合球蛋白（corticosteroid binding globulin，CBG）结合，10% 与白蛋白结合，结合型不易进入细胞，因此无生物活性；具有活性的游离型约占 10%。

糖皮质激素在肝中代谢转化，首先是第 4 位碳（C_4）与第 5 位碳（C_5）的双键被加氢还原；随之第 3 位碳原子上的酮基由羟基取代，进而羟基与葡萄糖醛酸或硫酸结合，而由尿中排出。可的松与泼尼松等第 11 位碳原子（C_{11}）上的氧，在肝中转化为羟基，生成氢化可的松和泼尼松龙方有活性，因此严重肝功能不全的患者只宜用氢化可的松或泼尼松龙。

氢化可的松的血浆 $t_{1/2}$ 为 $80\sim144$ 分钟，但在 $2\sim8$ 小时后仍具有生物活性，一次给药作用持续 $8\sim12$ 小时。显然，其生物学半衰期比血浆半衰期长。剂量大或肝、肾功能不全者可使半衰期延长；甲状腺功能亢进时，肝灭活皮质激素加速，使半衰期缩短。泼尼松龙因不易被灭活，半衰期可达 200 分钟。

(三) 毒副作用

（1）动物实验及研究资料

①动物实验资料 氢化可的松大鼠经口 LD_{50} 5000mg/kg。乙酸可的松小鼠腹腔注射 LD_{50} 35mg/kg。泼尼松大鼠经口 LD_{50} 3986mg/kg；小鼠经口 LD_{50} 15 250mg/kg；兔经皮 LD_{50} ＞2g/kg；大鼠吸入 LC_{50} ＞5800mg/m^3。

②研究资料 临床上使用的地塞米松，倍他米松和甲基强的松龙等治疗眼部疾患发现倍他米松的毒性最强，可引起视网膜坏死性改变及视网膜前膜形成。地塞米松的毒性最弱，仅形成局部后极部视网膜退行性改变。Kwak 研究地塞米松的毒性发现，感光细胞和神经节细胞明显水肿，视网膜色素上皮（RPE）细胞表面有无定形颗粒沉着，Mailer 细胞水肿并产生退行性变，随剂量增加，毒性改变加重。

（2）长期应用引起的毒副作用

1. 副作用

①消化系统并发症，可诱发或加剧胃、十二指肠溃疡，甚至造成消化道出血或穿孔。对少数患者可诱发胰腺炎或脂肪肝。

②医源性肾上腺皮质功能亢进，又称类肾上腺皮质功能亢进综合征，这是过量激素引起脂质代谢和水盐代谢紊乱的结果。表现为满月脸、水牛背、皮肤变薄、多毛、水肿、低血钾、高血压、糖尿病等，停药后症状可自行消失。

③心血管系统并发症，长期应用，由于钠、水潴留和血脂升高可引起高血压和动脉粥样硬化。

④骨质疏松、肌肉萎缩、伤口愈合迟缓等。

⑤长期应用超生理剂量糖皮质激素者，将引起糖代谢的紊乱，约半数患者出现糖耐量受损或糖尿病（类固醇性糖尿病）。

⑥长期应用糖皮质激素可以引起激素性白内障，其特点表现为后囊下混浊。

⑦有癫痫或精神病史者禁用或慎用。

2. 停药反应

医源性肾上腺皮质功能不全。长期应用尤其是连日给药的患者，减量过快或突然停药，特别是当遇到感染创伤手术等严重应急情况时，可引起肾上腺皮质功能不全或危象，表现为恶心、呕吐、乏力、低血压和休克等，需及时抢救。

二、免疫抑制作用

糖皮质激素主要作为免疫抑制剂用于自身免疫性疾病、器官移植排斥反应和变应性疾病，同时还有抗感染、消炎、抗休克和某些皮肤病治疗。

糖皮质激素对免疫系统有多方面的抑制作用。但这一抑制作用，随动物种属不同而有很大差异。对于自身免疫性疾病也能发挥一定的近期疗效。

1. 对免疫器官的影响　糖皮质激素对免疫器官的影响，在不同种属动物间敏感程度差异很大。敏感动物的淋巴细胞可出现溶解现象。整体给药造成淋巴器官萎缩，胸腺、淋巴结、脾重量减轻、体积缩小。小鼠、大鼠、家兔等较敏感，能使胸腺缩小，脾淋巴结减少，血中淋巴细胞溶解，而豚鼠、猴和人的敏感性则较差。

2. 影响淋巴细胞的分布　糖皮质激素给药后，使原存在于骨髓内较少的 T 淋巴细胞增多，出现淋巴细胞重分布现象。

3. 对细胞免疫的作用　低浓度的糖皮质激素可抑制植物血凝素（PHA）引起的 DNA 合成，淋巴因子的产生及克隆的形成。此作用可能与 IL‑2 产生有关。糖皮质激素还可抑制细胞毒性 T 细胞（CTC）前体细胞发展为激活的 CTC，但对已激活的 CTC 无作用。

4. 对体液免疫的作用　糖皮质激素明显抑制敏感动物（大鼠及兔）的抗体反应。对人类的作用不敏感，不能使免疫球蛋白合成或补体代谢明显下降。更不能抑制特异性抗体的合成。可的松对 IgG 更敏感，对 IgM 的抑制则需要较高浓度。

5. 对细胞因子的影响　糖皮质激素能干扰淋巴组织在抗原作用下的分裂和增殖，阻断致敏 T 淋巴细胞所诱发的单核细胞和巨噬细胞的聚集，从而达到抑制组织器官的移植排异反应和皮肤迟发型变应反应。氢化可的松可直接抑制巨噬细胞移动，其作用与巨噬细胞移动抑制因子和巨噬细胞聚集因子的产生无关，可能是改变细胞对淋巴因子的敏感性。

6. 抗炎作用　糖皮质激素通过抑制磷脂酶 A2 的激活，达到抑制花生四烯酸的形成，使前列腺素（PG）合成减少。糖皮质激素能降低血管张力，降低毛细血管的通透性，能对抗胺激肽和其他血管活性物质扩张血管的作用。其抑制中性粒细胞和单核细胞在炎症局部积聚，抑制其加工处理抗原的功能，从而缓解炎症。另外，糖皮质激素还可以抑制多种补体成分，稳定溶酶体膜，可透过抑制毛细血管和纤维母细胞的增生减少胶原沉积，抑制肉芽组织形成。

三、作用机制

（1）**诱导淋巴细胞 DNA 降解**　这种由甾体激素诱导的核 DNA 降解现象只发生于淋巴组织中，并具有糖皮质激素特异性。

（2）**影响淋巴细胞的物质代谢**　减少葡萄糖、氨基酸以及核苷的跨膜转运过程，抑制淋巴细胞中 DNA、RNA 和蛋白质的生物合成，减少淋巴细胞中 RNA 聚合酶的活力和 ATP 的生成量。

（3）**诱导淋巴细胞凋亡**　整体和体外实验均出现胸腺细胞皱缩、膜起泡、染色体凝缩、核碎裂，形成凋亡小体，受影响的主要是 CD4/CD8 双阳性的未成熟淋巴细胞。此外，还能诱导 B 淋巴细胞凋亡。

（4）**抑制核因子-κB（NF-κB）活性**　NF-κB 是一种重要的转录调节因子，它在胞浆内与 NF-κB 抑制蛋白-κB（I-κB）结合呈非活性状态，一旦被刺激剂激活便与 I-κB 解离而转入核内与特异的启动子结合，从而调控基因的表达。NF-κB 过度激活可导致多种炎性细胞因子的生成，这与移植物排斥反应、炎症等疾病发病有关。糖皮质激素一方面通过其受体直接与 RelA（NF-κB 异源二聚体的 p65 亚基）相互作用，抑制 NF-κB 与 DNA 结合，阻断其调控作用；另一方面是增加 I-κB 基因的转录，抑制 NF-κB 活性，从而发挥免疫抑制作用。

抗过敏作用：在免疫过程中，由于抗原-抗体反应引起肥大细胞脱颗粒而释放组胺、5-羟色胺、变应性慢反应物质、缓激肽等，从而引起一系列变应性反应症状。糖皮质激素被认为能减少上述变应介质的产生，抑制因变应反应而产生的病理变化，因而减轻变应性症状。

另外，树突状细胞（DC）是体内功能最强的抗原呈递细胞，在机体免疫应答中有着极为重要的作用。糖皮质激素对 DC 的分化发育、表型特征、抗原摄取和抗原加工呈递等多种生物学功能均有影响，在机体内的多种反应中都表现出双向作用，集中体现为既有消炎又有促炎作用。糖皮质激素可直接作用于膜受体，通过非基因组机制，发挥免疫调节作用。然而到目前为止，糖皮质激素为何对 DC 有不同的影响，在免疫应答反应中其发挥双向调节作用的分子机制和前提条件是什么，非基因组效应牵涉到哪些蛋白质，蛋白质的具体作用机制如何等问题还不甚清楚。

四、不良反应

诱发或加重感染，长期应用可诱发感染或使体内潜在病灶扩散，特别是在原有疾病已使抵抗力降低的白血病、再生障碍性贫血、肾病综合征等患者更易发生。故肺结核、淋巴结核、脑膜结核、腹膜结核等患者，应合用抗结核药。

糖皮质激素为非特异性免疫抑制剂，同时抑制 $CD4^+T$ 和 $CD8^+$ T 细胞，长期使用增加癌症和感染的发生率。

（刘建中　常元勋）

第三节 环孢素 A

一、概述

（一）来源及理化性质

环孢素 A（cyclosporin A，CsA）是一种从真菌培养液中分离出来的亲脂性环状多肽，为常用免疫抑制剂。主要用于肝、肾以及心脏移植的抗排异反应，可与肾上腺皮质激素同用，也可用于一些免疫性疾病的治疗，但对急性炎症反应无作用。

（二）吸收及代谢过程

环孢素 A 可口服或静脉注射给药。口服吸收慢而不安全，生物利用度 20%～50%，3～4 小时达峰值。在血液中约 50% 被红细胞摄取，30% 与为血红蛋白结合，4%～9% 结合于淋巴细胞，血浆中游离药物仅 5%，半衰期为 24 小时，主要在肝代谢，自胆汁排出，有明显的肠-肝循环，体内过程有明显的个体差异。

（三）毒性资料

1. 动物试验资料　大鼠经口 LD_{50} 1480mg/kg、经腹腔注射 LD_{50} 147mg/kg、经皮下注射 LD_{50} 286mg/kg、经静脉给药 LD_{50} 24mg/kg；小鼠经口 LD_{50} 2329mg/kg、经静脉给药 LD_{50} 96mg/kg；兔经口 LD_{50} 1g/kg。

2. 毒副作用　肾毒性作用，可出现血清肌酐和尿素氮水平升高、肾小球滤过率减低等肾功能损害和肾性高血压，因而限制了部分患者的使用。

其次为肝毒性，出现高胆红素性血症的胆汁淤积和转氨酶升高，还可诱发胆囊结石和胆管结石。

继发感染也较为常见，多为病毒感染。此外，还有食欲减退、嗜睡、多毛、震颤、感觉异常、牙龈增生、胃肠道反应等。

3. 少见或罕见不良反应　惊厥，可能与肾毒性及低镁血症有关。变应反应、胰腺炎、白细胞减少、雷诺综合征、糖尿病、血尿等。

二、用途与免疫抑制作用

（一）用途

用于肾、肝、胰、心、肺、皮肤、角膜及骨髓移植，防止排异反应。常与糖皮质激素等免疫抑制剂联合应用，以提高疗效。适用于治疗眼色素膜炎、重症再生障碍性贫血。还用于治疗其他药物无效的难治性自身免疫性疾病，如类风湿性关节炎、血小板减少性紫癜、系统性红斑狼疮、银屑病、皮肌炎等。

（二）免疫抑制作用（药理作用）

环孢素 A 对多种细胞类型均具有作用，与免疫抑制相关的作用主要包括以下几个方面：

（1）选择抑制 T 淋巴细胞活化，使辅助性 T 细胞（Th）明显减少，并降低 Th 与抑制性 T 细胞（Ts）的比例。

（2）抑制效应 T 细胞（Te）介导的细胞免疫反应，如迟发型变应反应（DTH）。对 B 淋巴细胞的抑制作用弱，可部分抑制 T 细胞依赖的 B 淋巴细胞反应。

（3）对巨噬细胞的抑制作用不明显，对自然杀伤（NK）细胞活力无明显抑制作用，但可间接通过干扰素（IFN）的产生而影响 NK 细胞活力。

（4）当抗原与 Th 细胞表面受体结合时，引起细胞内 Ca^{2+} 浓度增加。Ca^{2+} 与钙调蛋白结合从而激活钙调磷酸酶，进而活化相关转录因子，调节 IL-2、IL-3、IL-4、TNF-α、INF-γ 等因子的基因转录。环孢素 A 能进入淋巴细胞和环孢素结合蛋白结合，进而与钙调磷酸酶结合形成复合体，使钙调磷酸酶去磷酸化作用被阻断，Ca^{2+} 内流受阻，核因子-κB（NF-κB）的核定位信号不能暴露，因此关闭了由钙调磷酸酶激活的 Th 细胞活化转导通路，从而抑制 Th 细胞活化及相关基因表达，最终使机体免疫排斥作用被抑制。

（5）还可增加 T 淋巴细胞内转运生长因子的表达，此因子对 IL-2 诱导 T 淋巴细胞增殖有强大的抑制作用，也能抑制抗原特异性的细胞毒 T 细胞（CTC）产生。

在明显抑制宿主细胞免疫的同时，对体液免疫也有抑制作用。能抑制体内移植物抗体的产生，因而具有抗排斥作用。

（6）环孢素 A 不影响吞噬细胞的功能，不产生明显的骨髓抑制作用。

三、不良反应

环孢素 A 长期使用增加感染和肿瘤的发生率。其中，继发肝肿瘤的发生率为一般人群的 30 倍，以淋巴瘤和皮肤瘤多见。

四、注意事项

其不良反应严重程度持续时间均与其血药浓度相关，多为可逆性。各种严重不良反应大多与使用剂量过大有关，防止不良反应的方法是经常监测本品的血药浓度，使之维持在临床能起免疫抑制作用而不致有严重不良反应的范围内。

（刘建中　常元勋）

主要参考文献

1. 杨宝峰主编. 药理学. 北京：人民卫生出版社，2008：385-388.
2. 郜娜，乔海灵，贾琳静. 青霉素过敏患者血清特异性 IgG 抗体. 中国药理学通报，2008，24（8）：1053-1056.
3. 沈立台，曾悦. 青霉素过敏致角膜炎 3 例. 国际眼科杂志，2009，9（1）：94.
4. 张海青. 再谈青霉素的不良反应. 青海医药杂志，2009，9（5）：42-43.
5. 乔海灵，杨静. 青霉素类抗生素的交叉超敏反应研究. 中国医院药学杂志，2008，28（10）：826-828.
6. 张玲玲，江善祥. 阿莫西林药理与毒理研究进展. 兽药与兽药添加剂，2009，4（1）：20-22.
7. Strannegard IL, Majeed HA, Ahlstedt S. Antibodies to penicillin children receiving long-term secondary prophylaxis for rheum fever. Allergy, 1987, 42（7）：502-506.

8. de Haan P, Bruynzeel DP, van Ketel WG. Onset of penicillin rashes: relation between type of penicillin administered and type of immune reactivity. Allergy, 1986, 41 (1): 75-78.

9. 杨宝峰主编. 药理学. 北京：人民卫生出版社，2008：348-354.

10. 库宝善主编. 内分泌与免疫药理学. 北京：北京大学医学出版社，2009. 164，167-184，209-213，216-217.

11. 李鑫，杨蕊，臧强，等. 糖皮质激素的药理作用机制研究进展. 国际药学研究杂志，2009，36 (1)：27-30.

12. 马骁，黄一飞. 角膜移植免疫耐受的研究进展. 国际眼科杂志，2007，7 (1)：151-153.

13. Hida T, Chandler D, Arena JE, et al. Experimental and clinical observations of the intraecular toxicity of commercial corticosteroid preparations. Am J Ophthahnol，1986，101 (2)：190-195.

14. 张艳琼，徐格致，王文吉. 糖皮质激素兔视网膜的毒性研究. 中国眼耳鼻喉科杂志，2005，5 (1)：12-13.

15. Lemaout C, Gonzalez H, Aboab J, el al. Pathophysiology of septic shock. Presse Med，2006，35 (3 Pt 2)：521-527.

16. 杨宝峰主编. 药理学. 北京：人民卫生出版社，2008. 473-474.

17. 孙月庭，刘斌创，何善述审校. 环孢霉素 A 的免疫抑制作用及血管内皮细胞氧化应激反应和毒性作用的分子生物学机制. 国外医学临床生化学与检验学分册，2005，26 (12)：925-927.